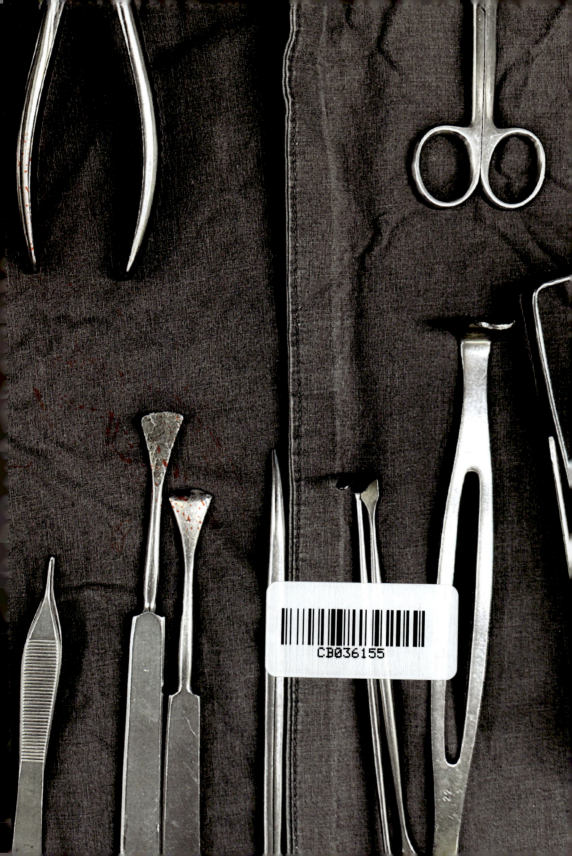

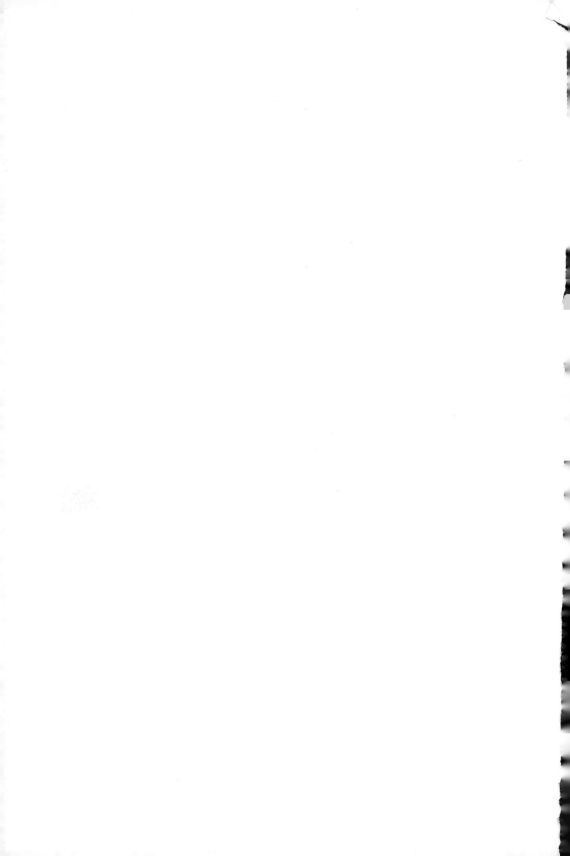

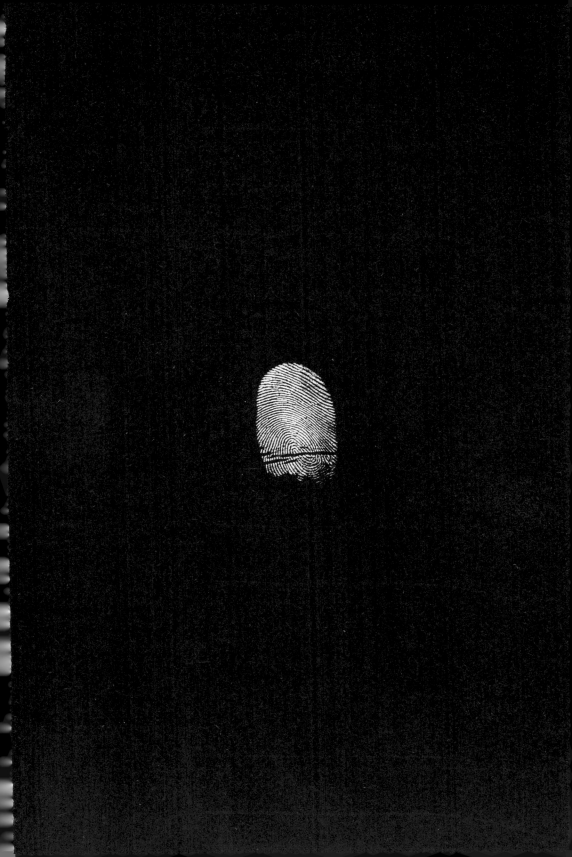

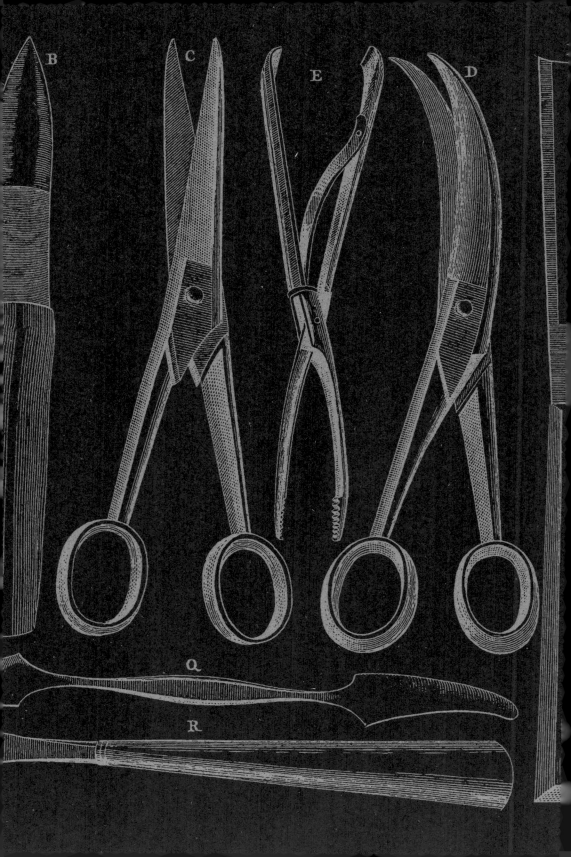

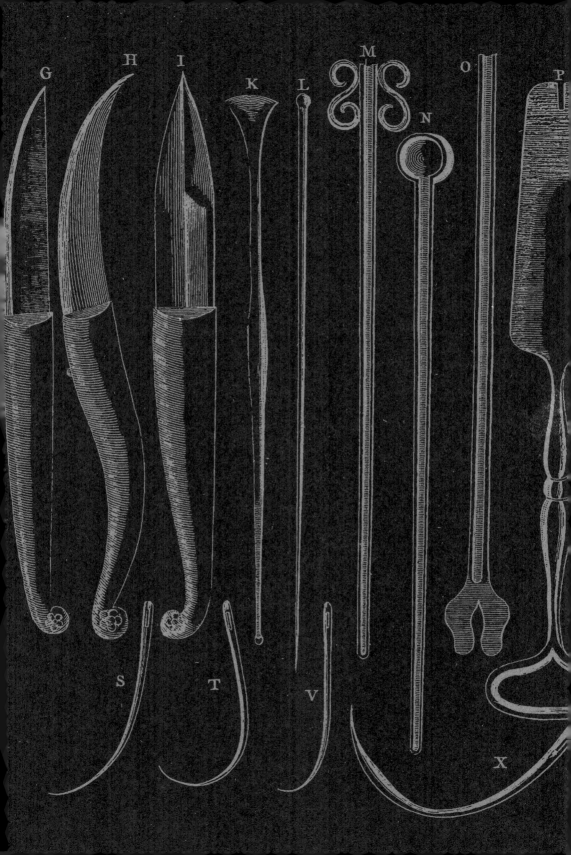

CRIME SCENE
D A R K S I D E

UNNATURAL CAUSES
Copyright © Dr. Richard Shepherd, 2018
Cover design © Andrew Smith
Todos os direitos reservados.

Imagens de Capa e Miolo © Alamy

First published as Unnatural Causes in 2018 by Michael Joseph, an imprint of Penguin Books Ltd. Penguin Books Ltd is part of the Penguin Random House group of companies.

Tradução para a língua portuguesa
© Fernanda Lizardo, 2024

Diretor Editorial
Christiano Menezes

Diretor Comercial
Chico de Assis

Diretor de Novos Negócios
Marcel Souto Maior

Diretor de MKT e Operações
Mike Ribera

Diretora de Estratégia Editorial
Raquel Moritz

Gerente Comercial
Fernando Madeira

Gerente de Marca
Arthur Moraes

Editora Assistente
Jéssica Reinaldo

Adap. de Capa e Miolo
Retina 78

Coordenador de Arte
Eldon Oliveira

Coordenador de Diagramação
Sergio Chaves

Designer Assistente
Jefferson Cortinove

Preparação
Isadora Torres

Revisão
Máximo Ribera
Retina Conteúdo

Finalização
Sandro Tagliamento

Impressão e Acabamento
Braspor

DADOS INTERNACIONAIS DE CATALOGAÇÃO NA PUBLICAÇÃO (CIP)
Jéssica de Oliveira Molinari - CRB-8/9852

Shepherd, Richard
    Causas Não Naturais / Richard Shepherd ; tradução de Fernanda Lizardo. -- Rio de Janeiro : DarkSide Books, 2024.
    384 p.

    ISBN: 978-65-5598-384-5
    Título original: Unnatural Causes: The Life and Many Deaths of Britain's Top Forensic Pathologist

    1. Patologia forense – Casos 2. Investigação criminal 3. Médicos legistas – Autobiografia 4. Autopsias I. Título II. Lizardo, Fernanda

23-2633   CDD 614.1092

Índice para catálogo sistemático:
1. Patologia forense - Casos

[2024]
Todos os direitos desta edição reservados à
DarkSide® Entretenimento LTDA.
Rua General Roca, 935/504 — Tijuca
20521-071 — Rio de Janeiro — RJ — Brasil
www.darksidebooks.com

DR. RICHARD SHEPHERD

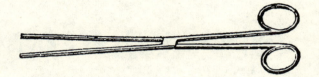

CAUSAS NÃO NATURAIS

Coleção
PROFISSIONAIS DA MORTE
DARKSIDE

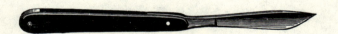

Um patologista forense e os
ensinamentos de toda uma vida
ao lado da morte

TRADUÇÃO
FERNANDA LIZARDO

DARKSIDE

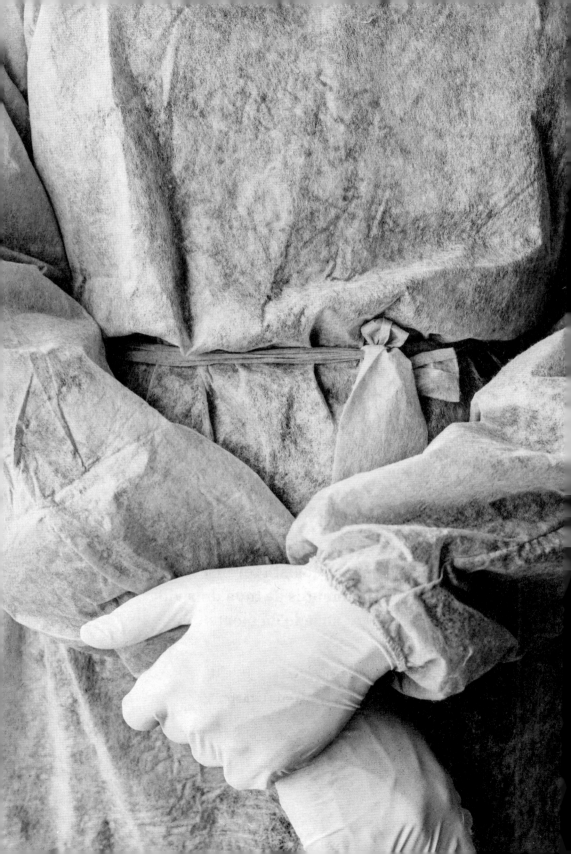

Nota do Autor

Foi difícil chegar à decisão de alterar os nomes e os detalhes que identificariam os participantes e casos deste livro porque passei minha vida profissional inteira lutando pela precisão. No entanto, também passei minha vida profissional inteira trabalhando para aliviar o sofrimento dos enlutados e não ajudaria ninguém reconhecer um parente nestas páginas ou revisitar os piores dias de suas vidas. Dessa forma, apenas são revelados nomes de personalidades tão famosas que seria impossível camuflar. Em todos os outros casos, optei por preservar a confidencialidade e manter apenas os fatos relevantes em evidência.

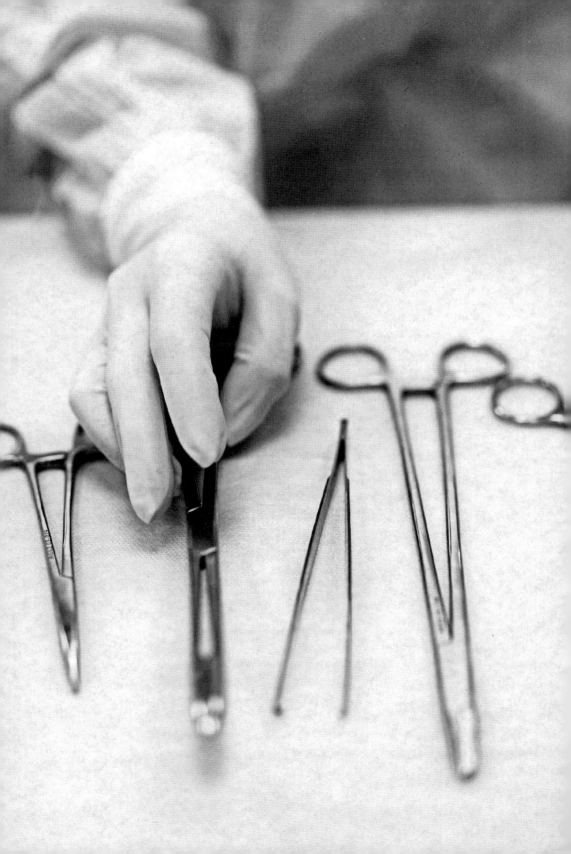

DR. RICHARD SHEPHERD

CAUSAS NÃO NATURAIS

1

Muitas nuvens adiante. Algumas eram montanhas nevadas pairando lá no alto, outras jaziam no céu como longilíneos gigantes adormecidos. Movimentei o manche com tanta delicadeza que, quando o avião desceu levemente para a esquerda, pareceu responder a uma reação instintiva, e não ao meu comando. Então, à minha frente, o horizonte se endireitou. O horizonte, aquele amigo singular: sempre presente, brilhando entre o céu e a terra, inacessível, intocável.

Abaixo estavam as colinas de calcário North Downs, as curvas delicadas exibindo uma estranha semelhança com a ascensão e queda do corpo humano. Agora elas se exibiam distintas ao longo da via expressa. Carros perseguiam uns aos outros pelos cortes sinuosos, brilhando como peixinhos. E então a BMW M4 sumiu de vista e a terra mergulhou rumo à água, um rio costurado por uma complexidade de afluentes.

E logo ali uma cidade, seu centro robusto, vermelho-escuro, irradiando dele estradas ladeadas por edifícios mais modernos e de tonalidades mais claras.

Engoli em seco.

De repente a cidade estava se desintegrando.

Pisquei.

Um terremoto?

As cores da cidade ondulavam. Seus prédios eram seixos no leito de um rio, vistos através das lentes distorcidas da água corrente.

Correntes de ar incomuns?

Não. Porque na verdade a cidade estava ondulando no mesmo ritmo de algo que latejava dentro de mim, tipo uma náusea, só que mais sinistra.

Pisquei com mais afinco e apertei o manche do avião como se pudesse remediar a sensação que me assomava ao corrigir a altitude ou rumo da aeronave. Só que a sensação vinha de dentro de mim, abrindo caminho pelo meu corpo com tal força física que estava afetando diretamente minha respiração.

Sou um sujeito prático, sensato. Sendo assim, procurei explicações práticas e sensatas para aquilo tudo. O que eu tinha comido no café da manhã? Torradas? Um prato um tanto inofensivo, portanto não era uma explicação plausível para a intensidade repentina daquele enjoo. Mas e se não fosse exatamente enjoo, então seria o quê? Seu principal componente era uma sensação inexplicável de infelicidade e... sim, pavor. Uma sensação de que algo terrível estava prestes a acontecer. Até que veio... um ímpeto de consumar a ação.

Um pensamento absurdo e irracional passou pela minha cabeça. E se eu pulasse do avião?

Pus-me a lutar contra mim mesmo para permanecer sentado, para continuar a respirar, para controlar a aeronave, para piscar. Para voltar ao normal.

E então verifiquei o GPS e li: Hungerford.

As casas vermelhas e antigas do Centro. Era Hungerford. Nas periferias, ruas cinzentas e campos esportivos. Hungerford.

E então a cidade desapareceu, substituída pela floresta de Savernake, uma imensa almofada verde de vegetação. Aos poucos, a suntuosa floresta foi me trazendo alívio, como se eu fosse um viajante a pé desfrutando de suas sombras frondosas. Se minha frequência cardíaca ainda permanecia elevada, era meramente por causa daquela perturbação anterior. O que tinha acontecido comigo ali?

Estou na casa dos 60 anos. Como patologista forense, fiz mais de 20 mil necropsias. Mas essa experiência recente foi a primeira vez, em toda a minha carreira, que desconfiei que o meu trabalho — o qual me apresentara ao corpo humano na morte após doenças, decomposição, crimes, massacres, explosões, sepultamentos e incidentes de destruição em massa — pudesse repercutir em consequências emocionais.

Não acho que possamos chamar o episódio de ataque de pânico. Mas sei que foi algo que me assustou a ponto de encher minha cabeça de perguntas. Será que eu deveria procurar um psicólogo? Ou até mesmo um psiquiatra? E, mais preocupante ainda, seria aquilo um desejo de abandonar minha profissão?

DR. RICHARD SHEPHERD

CAUSAS NÃO NATURAIS

2

O Massacre de Hungerford, como ficou conhecido, foi meu primeiro caso importante como patologista forense e aconteceu absurdamente colado ao início de minha carreira. Eu era jovem e empolgado, e levei anos para conquistar minha formação. Foram anos de qualificação altamente especializada, muito além dos estudos anatômicos e patológicos rotineiros. Confesso que o tanto de tempo que gastei analisando as ínfimas diferenças celulares nas lâminas do microscópio quase me entediou ao ponto da desistência. Em muitas ocasiões, fui buscar inspiração em entradas furtivas no escritório de meu mentor forense, o dr. Rufus Crompton. Ele permitia que eu fuçasse seus arquivos e folheasse os livretos de fotos dos casos, e às vezes eu ficava horas sentado lá, absorto, até tarde da noite. E quando eu saía daquela sala, eu voltava a me lembrar por que estava fazendo tudo aquilo.

Finalmente me formei. Fui rapidamente lotado no Guy's Hospital, no Departamento de Medicina Legal, sob as asas do então patologista mais conhecido do Reino Unido, o dr. Iain West.

Naquela época, final da década de 1980, era esperado que os patologistas se juntassem aos policiais da velha-guarda na fama de beberrões, donos de uma linguagem chula e pose de macho alfa. Aqueles que realizam um trabalho necessário capaz de causar repulsa no púbico geral muitas vezes se sentem no direito de carregar certa arrogância em seus passos, e Iain certamente carregava. Ele era carismático, um excelente patologista e um touro no banco das testemunhas, que não tinha medo de bater de frente com os advogados. Sabia beber bem, seduzir as mulheres e cativar o pessoal no pub com uma boa história. Embora muitas vezes eu fosse muito tímido, em determinado momento quase me convenci de que tinha traquejo social, até que me flagrei no papel de irmão caçula desajeitado de Iain. A luz dele irradiava nos pubs londrinos, e eu permanecia à sombra dele junto a uma plateia admirada, raramente ousando arriscar intervir com meus gracejos. Ou talvez fosse simplesmente porque eu não conseguia pensar em nenhuma tirada boa; elas geralmente só chegavam na minha cabeça uma hora depois dos eventos.

Iain chefiava nosso departamento e era evidente que comandava a matilha. O massacre de Hungerford foi um desastre de impacto nacional, e uma tragédia pessoal para as pessoas daquela cidadezinha, principalmente as famílias diretamente afetadas, claro. Em circunstâncias normais, Iain, na posição de chefe, seria o primeiro a correr para a cena do crime. Só que estávamos em meados de agosto e ele estava de férias, então, quando veio a ligação, fui eu quem atendeu.

Eu estava dirigindo, do trabalho para casa, quando meu pager tocou. Hoje é bem difícil imaginar que um dia vivemos em um mundo sem celulares, mas, em 1987, o pager era o único recurso para me alertar que eu deveria telefonar para nossa central o mais rápido possível. Liguei o rádio — vai que o caso à minha espera estivesse no noticiário... E descobri que estava mesmo.

Havia um atirador à solta em uma cidadezinha no condado de Berkshire, um lugarzinho obscuro que eu nunca visitara antes e do qual mal ouvira falar. O sujeito estava promovendo um verdadeiro massacre, tendo iniciado na floresta de Savernake e seguido para o Centro; agora estava refugiado no prédio de uma escola, e a polícia tinha cercado o local. Estavam tentando convencê-lo a se entregar. Os jornalistas estimavam que ele já havia executado dez pessoas, mas como a cidade estava sob uma espécie de toque de recolher, não havia como saber o número exato.

Cheguei em casa, naquela época um belo imóvel em Surrey, um condado no Sudeste da Inglaterra. Um casamento feliz, uma babá, duas crianças pequenas brincando no jardim: não poderia ser mais contrastante com as casas que eu visitava no trabalho, constantes cenários de assassinatos. Naquele dia, eu sabia que Jen, minha esposa, provavelmente ainda não teria chegado, pois estava no curso que fazia à época.

Cruzei pela porta da frente e fui direto para o telefone, ao mesmo tempo em que me despedia da babá, que estava de saída. Recebi informações atualizadas e conversei com a polícia e o escritório do legista para saber se eu precisaria ir a Hungerford ainda naquela noite. Eles estavam inflexíveis: eu tinha mesmo que ir. Prometi a eles que sairia assim que Jen chegasse.

Liguei o rádio e fiquei ouvindo as notícias de Hungerford enquanto preparava chá para as crianças. Depois dei banho nelas, li uma historinha e as coloquei na cama.

"Durmam bem", eu disse. Eu sempre dizia isso.

Eu era o pai zeloso focado nos filhos. E simultaneamente o perito forense ávido para entrar no carro e ver o que estava rolando no caso mais importante da minha carreira até então. Quando Jen chegou, o modo perito tomou conta de mim. Dei-lhe um beijo de despedida e saí correndo.

O Departamento de Investigações Criminais havia me instruído a parar minha BMW M4 no cruzamento da 14 e aguardar na estrada de acesso, pois a escolta policial viria me buscar. Alguns momentos depois, um carro da polícia encostou ao lado do meu, e dois rostos muito sérios me encararam.

Sequer me cumprimentaram.

"Dr. Shepherd?"

Fiz que sim com a cabeça.

"Acompanhe a gente."

Obviamente fui ouvindo rádio durante todo o trajeto, e por isso eu já sabia que o massacre tinha terminado com a morte do atirador. O nome dele era Michael Ryan, 27 anos, e sem nenhuma razão aparente percorrera Hungerford armado com dois rifles semiautomáticos e uma pistola Beretta. Agora estava morto, ou porque atirara contra si ou porque um atirador de elite o poupara da decisão. Os repórteres estavam impedidos de entrar, os feridos tinham sido levados para o hospital, os moradores estavam dentro de suas respectivas casas e a cidade estava ocupada apenas pela polícia e pelos mortos.

Passamos por um bloqueio na estrada e fui seguindo o carro da polícia bem devagarzinho por ruas estranhamente vazias. Os últimos raios solares do verão trespassavam a cidade fantasma, banhando-a em uma luz afável e cálida. Todos os vivos estavam dentro de suas casas, porém indetectáveis mesmo às janelas. Nenhum carro em movimento além do nosso. Nenhum latido. Nenhum gato passeando pelos canteiros de flores. Os pássaros estavam quietos.

Enquanto virávamos as esquinas dos subúrbios da cidade, passamos por um Renault vermelho tombado de lado na beira da estrada. Havia o corpo de uma mulher caído sobre o volante. Mais adiante, quando viramos para Southside, vimos à esquerda os restos fumegantes da casa de Ryan. A rua estava bloqueada. O corpo de um policial imóvel na viatura cravejada de balas. Um Toyota azul tinha colidido contra ela, e ali dentro havia outro motorista morto.

Um idoso caído junto ao portão do jardim, sobre uma poça de sangue. No meio da rua, uma idosa morta, o rosto voltado para o chão. Pelas notícias, eu sabia que aquela era a mãe de Ryan, caída diante da própria casa em chamas. Mais adiante, um homem no meio do caminho, a guia do cachorro ainda na mão. Naquele crepúsculo de agosto, a justaposição entre as ruas banais e os extraordinários acontecimentos aleatórios de matança era, para ser muito sincero, surreal. O Reino Unido nunca tinha passado por nada parecido até então.

Fomos para a delegacia. Fechei a porta do carro e meu gesto foi acompanhado pelo policial, daí o silêncio pesado retornou para cobrir — cobrir não, sufocar — Hungerford. Levaria mais alguns anos para eu me deparar com silêncio semelhante, o silêncio que sucede o horror. Normalmente, a cena de um homicídio é acompanhada pela agitação dos vivos — policiais uniformizados, investigadores, peritos criminais, pessoas farfalhando papeladas, tirando fotos, dando telefonemas, vigiando a porta. Mas a grandiosidade dos eventos daquele dia parecia ter congelado Hungerford em um estado comparável apenas ao rigor mortis.

A delegacia naquele momento se assemelhava mais a uma casa do que a um local de trabalho: finalmente estava sendo reformada, por isso tinha pedaços de gesso no chão e fios pendurados para todos os lados.

Provavelmente algumas pessoas me cumprimentaram e troquei alguns apertos de mão, mas, ao me lembrar da cena, tenho a impressão de que todas as formalidades foram feitas em silêncio total.

Logo havia escurecido completamente e eu estava em um carro da polícia, agora indo para a escola onde Michael Ryan fizera sua barricada e cometera suicídio.

Encostamos muito lentamente na rua silenciosa, os faróis iluminando um carro batido, o motorista nitidamente visível, inerte. Mais uma vez, desci para olhar. O facho da minha lanterna passou pelos pés, tronco, cabeça. Bem, a causa da morte era indubitável: um ferimento à bala no rosto.

Verificamos o carro seguinte, e depois mais alguns. Cada corpo apresentava ferimentos à bala em locais diferentes. Algumas pessoas foram baleadas somente uma vez, outras receberam mais um tiro, e mais um, e mais um.

Os guinchos aguardavam discretamente para levar os carros acidentados enquanto a polícia fazia os registros formais e ia retirando os corpos. Eu me virei para o policial que me conduzia, minha voz estilhaçando o silêncio como se fosse vidro.

"Não há necessidade de eu ver mais corpos *in situ*. Não há dúvidas sobre a causa da morte, então posso resolver tudo na necropsia."

"Precisamos que você dê uma olhada em Ryan antes", disse ele.

Assenti.

Havia muitos outros policiais na Escola John O'Gaunt.

Quando desci as escadas, fiquei a par das informações.

"Ele disse que tinha uma bomba. Ainda não revistamos o corpo dele porque temíamos que ela detonasse caso mexêssemos em alguma coisa. Mas precisamos que você dê uma olhada nele agora e ateste a morte, só para o caso de ele explodir quando fizermos a revista. Tudo bem?"

"Tudo bem."

"Sugiro não tirar o corpo dele do lugar, senhor."

"Certo."

"Você quer um colete à prova de balas?"

Recusei. Era um aparato projetado para deter balas e, portanto, seria de pouca utilidade no perímetro de uma bomba. De qualquer modo, eu não tinha nenhuma intenção de deslocar o corpo de Ryan do lugar onde estava.

Subimos. Aquele cheiro de colégio grudou em mim. E quando abriram a porta da sala de aula, havia carteiras, algumas espalhadas, mas a maioria ainda em fileiras organizadas. Fixados nas paredes, fotos e esboços científicos. Tudo perfeitamente normal, afora um corpo sentado bem diante da turma, perto da lousa.

O assassino usava casaco verde. Teria muito bem se passado por um sujeito saindo para uma caçada esportiva se não fosse pelo ferimento à bala na cabeça. A mão direita estava caída no colo, ainda segurando a pistola Beretta.

Enquanto me dirigia até ele, percebi que todos os policiais estavam saindo silenciosamente. Ouvi a porta sendo fechada atrás de mim, e, lá de fora, uma voz no radiotransmissor: "Entrando".

Eu estava sozinho em uma sala de aula com o maior assassino em massa do Reino Unido. E talvez uma bomba. Eu fora atraído para minha profissão por meio dos livros do leão da patologia forense, o professor Keith Simpson. Mas não conseguia me lembrar de nenhuma menção a um evento como este em nenhuma obra dele.

Eu estava ciente de tudo ao meu redor: os ruídos discretos para além da porta, as luzes dos giroflexes lá fora lançando no teto sombras escuras sobrepostas. O facho sutil da minha própria lanterna. Aquele cheiro de giz e suor típico das salas de aula, estranhamente misturado ao cheiro de sangue. Atravessei a sala, focando no corpo no canto. Ajoelhei-me para avaliá-lo. A arma, que já havia matado tanta gente naquele dia, apontava diretamente para mim.

Michael Ryan dera um tiro na têmpora direita. A bala atravessara a cabeça, varando a têmpora oposta. Eu a encontrei mais tarde ao sair da sala, cravada em um quadro de avisos do outro lado do cômodo.

Interroguei os policiais. Não havia fios escondidos. A causa da morte fora mesmo o ferimento à bala no lado direito da cabeça, típico do suicídio.

Então, aliviado por deixar aquela sepultura melancólica, ganhei velocidade na estrada. Mas parecia que o silêncio de Hungerford se infiltrara no meu carro e estava bem ao meu lado, um passageiro enorme e indesejado. De repente, senti o baque por tudo o que vira naquele dia. A grandiosidade da situação. O horror. Parei no acostamento e fiquei sentado no carro escuro enquanto as luzes de outros veículos passavam por mim, sem ver nada, alheio a tudo.

Só percebi o carro da polícia parado atrás de mim quando ouvi uma batida à minha janela.

"Com licença, senhor. Você está bem?"

Expliquei quem eu era e onde estivera. O policial assentiu, olhando dentro do meu carro, me avaliando, se questionando se deveria acreditar em mim.

"Só preciso de um minuto", avisei, "antes de seguir viagem."

Os policiais conhecem bem essa transição entre trabalho e casa. Ele assentiu novamente e voltou para a viatura, sem dúvida para verificar se a minha história batia. Alguns minutos de silêncio depois e senti que finalmente tinha deixado Hungerford para trás, minha casa me aguardava logo adiante. Apontei em direção a ela, acenei em despedida e retornei ao enorme rio de tráfego rodoviário. O carro da polícia veio um pouco atrás de mim, me seguindo protetoramente por uma curta distância antes de parar e desligar. Continuei minha jornada sozinho.

Em casa, as crianças estavam na cama, e Jen estava no andar de baixo, assistindo à TV.

"Eu sei onde você esteve", disse ela. "Foi horrível assim?"

Sim. Mas não me permiti mais do que um meneio de ombros. Virei as costas para que ela não visse minha expressão, eu precisava ignorar o noticiário na TV, com seus repórteres discutindo Hungerford tão entusiasmada e urgentemente. Os mortos em Hungerford já não tinham mais entusiasmo ou urgência. Eram homens e mulheres que simplesmente foram massacrados enquanto cuidavam da vida, de coisas que consideravam importantes e urgentes até serem interrompidos abruptamente. Não havia nada de importante para eles agora. Não havia nada de urgente.

Tarde da noite, eu me ocupei dando alguns telefonemas para descobrir se ia conduzir a maior parte das necropsias no dia seguinte. Minha expectativa era ajudar a polícia a reconstituir cada morte e, por conseguinte, com o auxílio de testemunhas, todos os movimentos de Ryan. A reconstituição é muito importante. É altamente válida para todos os envolvidos, e também para o mundo em geral. Como seres humanos, temos uma necessidade de saber. Sobre mortes específicas. Sobre a morte em geral.

Na manhã seguinte, fiz algumas necropsias de rotina no necrotério de Westminster: bêbados, viciados em drogas e infartados. Enquanto meus colegas me pediam detalhes de Hungerford, a polícia transferia os últimos corpos para o necrotério do Royal Berkshire Hospital, em Reading, para onde eu iria depois. Quando cheguei lá, por volta das duas da tarde, fui recebido pela equipe e então fizemos as apresentações da maneira tradicional em nosso ramo: bebericando uma xícara de chá. Uma bebida quente era e é considerada um elemento fúnebre essencial, tanto um direito quanto um dever antes de realizar uma necropsia.

E então alguém abriu a porta e Pam Derby entrou, apressada. A sala estava tomada de movimento. Pam era nossa secretária, uma mulher incrivelmente miúda, porém crucialmente importante.

"Muito bem!", começou ela.

Sempre uma presença dominante, ela exibia o auge de sua eficiência. Dois assistentes funerários um tanto descontentes estavam às turras com o computador atrás dela.

"Onde é que eu ligo isto?"

Não era uma pergunta, era uma exigência. Em 1987, os computadores corporativos estavam em plena infância e eram bebês avultados. Na verdade, a nossa máquina provavelmente tinha sido chocada de um ovo de dinossauro, pois Pam precisou trazê-la em uma van.

Ela notou que eu usava avental verde e galochas brancas, e que estava começando a organizar os exames ectoscópicos e as radiografias. Eu estava pronto para começar.

"Não, não, não, você só pode começar depois que o computador estiver aquecido, e leva pelo menos dez minutos, ou você vai ficar muito adiantado em relação a mim. Prepare uma xícara de chá para mim", instruiu Pam. Iain West estava claramente se iludindo ao achar que era o cabeça do departamento.

Enquanto o computador e a chaleira zumbiam, Pam sentou-se ao teclado.

"Essa bobagem não faz muito sentido; eles foram baleados, qualquer um vê isso", disse ela rapidamente. Pam já estava familiarizada com o caos emocional e repentino dos homicídios da vida real. É por isso que, para descontrair, ela e os outros funcionários muitas vezes gostavam de ler aquelas histórias com a trama bem costuradinha, do tipo "Quem matou?", nas quais o assassino sempre deixa pistas muito evidentes e, no final, as peças do quebra-cabeça se encaixam com perfeição. É tudo tão diferente das muitas versões da verdade, dos fatos e interpretações conflitantes que são a faceta confusa das investigações do mundo de carne e osso!

Ela estava certa, não havia mistérios pela frente hoje. Só que cada caso ali era um irmão, um pai, um filho, um namorado. Cada indivíduo era especial para a família e amigos, e cada um apresentava um quebra-cabeça singular para eu resolver. As seis mesas se estendiam até o final da sala, com um corpo em superfícies alternadas: as mesas vazias serviriam para ensacar e documentar as centenas de evidências físicas que íamos coletar.

O primeiro corpo foi o de Michael Ryan. Provavelmente a maioria dos parentes enlutados não gostaria de vê-lo dividindo o necrotério com suas vítimas, quanto mais a mesma sala de necropsia. Na verdade, todo mundo só queria se livrar dele logo. E a imprensa ainda estava insinuando, com certa satisfação presunçosa, que ele havia sido "tirado de cena" pelo SAS — as forças especiais do exército britânico —, muito embora a polícia tivesse emitido um comunicado oficial, após minha visita na noite anterior, confirmando o suicídio. Agora também precisávamos da necropsia para confirmar que este era o caso.

A necropsia, mais conhecida como autópsia no jargão popular, é realizada em duas situações. Pode ser feita após morte natural, geralmente no hospital, mesmo com a causa da morte sendo conhecida, só para confirmar o diagnóstico clínico do paciente e, porventura, analisar os efeitos do tratamento. Nesse caso, a família imediata do falecido será solicitada a concordar com o procedimento, e tem o direito absoluto de recusá-lo. Felizmente, muitos não se opõem. Essa é uma decisão que pode ajudar outros pacientes, dando à equipe médica uma excelente oportunidade de aprender e melhorar. Concordar com esse tipo de necropsia é um ato muito generoso, creio eu.

A segunda situação ocorre quando a causa da morte é desconhecida ou quando existe a possibilidade de morte não natural. Nesse caso, o cadáver é encaminhado ao legista. Todas as mortes suspeitas, não naturais, criminosas ou inexplicáveis passam não apenas pela necropsia, mas pela necropsia forense. Esta é uma investigação completa e extremamente detalhada do exterior e do interior do corpo. Posteriormente, tais detalhes são registrados pelo patologista no laudo cadavérico.

Esse laudo deve confirmar a identificação formal do falecido, e esta parte por si só muitas vezes envolve um processo longo e complexo, e que ocasionalmente é inconclusivo. O laudo também explica por que a necropsia foi solicitada pela polícia ou pelo legista, listando todos os presentes em sua realização, além de fornecer detalhes de quaisquer testes laboratoriais subsequentes.

A maior parte do laudo consiste em uma descrição do que exatamente foi encontrado pelo patologista. Normalmente acrescenta-se também uma interpretação desses achados e, no final, informamos a causa da morte. Se não conseguimos detectar por que a pessoa morreu, temos de dizê-lo também — embora geralmente a gente só ateste "causa indeterminada" depois de discutirmos e esgotarmos todas as possibilidades.

Apesar de todos os nossos anos de estudo sobre as aparências macro e microscópicas dos órgãos sob milhares de doenças, a mera avaliação do corpo diante de nós é, frequentemente, a parte mais importante da necropsia. Durante esse exame externo detalhado (também chamado ectoscopia), medimos e registramos o tamanho, a localização e o formato de cada esfoladura e contusão, bem como quaisquer buracos à bala ou lesão feita por arma cortante ou perfurante. Isso pode parecer simples em comparação à nossa análise clínica do interior do corpo, mas muitas vezes se provou a parte mais importante da reconstituição de um homicídio. É muito fácil considerar o exame ectoscópico mera formalidade e, portanto, subestimá-lo. Só que muito tempo depois de um corpo ter sido cremado, esse detalhe pode trazer uma bela dose de arrependimento.

Michael Ryan era um assassino em massa. Executou dezesseis pessoas e feriu outras tantas. Minha carreira até então tinha se concentrado nas vítimas de acidentes, crimes comuns ou do mero azar. Raramente me deparei com criminosos, e certamente nunca tinha visto alguém que houvesse causado tantas mortes e ferimentos. Será que eu conseguiria — deveria — conceder a Ryan o mesmo respeito que demonstrara para com as vítimas dele?

Eu sabia que sim. Os sentimentos não têm lugar na sala de necropsia. Desconfio que uma das maiores habilidades que aprendi é não sentir a repulsa moral que os outros consideram não apenas justificada, mas obrigatória. Então, o que quer que eu sentisse a respeito daquele jovem e suas ações foi excluído da minha mente e do meu coração. Eu sabia que o exame dele exigiria tanto, ou talvez até mais, cuidado e atenção do que outros. Somente após uma investigação física completa e conclusiva, pude fornecer ao legista as informações necessárias para dar o veredicto correto no inquérito. Eu sabia que as provas eram cruciais nesse caso em especial, principalmente para reprimir quaisquer desafios futuros ou as inevitáveis teorias da conspiração.

Era difícil imaginar que o jovem esbelto que jazia nu na mesa de necropsia havia acabado de concluir um massacre. Todos na sala — policiais, funcionários do necrotério, até mesmo Pam — olhavam para ele com incompreensão. Ele parecia tão vulnerável quanto qualquer vítima de crime, como qualquer uma de suas próprias vítimas.

Então continuei meu trabalho: um exame completo, principalmente dos ferimentos de entrada e saída em sua cabeça. A seguir, a abertura do corpo para exame interno, incluindo a coleta de amostras para a toxicologia. E, finalmente, o acompanhamento da trajetória do projétil através do cérebro.

Quando comecei a trabalhar, o lugar mergulhou em absoluto e total silêncio. Nenhuma ligação. Nenhum ruído. Nenhuma batida. Nenhum tilintar de chaleiras ou xícaras de chá. Apenas silêncio. Até a temperatura pareceu cair significativamente. Assim que terminei, levaram o corpo embora. Ninguém queria estar perto dele, aquele jovem esquisito que morava com a mãe em uma vida discreta, mas que cultivava uma obsessão por armas de fogo e pensava Deus sabe lá o quê.

Então comecei com as vítimas de Ryan, e percebi que seria um dia longo, difícil e estressante. Enquanto concluíamos uma necropsia e começávamos outra, ouvia-se as portas dos refrigeradores sendo abertas e fechadas. Tirando isso, e minha voz ditando dados para Pam, a sala resguardava o silêncio. Fui auxiliado por uma patologista estagiária, Jeanette MacFarlane. Pam digitava o que eu dizia, e um rodízio de fotógrafos e policiais me acompanhava de mesa em mesa, os mais experientes fazendo anotações, outros recebendo minhas amostras.

Atrás de mim, a equipe do necrotério também não parava, limpando os corpos, depois costurando-os e preparando-os para serem entregues às respectivas famílias.

Todas as mortes foram causadas diretamente por lesões por projétil de arma de fogo (lesões por PAF). Nenhuma vítima simplesmente caiu morta devido a um ataque cardíaco depois de ver Ryan eriçado com suas armas. Mas era minha obrigação procurar qualquer doença natural que pudesse ter causado ou acelerado a morte. Mais uma vez, tive de documentar cuidadosamente cada ferida, descrevê-la, analisá-la, acompanhar a trajetória da bala ou das balas. Eu caminhava ao redor de cada corpo, orientando o fotógrafo, medindo ferimentos, registrando anormalidades, entoando minha liturgia para Pam. Gradualmente, o cenário do dia de fúria de Ryan foi se formando.

Em geral, as vítimas mortas com apenas um tiro foram abatidas à distância. E quando se aproximava de uma vítima, aparentemente Michael Ryan sentia vontade de disparar uma saraivada de tiros.

Quando a mãe dele, Dorothy Ryan, que trabalhava como merendeira, soube por uma amiga o que estava acontecendo, voltou correndo para casa na intenção de deter o filho. A amiga a levou até Southside, e ali ela foi subindo a pé pela rua que dava para a casa deles, passando por feridos e mortos no caminho, daí se aproximou de seu filho sem medo algum.

Ela disse: "Pare com isso, Michael!".

Ele a encarou e lhe deu um tiro na perna com o rifle semiautomático. Dorothy caiu de bruços. Na minha opinião, a intenção inicial dele com aquele tiro era apenas mutilá-la. Mas então ele caminhou até ela, parou ao seu lado e atirou duas vezes nas costas com o propósito de matar.

Esses dois últimos disparos exibiam as zonas de esfumaçamento e queimadura ao redor do ferimento, características nos casos de tiro à queima-roupa, uns quinze centímetros de distância, talvez. Pode ser que ele simplesmente não tivesse tido coragem de encará-la enquanto a assassinava. Até Dorothy chegar, Ryan permanecera nos arredores de sua casa e, pessoalmente, formulei a teoria de que a morte dela acabou por libertá-lo para uma onda de violência muito mais ampla pela cidade. Creio que aquilo o deixou livre para se deleitar na experiência da detenção de um poder extraordinário e inusitado, o poder que suas armas lhe davam sobre os desarmados.

Nos dias subsequentes, continuei com meu trabalho peculiar, seguindo lentamente de corpo em corpo. A morte para essas vítimas foi um fim violento e inesperado de suas vidinhas pacíficas e talvez sem maiores intercorrências. Todos no necrotério ficaram muito comovidos com o evento, mas não podíamos nos permitir ceder ao sentimento de horror, ou nem mesmo ficar chateados. Não há lugar para o choque no trabalho de um patologista. Devemos buscar a verdade com distanciamento clínico. Para servir a sociedade, às vezes temos de suspender alguns aspectos de nossa própria humanidade. Creio que essa mesma suspensão de humanidade se reafirmou vigorosamente quando sobrevoei Hungerford quase trinta anos depois.

Na verdade, foi preciso todo esse tempo para admitir que fui profundamente afetado pelo massacre. Naquela época, eu não reconhecia para mim mesmo o choque ou a tristeza, em nenhum aspecto. Meus colegas, machos alfa ou aspirantes a tal, eram meus grandes exemplos, e eles jamais teriam demonstrado ou expressado algo assim, eles sequer se permitiriam pensar nisso. Não, para fazer meu trabalho, eu tinha de me lembrar da integridade profissional do professor Keith Simpson, que tanto me inspirou na adolescência a buscar a especialização. Ele por acaso já havia escrito alguma coisa sobre choque ou horror? Não, não mesmo.

Quando Iain voltou das férias, ele não me perguntou sobre Hungerford, nem me deu conselhos ou chegou a mencionar o evento. Mas é claro que ele ficou furioso comigo por ter assumido um caso tão grande em sua ausência, embora eu só estivesse cumprindo minha obrigação de cobri-lo durante sua ausência. Eu poderia tê-lo localizado e interrompido suas férias? Talvez, e, nesse caso em especial, ele certamente teria vindo de bom grado. Ambos sabíamos que um caso tão famoso deveria ter ficado nas mãos dele: Iain já lidara com muitos bombardeios e tiros do IRA (o Exército Republicano Irlandês, um conjunto de diversos grupos paramilitares irlandeses notório por ataques a bomba e emboscadas com armas de fogo); na verdade, balística era sua especialidade.

Sua fúria pública foi *froideur*, mas rumores de colegas foram vazando aqui e ali: Iain acreditava que uma das maiores idiotices de Ryan fora promover o massacre enquanto ele (Iain) estava de férias. E entre nós acrescentávamos que, como se isso não fosse estúpido o suficiente, Iain achava que Ryan era um idiota por ter se matado, privando o renomado dr. West de uma espetacular aparição no tribunal.

Durante muito tempo, Hungerford pairou entre nós, mas não restou dúvidas de que meu prestígio no Guy's Hospital, e provavelmente em todo o Reino Unido, mudou devido ao resultado do meu trabalho naquele caso. Eu não era mais o caçulinha e devoto seguidor de Iain West. Eu era um patologista forense notável por mérito próprio.

DR. RICHARD SHEPHERD

CAUSAS NÃO NATURAIS

3

Foi muito fácil ignorar meu flashback estranho e emotivo daquele trágico 1987 em Hungerford depois que falei com a torre de controle pelo rádio, preparei a aeronave para pouso e aterrissei com segurança. Meu avião é um Cessna 172 que compartilho com uma cooperativa de cerca de outras vinte pessoas em Liverpool. Para mim, é um prazer (e uma loucura, já que o transporte ferroviário intermodal é quase sempre mais rápido) voar para reuniões e necropsias em outras partes do Reino Unido e da Irlanda sempre que possível.

Aterrissei sob o sol forte na pista do pequeno campo de pouso gramado, parei no local designado e desliguei o motor. Saí do Cessna e vi meu colega me esperando. Eu me sentia bem. Durante nossa saída do aeroporto, comecei a me perguntar se havia imaginado aquelas coisas que senti lá em cima. Talvez tivesse faltado oxigênio na cabine? Bem, dificilmente isso ocorreria a 3 mil pés. De qualquer forma, agora eu tinha certeza de que minha reação não poderia ter sido tão intensa quanto eu me lembrava. Não foi um ataque de pânico, não mesmo.

Ao fazer o voo de volta mais tarde, as condições meteorológicas mais instáveis exigiram concentração total de minha parte, por isso mal pensei em Hungerford de novo. Exceto para evitar o assunto. Ocorreu-me então, pela primeira vez, que a preocupação de um piloto em permanecer vivo — e que domina tão fortemente todos os outros pensamentos, sentimentos e medos — pode ser uma das razões que me fazem gostar de voar.

Em casa, finalmente, as nuvens se dissipavam para revelar uma noite amena de verão. Preparei uma dose de uísque com refrigerante e me sentei no pátio para aproveitar os últimos raios do sol poente.

Mas súbita e inesperadamente, o crepúsculo perolado de verão e toda aquela quietude que o acompanhava me fizeram lembrar de... Hungerford. De novo. Meu coração acelerou. Senti-me estranhamente tonto — e ainda nem tinha tomado um gole da minha bebida. Mais uma vez eu estava caminhando lentamente pelas ruas da cidadezinha enquanto corpos jaziam imóveis em poças de sangue junto a cortadores de grama, dentro de carros, na calçada. Uma sensação de pavor começou a tomar conta do meu peito, fazendo pressão.

Respirei fundo. Para me acalmar. Lembrei-me de que agora eu estava ciente do que acontecia, determinei que minha mente estava me pregando peças. Obviamente. Então, com grande esforço, eu tinha de ser capaz de controlar a sensação. Obviamente.

Respirei um pouco mais, fechei os olhos. Eu precisava destruir aquela sensação, triturá-la como se fosse gelo entre meus dedos.

Aos poucos, meu corpo foi relaxando. Afrouxei os punhos, comecei a respirar com mais tranquilidade. Levei o copo aos lábios, meio trêmulo. Sim. Estava tudo sob controle outra vez.

Quando esvaziei o copo, fui capaz de responder com segurança às duas perguntas que eu tinha feito no avião naquela manhã. Não, é claro que eu não precisava consultar um psicólogo, e certamente não um psiquiatra: a ideia em si parecia absurda. E também não havia nenhuma boa razão para eu abrir mão da minha função de patologista forense. O que quer que estivesse acontecendo comigo passaria, e tudo ficaria bem. Sem dúvida.

Alguns meses depois, no outono de 2015, ataques terroristas coordenados em Paris — que atingiram bares, restaurantes, um estádio esportivo e uma casa de shows — mataram 130 pessoas e feriram centenas de outras. Eu tinha saído para um atendimento quando ouvi as notícias no rádio. Conflitando com a voz do repórter, o ressoar das sirenes que acompanham todas as emergências e o balbuciar das vozes chocadas. A paisagem sonora do terror. Tive de parar o carro.

Eu estava ao lado de um parque próximo à minha casa; fechei os olhos. Só que eles ainda enxergavam, e meus ouvidos ainda ouviam. Luzes azuis da ambulância. Barreiras policiais. Fileiras de mesas sob a luz fria do necrotério, e, em cima delas, partes de corpos humanos. Gritos. A frequência de rádio da polícia. Os lamentos dos feridos. Diante de mim, corpos. Em minhas narinas, o cheiro da morte. Um pé, a mão de alguém, uma criança. Uma jovem que estava dançando em uma boate, seus intestinos destroçados. Homens de terno e gravata, porém sem as pernas. Funcionários dos escritórios, camareiras, estudantes, aposentados. Estilhaçados, todos eles.

Não sei qual dos desastres estava se passando em minha mente agora: as bombas de Bali, o atentado de Sete de Julho em Londres, o desastre ferroviário de Clapham, o naufrágio do *Marchioness*, o Onze de Setembro em Nova York, o Massacre de Whitehaven... ou talvez todos eles juntos.

Fiquei parado no acostamento, esperando passar o maremoto que estava me engolindo. Quando acabou, me restou uma sensação de tristeza e pavor. O cheiro de decomposição humana pareceu perdurar no carro por alguns minutos. Respirei fundo várias vezes. Passou.

Saí dirigindo de novo, meio em choque, porém sob controle.

Talvez eu precisasse discutir a situação com um profissional, afinal de contas. Um padre, talvez? Minimamente alguém cujo trabalho é acolher nossas fraquezas e nos oferecer força.

Involuntariamente, balancei a cabeça. Mas é claro que não. Os acontecimentos em Paris foram terríveis, mas não fui convocado para ajudar e nem me envolvi de forma alguma naquele evento. Eu tinha uma compreensão plena da morte e nenhum medo dela. As notícias de Paris abriram inesperadamente a costura das lembranças, mas agora a fenda estava fechada de novo. Consciente da longa noite de trabalho que lhes aguardava, apenas lamentei pelos meus colegas franceses.

E assim segui viagem. Rumo ao necrotério e ao trabalho de sempre. Com certeza eu ia ficar bem.

DR. RICHARD SHEPHERD

CAUSAS NÃO NATURAIS

4

Desde muito cedo, meu relacionamento com a morte foi ao mesmo tempo íntimo e distante. Venho de um lar confortável nos arredores de Londres. Meu pai era contador de uma autarquia e tinha se mudado com minha mãe do Norte da Inglaterra para tentar a sorte no Sul. Não fizeram fortuna, mas nossa vida era boa: para os adeptos da classificação social, éramos a chamada classe média baixa nos padrões britânicos. Minha irmã, Helen, é dez anos mais velha do que eu; e meu irmão, Robert, cinco. Eu era o bebezinho querido da família e éramos incomuns em apenas um aspecto: nossa mãe tinha um problema cardíaco que a estava fazendo definhar pouco a pouco.

Quando criança, ela contraíra febre reumática, e uma das complicações dessa infecção infantil foi um dano progressivo na válvula mitral. Hoje eu sei disso. Mas, à época, tudo o que eu sabia era que ela ficava frequentemente esbaforida, mesmo depois de um exercício leve e, diferentemente das outras mães, muitas vezes tinha de se sentar para se recuperar.

Helen me garantia que nossa mãe um dia já fora uma mulher risonha e cheia de energia, que arrastava impiedosamente meu sisudo e relutante pai para a pista de dança em toda a oportunidade possível. Que, quando jovem, montara com ele naquelas bicicletas feitas para dois, partindo em uma viagem pela Europa justamente quando a guerra estava prestes a estourar. Que sempre foi a vida e a alma de todas as festas.

Eu gostava de me sentar na sala e ficar ouvindo as histórias da minha irmã sobre nossa mãe. Naquela época, a moda nos lares consistia em paredes nuas, mas isso era compensado pela tapeçaria. No canto, havia uma pequena televisão em preto e branco, daquelas que formavam um ponto branco persistente no centro da tela quando você desligava o aparelho, o qual resistia fascinantemente por um bom tempo no escuro. Havia também uma radiola (um trambolho que combinava toca-discos e rádio), com uma tela metálica na frente, de onde ecoava principalmente música clássica tranquila, aquele tipo considerado chique pelos aspirantes à classe média.

A lareira elétrica brilhava calorosamente, embora provavelmente com mais luz do que calor. E as poltronas podiam até estar gastas, mas estavam estrategicamente cobertas por capas decorativas. Sim, era empolgante sentar-se no tapete da sala para ouvir as histórias sobre aquela mulher animada. No entanto, ela parecia não ter nada em comum com a mãe que muitas vezes definhava na cama, fosse no andar de cima da nossa casa ou no hospital.

As internações eram longas e frequentes, pelo menos era assim que me pareciam quando menino. Muitas vezes eu era despachado para férias à beira-mar com minha avó em Lytham St. Annes, ou com minha tia em Stockport, e só muito depois descobri que isso não era programado só para eu me divertir na praia ou ver meu primo, mas também para permitir que minha mãe tivesse tempo para passar por cirurgias e pelo pós-operatório.

Quando eu estava em casa, ela se esforçava para ser normal. Levantava-se todas as manhãs e me arrumava carinhosamente antes de eu ir sozinho à escola (naquela época até mesmo as crianças muito pequenas iam sozinhas). Certo dia, esqueci meu violino e voltei inesperadamente, então a flagrei na cama, e foi ali que percebi que ela desabava nos lençóis todas as manhãs tão logo eu saía. Ela ficou tão chocada ante minha descoberta quanto eu ao fazê-la. Receio ter ficado tão surpreso que até a repreendi, a pobre coitada. Eu queria que ela melhorasse e que fosse aquela mãe que todos diziam ter conhecido um dia. Mas até eu via que ela estava definhando bem diante dos meus olhos.

Certo dia de dezembro, cheguei da escola e descobri que ela não estava. Tinha sido internada no hospital (hoje sei que foi no Royal Brompton). Mais exames e mais repouso. Ela estava com 47 anos.

Pude visitá-la no dia de Natal. Minha lembrança dessa visita quase se esfacelou sob o peso das lembranças posteriores da minha vida profissional, sempre repletas de hospitais. Sou capaz de escavar ao longo dos anos, peneirando estratos geológicos, até chegar ao Natal de 1961, mas minha descoberta se esfarela em fragmentos quando tento analisá-la. Tenho apenas alguns relances desse dia.

Eu sabia que as crianças de 9 anos geralmente não eram bem-vindas nas enfermarias. Eu era instruído a exibir meu melhor comportamento, e, muito ciente disso, eu era então levado para o andar de cima, pelos corredores cheios de eco. Enfermeiras ocupadas usando uniformes elegantes e engomados passavam correndo por nós. De cada lado havia quartos bem espaçosos. Aquele cheiro de desinfetante. Pelas janelas distantes, a luz amarelada de um dia qualquer de Londres. E de repente, atrás do meu pai, lá estava aquela enfermaria enorme, piso de tábuas, uma longa fileira de leitos, todos brancos, todos prontinhos para receber o próximo paciente. Na minha lembrança, todos vazios. Exceto por um. Nele estava minha mãe e, fazendo um retrospecto, tenho a impressão de que ela era mesmo a única paciente ali naquele Natal.

Eu gostaria de poder me lembrar do jeito como minha mãe me cumprimentou, do jeito como olhou para mim. Acho que ela me abraçou e segurou minha mão. Acho que foi isso. Acho que subi na cama e mostrei a ela os brinquedos que tinha ganhado. E pode ser que eu tenha aberto alguns presentes com ela. Acho. Espero que sim.

Algumas semanas depois, em uma fria manhã de janeiro, eu me levantei cedo como de costume e saí do quarto que dividia com meu irmão para entrar no quarto dos meus pais e me deitar na cama com meu pai. Eu fazia isso todas as manhãs. Só que naquele dia havia algo errado. A cama estava fria. Os lençóis ainda estavam arrumados. Ninguém tinha dormido ali.

Subi devagarinho pela escadaria. Luzes. Luzes acesas pela casa toda de manhã cedo. E vozes. O tom delas não estava normal, como se fosse dia; era um tom sussurrado, noturno, um timbre estranho, cânticos de alerta que eu não reconhecia. Voltei para a cama e deitei lá. Esperando. Preocupado. Alguma coisa tinha acontecido, e mais cedo ou mais tarde alguém viria me contar.

Por fim, nosso pai chegou.

Para meu choque e horror, ele estava chorando. Nós o encaramos, Robert piscando muito porque tinha acabado de acordar.

Nosso pai disse: "A mãe de vocês era uma mulher maravilhosa".

Aos 9 anos de idade, aquilo foi sutil demais para mim. Robert teve de me explicar o significado do pretérito, que nossa mãe agora estava no pretérito. Porque ela estava morta.

Em algum momento, eu fiquei sabendo que, na noite anterior, meu pai e minha irmã tinham ido visitá-la no Royal Brompton, como sempre. Ela ainda não estava bem, mas também não parecia ter piorado. Eles lhe desejaram boa-noite como de costume e já estavam de saída quando a enfermeira os chamou em um cantinho e disse: "Vocês percebem o estado dela? Receio que a sra. Shepherd provavelmente não passe desta noite".

A notícia foi um tanto chocante porque a possibilidade de sua morte simplesmente não havia ocorrido a ninguém até então. E mesmo que meu pai tivesse aventado a possibilidade, ou se ao menos tivesse sido sugerida pela equipe médica, ele teria se convencido de que não ia acontecer, afinal de contas, mamãe estava no hospital para se recuperar. A família fazia visitas. Era assim que as coisas funcionavam. Ninguém previra um fim para aquela rotina.

Na verdade, era um caso cardíaco terminal. Ela sofria de insuficiência cardíaca e desenvolvera broncopneumonia, doença muitas vezes chamada de Amiga dos Idosos, pois liberta os vulneráveis do sofrimento. Ela certamente não teria como resistir à pneumonia, embora à época já houvesse antibióticos para tratar a infecção. Se ao menos a penicilina tivesse sido descoberta a tempo de evitar que a febre reumática danificasse seu coração ainda na infância...

Anos mais tarde, quando eu já era estudante de medicina, meu pai sacou solenemente o laudo cadavérico dela de alguma gaveta especial e me pediu para explicá-lo. Então relatei a ele o processo de reação do organismo à febre reumática infantil, cujo início está associado ao desenvolvimento de anticorpos para o combate de infecções bacterianas causadas por estreptococo. Só que quando a infecção é tratada inadequadamente, esses anticorpos acabam por atacar não apenas a infecção, mas também os próprios tecidos do corpo — no caso da minha mãe, um tanto comumente, a válvula mitral. Essa válvula, responsável por controlar o fluxo sanguíneo do lado esquerdo do coração, forma tantas cicatrizes após as lesões causadas pelo sistema imunológico que enrijece e se fecha parcialmente. Toda vez que minha mãe ia ao hospital para uma cirurgia cardíaca aberta, os cirurgiões literalmente enfiavam os dedos pela válvula para liberar as cúspides. Resultado: elas voltavam a bater com mais normalidade outra vez e o fluxo sanguíneo entre o átrio e o ventrículo esquerdos era restaurado. Ou melhor: se restabelecia um pouco. Por um tempo.

Era por isso que, tantas vezes, ela se embrenhava no hospital totalmente prostrada e retornava revigorada. Só que a cada internação essa melhora vinha se tornando cada vez menos expressiva.

A cirurgia de coração aberto era pioneira naquela época, estava na vanguarda da ciência médica, mas não tinha como vencer uma batalha contra uma válvula cardíaca recalcitrante, cujo próprio corpo do paciente estava determinado a destruir. De fato, quando cheguei à faculdade de medicina dez anos depois, esse tipo de tratamento já havia sido substituído. Se fosse agora, ela poderia ter colocado uma nova válvula cardíaca sintética e sobrevivido, levando uma vida ativa por muitos anos mais.

Mas é lógico que eu não sabia de nada disso no momento da morte da minha mãe. E também não sabia o que deveria sentir. Todo mundo me encarava com olhos marejados, esperando alguma coisa. Mas o quê? No dia, fui à casa do meu amigo John, que morava ao lado. Era um sábado e toda a família estava lá. A mãe dele me recebeu, calorosa e chorosa, e John e eu ficamos juntos assistindo a desenhos na televisão. Mas mesmo quando eles eram engraçados, eu achava que não deveria rir.

E toda essa impressão aconteceu de novo logo depois, quando voltei da escola e encontrei a casa cheia de parentes e flores. Depois entendi que aquilo tinha sido o funeral; ninguém se dera conta de que eu poderia chegar de repente. Quando entrei, todos me olharam de maneira funesta. O que esperavam que eu fizesse, que dissesse? Eu não sentia nada. Talvez no fundo eu simplesmente não entendesse bem o conceito da morte. Minha mãe tinha se ausentado tantas vezes antes, e sempre voltava. Possivelmente, apesar das aparências, eu confiava que ela ia voltar outra vez.

Quando repenso essas coisas dos primeiros anos da minha vida, na minha mãe, lembro-me de pouco e não sinto nada em relação a ela. Seria por causa das frequentes ausências delas devido às internações hospitalares, ou por causa de sua estranha falta de presença mesmo estando em casa? Como é que consigo me recordar de tanta coisa daquela época, das minhas avós, do meu irmão, da minha irmã, meu pai, tia... e me deparar com um vazio onde minha mãe deveria estar? E creio que esse vazio será perene.

Após a morte da minha mãe, aconteceu a coisa mais surpreendente. Meu pai mudou. Acho que ele analisou tudo o que perdemos e tentou compensar isso se tornando *pãe*. Ele deixou de ser austero e retraído e, em vez disso, se transformou em um homem imensamente amoroso. Minha irmã também ajudou muito, embora estivesse com 19 anos quando minha mãe faleceu e já tivesse saído de casa para a faculdade de formação de professores. Meu pai achava que ela poderia voltar para cuidar de nós, os meninos, mas, sabiamente, ela não voltou — embora jamais tivesse deixado de ser a irmã mais velha mais carinhosa e solidária do mundo, mesmo depois de ter se casado alguns anos depois.

Meu pai administrava a casa, fazia compras, cozinhava e trabalhava em tempo integral em uma época em que havia poucos pais solo e que o consumismo ainda não era como hoje, de modo que as lojas invariavelmente fechavam cedo e não favoreciam quem não podia visitá-las no horário comercial. Meu pai acreditava firmemente que era possível fazer qualquer coisa caso houvesse disposição o bastante. E assim ele ajeitou a fiação da casa, pintou a cozinha, cuidou da manutenção do carro e aprendeu a cozinhar (com resultados variáveis, confesso). Além disso, sabe-se lá como, ele conseguiu organizar a vida para acomodar nossas necessidades, e isto envolveu a descoberta de uma nova aptidão para dar e receber afeto. Quando relembro de toda essa história, sinto enorme admiração por ele.

Existe uma pequena foto em preto e branco do meu pai com uma criança grande e pernalta, provavelmente eu, enroscada em seu colo. Nós dois estamos dormindo. É um tipo de foto muito incomum para a época. Os homens do pós-guerra, em geral, tinham sido criados por pais vitorianos e simplesmente não sabiam como demonstrar tal grau de amor e carinho para com os filhos.

Ele garantiu que nossa infância fosse boa. Eu gostava da escola, fiz uma boa transição do ensino fundamental para o médio, adorava nadar, ia ao clube local, cantava em um coral e tinha muitos amigos. Um desses amigos era filho de um clínico geral. Quando tínhamos cerca de 13 anos, para nos assustar, ele "pegou emprestado" um dos livros de medicina do pai e o levou à escola. Era o *Simpson's Forensic Medicine* (terceira edição), do professor Keith Simpson, um livrinho vermelho esfarrapado cuja capa não prometia nada. Por dentro, estava repleto de fotos de pessoas mortas. Na verdade, principalmente pessoas assassinadas. Havia estrangulados, eletrocutados, enforcados, esfaqueados, baleados, asfixiados... nenhum destino hediondo escapava do professor Simpson. Ele tinha visto tudo. Havia uma foto de uma pele com lesões ramificadas (que acontecem se você é atingido por um raio), uma foto do interior do crânio de um menino atingido na cabeça por um tijolo, e uma impressionante galeria de lesões de entrada e saída por projétil de arma de fogo, bem como fotos de corpos em variados estágios de decomposição.

Àquela altura, é claro, eu estava muito familiarizado com o conceito de morte. Já vivenciara muitas de suas repercussões em primeira mão. Mas eu não sabia nada sobre a apresentação física da morte. Minha mãe morrera em um hospital distante, e certamente ninguém achou apropriado que eu visse seu corpo. Mesmo o psicólogo mais inexperiente é capaz de deduzir que minha necessidade de explorar a apresentação da morte foi o motivo do meu interesse excêntrico por aquele exemplar do *Simpson's Forensic Medicine*. Mais do que um interesse, foi um fascínio. Foi para além da lascívia, e muito mais longe do que a avidez por uns sustos dos outros meninos.

Peguei o livro emprestado e o estudei por horas. Li e reli o texto, e analisei com afinco as fotos que o acompanhavam. Certamente eram bem explícitas, especialmente porque naquela época não havia preocupação alguma com privacidade familiar, de modo que os rostos das vítimas sequer eram censurados.

Talvez eu quisesse ver aquela coisa horripilante, o pior que poderia acontecer, aquela coisa chamada morte, através dos olhos imparciais, clínicos e analíticos do grande Simpson. Talvez Simpson tenha me ajudado a administrar o inadministrável. Ou talvez eu simplesmente estivesse empolgado com aquela mistura de conhecimento médico e trabalho de detetive.

Cogitei estudar medicina. A patologia era interessante, mas a patologia forense era a medicina com um extra. Compreendi que, diferentemente de outros patologistas, o patologista forense tinha pacientes. Mas ao contrário de outros médicos, porém, todos os seus pacientes estavam mortos. E certamente não dava para se comparar com a vida de um clínico geral, tendo de encarar uma fila de gente fungando todas as manhãs.

Aprendi ali que o patologista forense era chamado para qualquer morte suspeita, a qualquer hora do dia ou da noite, e que isso poderia significar se deparar com a cena de um assassinato de verdade. O trabalho dele (naquela época a gente só pensava no pronome masculino para esse tipo de função) era realizar uma análise clínica completa do corpo para ajudar a polícia a solucionar o crime. Se houvesse um homem morto com ferimentos à bala, o patologista não apenas examinaria a cena e os ferimentos, mas também, dizia Simpson, imediatamente exigiria ver quaisquer armas de fogo encontradas nas proximidades.

E então deveria se fazer quatro perguntas:

1. O ferimento pode ter sido infligido por esta arma?
2. A que distância foi feito o disparo?
3. De qual direção veio o disparo?
4. A lesão pode ter sido *auto*infligida?

E, para o professor Keith Simpson, assim era o dia de trabalho. Com sede de saber, li o máximo que pude sobre Simpson e me apaixonei pela maneira como ele corria para as cenas dos crimes, quase sempre nos trens a vapor da época, e depois usava suas habilidades médicas para ajudar os investigadores a reconstituir homicídios, resolver o insolúvel, exonerar os inocentes, discutir o caso nos tribunais e levar o autor do crime à justiça.

Depois desse episódio, o futuro ficou nítido para mim. Minha pretensiosa ambição era me tornar o próximo professor Keith Simpson.

DR. RICHARD SHEPHERD

CAUSAS NÃO NATURAIS

5

Eu estava em um imenso porão com paredes de azulejos brancos em Bloomsbury. Acima, as luzes brilhavam. Diante de mim, sob um lençol, sua forma estranhamente discernível, estava o primeiro cadáver que eu veria.

Todos os estudantes de medicina da University College London tinham aula de anatomia. Havia cerca de setenta calouros, e sabíamos o que significava anatomia. Dissecção. Eu só tinha dissecado um cação na escola. E um rato. Agora íamos dissecar um corpo humano.

Quando desci as escadarias e senti o cheiro do formol, reconheci-o imediatamente dos laboratórios de biologia da escola. Avançamos pela sala, passando por umas quarenta mesas de porcelanato onde ainda havia dissecações em andamento realizadas pelos alunos das turmas mais adiantadas. Fomos abrindo caminho com cuidado, sabendo que havia corpos sob aqueles lençóis. Então, quando passei por um, uma pontinha do lençol caiu, revelando um pé de gorila imenso e peludo. Ha, ha, apenas parte do curso de Anatomia Comparada. Dei uma risada nervosa; todos nós rimos nervosamente. Todo mundo estava nervoso.

Para muita gente, aquilo que estávamos prestes a fazer era assustador ou nojento. Mas a minha ansiedade era diferente. Eu ainda estava determinado a me tornar um patologista forense tal como o professor Keith Simpson, mas a verdade é que até então só tinha visto humanos mortos em fotografias. Como eu iria reagir ao meu primeiro cadáver? Eu sabia que se vomitasse, desmaiasse, empalidecesse ou vacilasse minimamente (e havia gente ali prestes a fazer tudo isso), a carreira que eu desejava estaria acabada antes mesmo de começar.

Quatro alunos por mesa, vestindo jalecos brancos novinhos, se reuniam ao redor dos corpos. Esses mesmos corpos permaneceriam conosco durante todo o curso de anatomia, por dezoito meses, até que soubéssemos mais a respeito da constituição física deles do que sabíamos sobre nós mesmos — porém com menos informação pessoal do que teríamos de um desconhecido que sentasse ao nosso lado no ônibus, vendo seu rosto em movimento ou ouvindo sua voz.

Enquanto esperávamos pelo professor, todos tentávamos, de diferentes maneiras, afastar nossas emoções, porém as curvas inconfundíveis daquelas formas humanas, inertes sob os lençóis, indubitavelmente afetavam a dinâmica do nosso grupo. Havia muita zoeira. Alguns faziam piadas, outros se sentiam obrigados a rir sem pudor. E os olhares se encontravam, as pessoas se olhavam. Houve um pouco de paquera aqui e ali. A sala pulsava com as intensas relações pessoais sob aquela pressão nova e inusitada.

Então o professor começou a falar, e de repente todos ficamos atentos ao lado de nossos cadáveres. As palavras dele foram recebidas em profundo e solene silêncio. A luz forte ricocheteava nos azulejos, em nossos jalecos, nos bisturis reluzentes e em nossos rostos agora um tanto tensos e empalidecidos.

Os lençóis enfim foram retirados, e lá estavam eles. Os mortos. Cinzentos, imóveis, calados, cegos. Algumas pessoas fixaram os olhares no professor, outras, na forma nua diante delas, ou naqueles rostos vazios.

Em nossa mesa estava um homem idoso. Seus olhos e boca estavam fechados, as bochechas pronunciadas, a pele sob o queixo firme, as mãos junto às laterais do corpo, a barriga rotunda, as articulações dos joelhos artríticas, os pés largos. Vulnerável e invulnerável. Humano e ao mesmo tempo não.

Fomos informados da data da morte de nossos respectivos cadáveres. Um ano atrás no caso do meu grupo. Aquele homem havia legado nobremente seus restos mortais à ciência médica e, aparentemente, nós, estudantes imaturos, éramos considerados ciência médica. Ele havia sido embalsamado logo após a morte e então imerso em formol até ser colocado naquela mesa. Depois aprendi que seu curioso tom acinzentado era característico do formol injetado para preservá-lo, e não da morte em si.

Não nos disseram os nomes de nossos cadáveres ou qualquer coisa pessoal a respeito deles, talvez para desumanizá-los um pouco. Como agora eu conhecia o *Simpson's Forensic Medicine* praticamente de cor, talvez eu estivesse esperando secretamente por pelo menos um ferimentozinho à bala, mas nos foi explicado que todas as mortes tinham sido de causas naturais e que não estávamos ali para procurar a *causa mortis* — embora pudéssemos nos deparar com essa informação. E ali começava a apresentação essencial ao corpo humano e ao seu modo de funcionamento. Estaríamos vendo em primeira mão como os músculos se conectavam aos ossos, iríamos descobrir as fibras nervosas, examinar a canalização ao redor dos rins e os vasos ao redor do coração.

Abrimos nossos livros: *A Manual of Human Anatomy*, de Aitken, Causey, Joseph e Young, Volume 1, Seção 1: Tórax e membros superiores. O professor explicou que íamos começar fazendo um corte de cima a baixo no meio do peito. Houve silêncio enquanto ele perguntava qual membro de cada grupo começaria com o bisturi. Quem estava pronto para fazer a primeira incisão na carne humana?

Eis quem estava pronto: eu. Aquele seria um grande teste para mim. Eu precisava saber se dava conta do negócio.

Encarei o rosto do morto, um testemunho inexpressivo da longa ausência de seu dono. O que ele tinha visto? O que sabia? Fizera parte do mesmo mundo que a gente, mas no ano desde sua morte esse mundo tinha mudado, seguido em frente, e ele não. Olhei o peito dele. A pele era bem diferente da minha, era firme, mas com um aspecto meio emborrachado.

Peguei o bisturi. Eu já havia manuseado um bisturi na faculdade, mas este parecia pesado. Quanta força eu teria de colocar para cortar carne humana? Os olhos de todos do grupo estavam fixados em mim. Todo mundo em silêncio.

A mão de alguém se aproximou do peito com o bisturi. Aí me dei conta de que era a minha mão. O grupo se inclinou para a frente. Fiz força. Nada aconteceu. Fiz mais força ainda e então senti a pele ceder. Eu tinha feito uma incisão. Fui correndo a lâmina devagarzinho, fazendo pressão para baixo. A pele se abriu lindamente quando cortei, tentando desenhar a linha mais reta possível, desde a incisura jugular até o processo xifoide. Aquelas abas seriam abertas como um livro e, então, ali dentro leríamos o corpo humano! Eu queria cavar mais fundo, sem demora, e ver logo o que havia lá.

Estava tão absorto que me esqueci do professor, dos outros alunos, do cheiro de formol. Quando o professor falou, eu olhei para cima, piscando, surpreso. De repente começou um burburinho ao nosso lado. Em outra mesa, uma garota desmaiara e estava cercada por um círculo de preocupação. Mais longe, na sala imensa, as portas vaivém bateram com a saída rápida de alguém. Agora mais alguns alunos seguiam para aquelas portas. Um deles era um amigo meu que nunca mais voltaria, nem para as aulas de anatomia, nem para o curso de medicina. Mas uma nova intimidade brotou entre aqueles de nós que ficaram. Ao dissecar um cadáver, estaríamos nos tornando profissionais, juntos. Estaríamos aderindo a um grupo muito seleto, uma seita, uma tribo. Era nossa iniciação. E, para mim, aquele voo inaugural com o bisturi confirmou minha grande expectativa: aquele era o meu lugar.

Assim como nas aulas de anatomia, fiquei encantado ao descobrir que as necropsias de rotina dos pacientes falecidos no University College Hospital eram realizadas diariamente na hora do almoço, e que os alunos do curso de medicina eram convidados a comparecer. Eu sempre ia lá quando um copo de cerveja e uma fatia de torta no Sindicato dos Médicos não requeriam minha presença. Esses exames eram muito diferentes da nossa análise lenta e cuidadosa de camada após camada, músculo após músculo, nervo após nervo. Ali eu via especialistas trabalhando. Eles começavam cortando sobre a linha média, assim como eu fiz na primeira aula de anatomia — só que sem medo. Então eu ficava observando-os, descascando com grande habilidade as camadas do corpo para expor os órgãos e a causa da morte. Aquele câncer violento, aquele pâncreas enfermo, aquela hemorragia cerebral, aquela artéria obstruída. Eu queria ver tudo.

A universidade era cheia de oportunidades: fazer coisas interessantes, conhecer pessoas, estudar, se divertir. Foi um alívio quando saí de casa para adentrar naquele mundo. Porque minha casa havia mudado. Tinha se tornado um lugar tenso e às vezes desconfortável.

Meu pai, embora amoroso e carinhoso, também aprendeu a ser irascível após a morte da minha mãe. Muito irascível. Mas entendo bem a origem disso: sua parceira amada havia morrido e os fardos anteriormente divididos agora eram só dele. Ele ficou com um filho muito carente de seu amor e outro filho que, sentindo intensamente a perda da mãe, se tornou um adolescente rebelde. Além de tudo, meu pai ansiava por companhia feminina.

Apesar do luto complicado, algum tempo depois da morte da nossa mãe, ele começou a sair para conhecer mulheres. Robert e eu não fizemos objeção: nosso pai andava infeliz, e uma de suas primeiras namoradas, Lillian (também viúva), o fez se sentir muito melhor — na verdade, ela fez bem a todos nós. Lillian era uma mulher carinhosa e maternal. Gargalhava muito. Nossa casa costumava ser um tanto silenciosa, um lugar de sombras, lembranças e alguns espaços vazios, ao passo que a de Lillian era barulhenta e divertida, com boa comida na mesa e convidados amigáveis ao seu redor. E Lillian fazia muitas festas. Farras! Reunimo-nos certa vez em um Natal, rindo e curtindo com os convidados enquanto brincávamos de passar uma laranja sob o queixo.

Infelizmente, Lillian virou passado. Alguém — e a principal suspeita era a própria Lillian — deu início a um boato de que ela e nosso pai iriam se casar. E assim papai deu no pé. A essa altura, ele havia transformado nossa mãe em uma espécie de santa, e talvez casar com outra tão cedo fosse estragar essa beatificação.

Certo verão, quando todos fomos passear de férias em Devon, nosso pai deu uma sumida, anunciando que ia reencontrar um colega das antigas. Percebemos que ele tinha se arrumado demais para ver o tal colega.

No dia seguinte, ele trouxe o "colega" para a gente conhecer. O nome dela era Joyce. Aparentemente ela trabalhara no mesmo escritório que nosso pai, mas depois saíra de Londres por um motivo qualquer e fora morar na casa que tinha no Sudoeste.

Joyce se esforçou para ser agradável. Ela era uma mulher de meia-idade, desinteressante, e foi tão doce com a gente que me deixou meio ressabiado, mas eu a perdoei porque senti pena dela. Joyce tinha um jeito meio submisso. E, de fato, depois fiquei sabendo que ela morava com o pai doente e a mãe intimidadora e autoritária. E tinha como vizinha uma sobrinha casada que parecia amigável. Mas afora a sobrinha, o pai irrelevante e a mãe horrível, Joyce estava sozinha no mundo.

Seu relacionamento com nosso pai acabou se revelando mais do que um breve reencontro nas férias: ela começou a aparecer em nossa casa para passar os finais de semana. Joyce se esforçava para ser maternal, mas ela simplesmente não sabia cuidar de adolescentes. Por outro lado, sabia cozinhar, e as refeições eram bem diferentes daquelas que meu pai fazia. Uma vez até se aventurou fazendo uma *paella*, um prato bem ousado para a década de 1960. Ela também arrumava a casa e conseguia dar um ar mais feminino para nosso lar genuinamente masculino.

"Não precisamos de toque feminino", dizia Robert. Ele não gostava do jeito açucarado de Joyce, e não gostava de suas tentativas ineptas de preencher as lacunas. Lacunas em forma de mãe, lacunas onde deveria haver abraços ou risadas, lacunas na conversa.

Eu não me opus a ela, mas sempre que vinha para ficar, eu me flagrava me embrenhando nas casas de amigos na maior parte do tempo. O fato é que ela deixava nosso pai... bem, se não de fato feliz, ao menos mais controlado. Porque escondido dentro de algum lugar daquele homem gentil e amoroso havia um vulcão capaz de explodir a qualquer momento. Subitamente. Imprevisivelmente.

Quando ele perdia a paciência, costumava gritar, berrar, atirava coisas, me deixava apavorado. Isso não acontecia com muita frequência, mas eu sabia que o vulcão estava lá, esperando para irromper em uma fúria tempestuosa, e era tão assustador que uma vez eu cheguei a urinar nas calças.

Às vezes viajávamos a Manchester, para a casa aconchegante e lustrosa da minha avó materna. Certa manhã lá, quando eu tinha uns 13 anos, como de costume, sentei-me na cama com meu pai para conversar e beber uma xícara de chá. Eu estava confortavelmente aconchegado em seus travesseiros, meu corpo entre os lençóis de linho e com uma caneca quente nas mãos, quando de repente ele disse: "Estou pensando em me casar com Joyce".

Eu queria gritar: "Não!".

Mas eu disse: "Tudo bem".

Talvez, se ele se casasse com ela, seria feliz. E eu realmente queria que ele fosse feliz. Talvez assim ele ficasse menos propenso a ataques loucos de fúria. E eu queria isso também.

Nenhum de nós foi convidado para o casamento. Um dia nosso pai simplesmente dirigiu até Devon e eles voltaram casados. Para Joyce, aquela era a tão sonhada fuga de sua mãe cruel. Só que agora talvez ela estivesse entrando em outro tipo de prisão, pois a administração da casa estava inteiramente em suas mãos. Na verdade, meu pai pareceu sair da vida doméstica com a mesma rapidez com que se metera nela. Talvez o lance deles tivesse sido mais uma entrevista de emprego do que um namoro, e o cargo era de governanta.

Acredito de verdade que Joyce tentou ser uma boa esposa. Nossa casa certamente se tornou um lugar bem mais organizado e cheio de não-me--toques. Mas, para mim, agora não havia escapatória: Joyce estava sempre presente. Eu não podia nem convidar meus amigos porque ela simplesmente não sabia como receber as pessoas. Mas ela era bastante gentil e, felizmente, logo abandonou suas tentativas néscias de ser uma mãe para mim, e talvez porque eu mesmo não fizera nenhum esforço para tratá-la como tal.

Meu pai, Joyce, Robert e eu simplesmente nos tornamos quatro pessoas que por acaso moravam na mesma casa. Até meu pai se distanciou dela. Não posso dizer que o casamento deles era feliz. Havia brigas e períodos de fúria gélida. Certa vez, para o deleite secreto de Robert e eu, nosso pai largou Joyce com a mãe dela em Devon. Só que ela voltou. Então se seguiram discussões durante o dia, sucedidas por (hoje eu finalmente compreendo) reaproximações noturnas. Todas com manhãs residuais dotadas de um excesso de amabilidade irritante, e que obviamente não durava por muito tempo. Era francamente desconcertante.

Em algum momento, Robert foi para a universidade, para estudar direito, curso que nosso pai aprovava muitíssimo. Eu sentia falta do meu irmão, mas pelo menos sua ausência significava menos discussões e um pouco menos de erupções.

Um ano depois, Robert reapareceu, reprovado nas matérias. Ele então anunciou que nunca tinha desejado cursar direito de fato. Queria fazer psicologia e sociologia.

Resultado: um pai em erupção.

"*Sociologia*?", balbuciou ele. "Que tipo de curso é *esse*?"

Mas Robert cursou sociologia mesmo assim, e depois construiu uma carreira de sucesso lecionando em várias universidades na França, onde permaneceu pelo restante de sua carreira.

Sempre que nos visitava, nossa irmã Helen listava todas as coisas que estavam diferentes em nossa casa. Naqueles momentos eu escolhia não dar atenção à minha irmã, mas à medida que fui envelhecendo, notei que ela sempre estivera certa. Nossa mãe vinha sendo gradualmente suprimida. Ao longo dos anos, tudo o que estava associado a ela foi desaparecendo, até não restar nenhum enfeite, fotografia, quadro, pedaço de cerzido, cesto de costura, livro, espanador ou louça. A pobre Joyce podia até tentar substituir todos esses itens por algo dela, mas nada que ela comprava, fazia ou fabricava jamais poderia preencher o vazio que minha mãe deixara naquela casa.

Na época em que me mudei para Londres, às vezes parecia que Joyce havia apagado minha mãe e, até certo ponto, levado meu pai também. Tudo isso mudou depois que eu já estava há alguns anos no curso de medicina. Ele se aposentou da Câmara Municipal e conseguiu um emprego como contador no Centro de Londres. Agora nossos encontros não se limitavam às minhas visitas ocasionais em casa sob as vistas de Joyce. Podíamos almoçar juntos na cidade, e fazíamos isso com frequência. E assim voltei a ter momentos a sós com ele outra vez.

Sempre íamos ao mesmo restaurante na Greek Street. Era tão pequenininho que às vezes parecia a sala de alguém. A comida era barata e deliciosa, e desconfio que a cozinha tinha níveis de higiene abaixo do aceitável, mas isso não importava: ali nossos almoços eram de pai e filho, calorosos, íntimos. Era como nos velhos tempos — quero dizer, antes de Joyce. Ali meu pai ficava relaxado e afetuoso, e eu também, em parte porque não havia risco de o vulcão entrar em erupção em um local público.

E talvez ele também estivesse começando a me enxergar como um adulto e um médico; de qualquer forma, era onde meu pai ficava mais comunicativo. Certa vez ele me revelou que a "sobrinha" de Joyce era, na verdade, filha dela, concebida com um aviador canadense na guerra.

A mãe de Joyce criara a menina, e Joyce fora relegada ao papel de tia — uma história certamente comum na década de 1940. Essa grande vergonha secreta permitira que a mãe de Joyce a mantivesse firmemente sob suas rédeas. Então, quando meu pai apareceu, a Joyce de meia-idade o viu como sua rota de fuga.

Agora era fácil entender por que não conseguira demonstrar o menor sentimento maternal em relação a dois adolescentes. Ela não tivera nem a chance de ser mãe da própria filha.

Meu pai um dia chegou a descrever a tristeza de seu casamento com ela, e confessou que certo dia, em seus retornos para Devon, ele cogitara seriamente bater o carro de propósito. Não o suficiente para se matar, apenas o suficiente para evitar o casamento. Mas, como era bem característico dele, ele concluiu que era melhor seguir com a relação, para o caso de Joyce — ou mais provavelmente a mãe dela — querer processá-lo por quebra de compromisso.

Sorri devido à maneira como meu pai tentava ser correto em tudo o que fazia, e me lembrei do dicionário que ele me dera quando eu tinha 16 anos. Viera em uma caixa com desenhos cuidadosamente pintados. Na capa, ele escrevera laboriosamente, com uma caligrafia perfeita em chapa de cobre, alguns dizeres do poeta inglês Alexander Pope. Quais? Na adolescência eu tinha memorizado o verso completo, mas agora só conseguia capturar um fragmento.

Em tudo o que disseres, deixeis a Verdade
e a Sinceridade brilharem...

Voltei ao meu apartamento determinado a reaprender o verso inteiro. Fui lembrado de que o poema oferecia um código para uma vida decorosa e um comportamento correto. Meu pai acreditava nesse código, e queria que eu acreditasse nele também.

Em um desses almoços, ele me contou como, após a morte da minha mãe, muitas vezes esteve perto de cometer suicídio. Foi detido apenas pela noção de que não poderia deixar Robert e eu neste mundo. Para que lidasse com a situação, o médico lhe prescrevera Valium. Gradualmente, ele foi se livrando do remédio, porém usando o álcool como substituto para conseguir dormir e relaxar. Eu nunca o vi bêbado: ele bebia no máximo uma ou duas canecas de cidra todas as noites, mas parecia ser o suficiente para tornar sua perda e seu casamento tardio e infeliz um pouco mais suportáveis.

Além de falar abertamente sobre a própria vida, incluindo seus arrependimentos e erros, ele também chegou a mencionar como estava orgulhoso de nós três: Helen, a professora, Robert, o professor universitário, e eu, o médico. E como nossa mãe teria ficado orgulhosa. Fiquei profundamente comovido ao receber tal bênção, que realmente pareceu ter vindo de ambos os pais. Mesmo hoje, embora minha mãe e meu pai estejam mortos há muito tempo, eu me permito me emocionar com essas palavras, ditas em um restaurantezinho simples no Soho. Que sorte eu tive de ter aquelas conversas adultas e francas com aquele homem tão querido.

Depois de um ano, elas chegaram ao fim. Meu pai recebeu uma oferta para dar aulas no Departamento de Administração da Universidade de Loughborough. Foi uma bela conquista para alguém que abandonara a escola aos 14 anos. Ele e Joyce agora teriam de vender a casa da família e se mudar para outra parte do país. Eu me perguntei que efeito aquilo teria sobre o relacionamento deles, mas na verdade serviu para melhorá-lo consideravelmente: afinal de contas, nenhuma primeira esposa trágica havia deixado suas impressões digitais indeléveis na nova casa de Loughborough.

A maioria dos estudantes costumava voltar para a casa da família nas férias, mas esse foi um hábito que abandonei logo. Minhas férias agora eram dedicadas ao trabalho e ao turismo. Em 1974, viajei com meus colegas pela costa da Itália em um Ford Anglia; seguíamos rumo a Veneza, alegremente inconscientes das convulsões políticas que tínhamos acabado de largar na Grécia, "Tubular Bells" ecoando no toca-fitas... Bem, não importava que minha casa de infância não existisse mais e que meu pai e Joyce tivessem se mudado. A raiz principal da minha vida havia sido modificada, assim como outras raízes estavam se formando. Eu tinha uma nova namorada e ela parecia ter muito mais a ver com meu futuro.

DR. RICHARD SHEPHERD

CAUSAS NÃO NATURAIS

6

Eu tinha quase 30 anos quando realizei minha primeira necropsia. Antes disso, cumpri as funções habituais em diferentes departamentos do hospital, de cirurgia a ginecologia, de dermatologia a psiquiatria. Somente quando estas foram concluídas, no final de 1980, é que comecei a me concentrar no meu objetivo. Fazia mais de dez anos desde que eu tinha começado a cursar medicina e ainda não tinha chegado nem no primeiro degrau da escada da patologia forense, que era a qualificação em histopatologia (ou patologia clínica).

Em geral, a patologia é uma ciência que nos permite entender a doença ao estudá-la em microdetalhes: nós a determinamos, descobrimos como é causada, aprendemos como progride. Todo mundo tem algum tipo de contato com um laboratório clínico sem se dar conta disso: todas as amostras de urina e sangue são enviadas para lá, por exemplo. É claro que analisar essas amostras em detalhes tão minuciosos não é um trabalho glamoroso e, para a surpresa de ninguém, o departamento de patologia fica sempre nos fundos do hospital, bem longe dos pacientes.

Qualificar-se como patologista clínico envolve gastar uma enorme quantidade de tempo olhando lâminas de microscópio, estudando tecidos sadios e doentes. Perdi a conta das horas que passei analisando células cancerígenas, por exemplo.

Eu achava isso tudo muito tedioso porque sabia que, quando realmente atingisse meu objetivo e me tornasse um patologista forense, eu ia encaminhar as lâminas para especialistas e raramente iria fazer as análises pessoalmente. Mas eu tinha de estudar todas aquelas coisas agora. Muitos patologistas precisam realizar necropsias quando há a crença de que a morte ocorreu naturalmente, para assim estabelecer a causa exata, e esta seria a parte que viria a seguir no meu curso — afinal de contas, como eu poderia examinar mortes suspeitas e inexplicáveis e avaliá-las sob o ponto de vista forense se eu não fosse capaz de reconhecer as mortes naturais?

Por causa disso, minha primeira necropsia não teve nada relacionado a crimes. O paciente tinha falecido no hospital St. George's, no distrito de Tooting, e o caso fora designado especialmente para mim porque era considerado simples.

Eu sabia que estaria cercado por colegas mais experientes e pelos prestativos funcionários do necrotério, mas mesmo assim as borboletas que acometeram meu estômago enquanto eu ia para o trabalho naquela manhã me fizeram lembrar do meu primeiro dia na escola. Rajadas de chuva batiam nas janelas do ônibus e então escorriam, borrando o mundo lá fora, e eu ansiava pelo dia em que poderia comprar um bom par de sapatos que não encharcasse os pés e um bom casaco para me manter aquecido. Puxei o capuz do casaco e sentei-me em um banco da frente no andar de cima do característico ônibus londrino que chacoalhava rumo a Tooting Broadway. Tentei me distrair relendo, mais uma vez, o prontuário médico do falecido. Eu havia recebido aquela papelada no dia anterior e discutido tudo com os estagiários avançados, então praticamente já sabia os dados de cor.

Eu havia assistido a algumas necropsias no necrotério e meio que ansiava, meio que temia, o momento em que seria a minha vez de pegar o bisturi. Assim como na primeira aula de anatomia, aquele seria mais um teste — não era permitido desmaiar, empalidecer ou vomitar. Não porque significaria o fim da minha carreira, mas porque eu sabia que meus colegas jamais me deixariam esquecer uma coisa dessas. O mesmo valia para os erros. Os outros iriam me corrigir — e então fazer uma chacota interminável. E eu queria muito me sair bem. Nada de cortar meus dedos em vez de os do paciente, nada de perfurar órgãos cruciais, nada de fatiar o intestino por engano. Eu queria cortes limpos, uma exposição decisiva dos órgãos relevantes, anotações corretas, diagnóstico preciso. E além disso, um tiquinho de sorte. Ah, e muita coragem.

A maioria das pessoas recua quando sente o cheiro do necrotério. Hoje digo que os necrotérios não têm cheiro algum, mas pode ser que eu esteja acostumado. Certamente, naquela época a sensação era de que o nariz era atacado pelo cheiro do formol, um cheiro tão acre como galhos de árvore esmigalhados: talvez azevinho no inverno ou um sabugueiro no verão. Só que muito mais pungente.

O primeiro som ouvido ao se entrar em um necrotério é o de vozes quase infalivelmente amigáveis, com inúmeras variações de timbre e volume. E, acredite ou não, muitas vezes essas vozes podem estar rindo, como em qualquer escritório ou local de trabalho do país. Na verdade, quando acontece o entra e sai dos agentes funerários, acho que a palavra a ser usada aqui é "gracejo", embora eu nunca tenha ouvido piadas à custa dos mortos. Na minha experiência, eles sempre são tratados com o maior respeito.

A entrada dos mortos não é vista pelo público. Geralmente fica ao lado de um escritório limpo e iluminado, onde as chegadas são cuidadosamente — não, meticulosamente — registradas, depois eles são levados por corredores bem-iluminados até os armários frigoríficos, dez ou quinze deles, em uma fileira sisuda.

Os refrigeradores têm alguns metros de altura. Dentro de cada um, há prateleiras para cerca de seis corpos. Os mortos deslizam das bandejas de seus carrinhos de metal para a prateleira. *Paf.* A porta é fechada. *Vrum.* O carrinho é estacionado, pronto para o próximo uso. *Cling.* Esse é o som do necrotério. *Paf, vrum, cling.*

Eu já conhecia bem esses sons e cheiros. Na verdade, os necrotérios estavam começando a parecer um lar. Mas não posso fingir que hoje em dia essa familiaridade é reconfortante.

"Quer uma xícara de chá, Dick?", ofereceu um assistente simpático. Eu não conseguia nem responder a ele, muito menos beber.

O pessoal do necrotério estava determinado a tratar meu rito de passagem como uma piada.

"Hum, Dick, certifique-se de que pegou o corpo correto, tá?"

E por aí vai. Tentei rir, mas o *risus sardonicus* — o sorriso sombrio e fixo do envenenamento por estricnina — parecia ter se instalado na minha cara.

Saí do vestiário devidamente uniformizado e peguei as galochas. Eram de um tom mortalmente branco que, naquele dia, combinava perfeitamente com meu rosto. Eu usava um par de luvas amarelo-calêndula e um avental. Essa vestimenta tem mudado muito ao longo dos anos, mas o avental era bem parecido com os aventais usados em abatedouros e açougues. As luvas sem dúvida eram baratas e boas para lavar a louça, então protegiam apenas de germes, mas não de cortes.

"E lembre-se, Dick, estas luvas também mostram onde estão seus dedos...", foram os conselhos úteis derradeiros da equipe quando passei pelos refrigeradores e entrei na sala de necropsia.

A paciente era uma mulher de meia-idade que dera entrada no hospital com fortes dores no peito e morrera na unidade de cardiologia alguns dias depois. A equipe do necrotério a colocara em uma mesa de porcelanato para esperar por mim. Ela ainda estava usando a mortalha. Embrulhar corpos com perfeição em lençóis bem justinhos costumava ser uma das grandes habilidades das equipes de enfermagem de antigamente, bem como arrumar a cama envelopando o colchão, mas é uma arte raramente vista agora. Era um jeito de se respeitar os mortos, porém exasperava as enfermeiras: podia-se levar mais ou menos uma hora para se cobrir bem um corpo, para no fim a gente simplesmente puxar o lençol em dois segundos para fazer a necropsia. Não é de se admirar que o pessoal atarefado da enfermaria tenha abandonado todo aquele origami de linho e começado a usar simples mortalhas de papel.

O pessoal do necrotério removeu a mortalha para revelar o corpo.

Eu a encarei. A dissecção na aula de anatomia era uma coisa, com seus corpos acinzentados há tanto tempo em conserva que era possível esquecer que um dia já estiveram vivos. Mas aquilo diante de mim era outra coisa. Ali estava um corpo fresco. Ali estava uma mulher que, nas últimas 24 horas, estivera vivendo, respirando e conversando com seus médicos e familiares. De acordo com o prontuário, ela dissera estar determinada a melhorar para ir ao casamento da neta dentro de um mês. E então menos de uma hora depois, morreu.

Na verdade, ela parecia um tanto saudável e não muito morta. Tive a estranha sensação de que ela poderia acordar a qualquer momento. E eu ia cortar sua pele rosada, correr uma faca pelo torso e abri-la. Os cirurgiões, é claro, fazem exatamente isso, só que eles têm um bom motivo para tal, pelo menos teoricamente: estão tentando salvar uma vida ou melhorar sua qualidade. Eu não poderia alegar nada assim. Naquele momento, me perguntei se não estaria demonstrando mais coisas em comum com um maníaco homicida do que com um médico.

Meus colegas mais velhos pararam de brincar e passaram a me observar atentamente enquanto eu fazia o exame externo do corpo, procurando marcas e quaisquer indícios da causa da morte.

Eu sempre quis fazer isso. Tinha me empenhado muito para chegar àquele momento. Mas aí, de repente, minha ambição de me tornar Keith Simpson e de me especializar em patologia forense para ajudar a resolver crimes começou a parecer uma fantasia de colégio. A mulher diante de mim, deitada imóvel na mesa de porcelanato, era a realidade. Que bicho me mordera? Eu provavelmente era louco por querer trabalhar com esse tipo de coisa.

"Tudo bem?", perguntou uma voz. O humor tinha sido substituído pela preocupação.

Respirei fundo, me aprumei, peguei o bisturi e o posicionei no pequeno entalhe no centro da base do pescoço, entre as extremidades internas das clavículas. A pele não resistiu quando passei a lâmina. Fui correndo pela linha média, firmemente, pois estava tentando impedir que minha mão tremesse. Descendo, descendo, descendo até o osso púbico.

Meu segundo corte sobre a mesma linha me levou por uma camada de gordura amarela reluzente. A paciente estava acima do peso. Na morte, depois que o corpo esfria, a gordura se solidifica e se fixa mais à pele, assim pode simplesmente ser descascada. Abaixo da gordura fica a camada muscular e, abaixo desta, está a caixa torácica da pessoa magra que existe constantemente ali dentro daquele corpo rotundo — só que escondida.

Meu corte seguinte também foi fácil, o corte no músculo. É difícil acreditar no quanto o corpo humano se parece com as carcaças penduradas nos açougues quando despido até os ossos, e em como um músculo humano pode se assemelhar a um bife.

Agora já dava para dobrar a pele para o lado e para fora a partir da linha média, como se estivesse abrindo um livro. Mesmo com um seio de cada lado, isso é fácil. O principal problema era garantir que o bisturi não cortasse a pele fina ao redor do pescoço: se os parentes prestando as últimas homenagens vissem algum tipo de marca ali, seria chocante para eles, como uma facada. Na verdade, o pessoal do necrotério é altamente qualificado para consertar os erros dos médicos iniciantes — mas isso me custaria uma garrafa de uísque, algo que eu não podia bancar.

Uma vez que a pele, a gordura e o músculo são afastados, é fácil cortar e remover a frente das costelas. E quando fiz isso, me deparei com os órgãos internos da mulher bem dispostos para minha inspeção.

Os pulmões estavam roxos e inchados. Estavam salpicados de fuligem.

"Hum, fumante, ao que parece", disseram meus colegas mais velhos, balançando a cabeça em reprovação. Ao mesmo tempo que escondiam os próprios dedos manchados de nicotina.

"Mas a cor roxa sugere edema", acrescentou um.

"Edema pulmonar...", repeti, tenso. Significava que os pulmões ficaram saturados de líquido. Isso pode acontecer quando há falência cardíaca devido a alguma doença, mas eu sabia que frequentemente poderia ocorrer no ato da morte, quando o coração finalmente entra em falência. Uma vez que a morte pode ser causada por uma entre milhares de razões, os edemas pulmonares por si só não costumam ser úteis para fins de diagnóstico.

Abri o saco pericárdico, dentro do qual se aninha o coração. Bem ali, mais para o lado esquerdo do peito.

"Sem sangue ou excesso de líquido. Mas aparentemente ela teve um infarto daqueles", falei rapidamente, antes que alguém pudesse dar a deixa. Cerca de um terço do músculo frontal do coração estava nitidamente mais pálido do que o restante, indicando que fora privado do suprimento de sangue e oxigênio. Um infarto do miocárdio, coloquialmente chamado de ataque cardíaco, é a morte do músculo cardíaco: se o paciente sobrevive ao dano inicial, consequentemente o músculo fica com cicatrizes. Mas esse ataque cardíaco tinha sido muito recente para deixar cicatrizes.

"Qual era a pressão arterial dela na última aferição?", perguntaram-me.

"Alta. 18 por 10."

"Pressão alta... Ah, e essa mulher tinha um grande coração", insinuaram os outros.

Para mim, parecia um coração de tamanho normal.

"Está aumentado?"

"A parede do ventrículo esquerdo parece um pouco densa... leve para pesar." O coração pesava 510 gramas. Imenso.

Eles disseram: "O que você acha?".

"Hum... Edema pulmonar. Pressão alta, ventrículo esquerdo aumentado e infarto. Uma das artérias coronárias está bloqueada por um trombo."

"Sim. Mas qual delas?"

De volta à aula de anatomia. A anatomia do coração. Por motivos pessoais, passei muito tempo estudando esse órgão. Sua estrutura. Sua patologia. Seus mecanismos patogênicos associados. Suas artérias. Suas válvulas. Principalmente a mitral. Sim, eu sabia muita coisa sobre corações.

"Deve haver um bloqueio na.... er... na artéria descendente anterior esquerda?"

Eles assentiram. "Dê uma olhada!"

Olhei, e lá estava. Um coágulo grande, vermelho e sólido que bloqueara o fluxo sanguíneo ao longo da artéria, privando o músculo cardíaco do sangue e do oxigênio tão necessários. E assim, o órgão simplesmente morreu.

Que mecanismo notável o ser humano me pareceu naquele dia. À medida que meu medo se esvaía, eu ficava mais e mais absorto no meu trabalho. Mas ainda havia tempo para experimentar aquela sensação de admiração pelo corpo: seus sistemas intrincados, suas cores e, sim, sua beleza. Pois o sangue não é apenas vermelho — é vermelho cintilante. A vesícula biliar não é apenas verde, é o verde da folhagem das selvas. O cérebro é branco e cinza — mas não o cinza de um céu de novembro, é o cinza-prateado de um peixe veloz. O fígado não é marrom opaco de uniforme escolar, é o marrom-avermelhado intenso de um campo recém-arado.

Quando terminei de examinar cada órgão, e todos eles foram recolocados no corpo, a equipe do necrotério se pôs a fazer sua mágica de reconstrução.

"Muito bem", disse um dos colegas. "Não foi tão ruim assim, foi?"

Tinha acabado, e eu fui bem lento — já havia passado bastante da hora do almoço —, mas eu me saí bem. Deixei de lado meus sentimentos sobre idosas com problemas cardíacos, lembrei-me das aulas e depois me aprumei de forma totalmente clínica. Mais tarde, enquanto me lavava, senti uma onda de alívio. Eu era um cavalo que, depois de correr na pista por anos e anos, finalmente estava sentindo a tensão de se deparar com um obstáculo — mas que conseguira realizar o salto facilmente.

A necropsia acabou não sendo o trabalho mais difícil daquele dia. Falar com os parentes da falecida foi muito mais extenuante. Se pudesse escolher, eu teria preferido não vê-los. Mas eles sensatamente pediram uma palavrinha com o patologista para ajudá-los a entender por que ela havia morrido. E o patologista evidentemente era eu.

Fui salvo pelos meus colegas, que conduziram toda a conversa. Eu simplesmente não estava à altura da tarefa, de tão insuportável que achei o choque e a dor dos parentes. Na verdade, eu me senti totalmente impotente diante da emoção deles. Aquela tristeza pareceu me contaminar, impregnar minha mente e meu corpo, como se estivéssemos conectados por fios invisíveis. Não me lembro se cheguei a falar alguma coisa: se o fiz, provavelmente só fiquei repetindo o quanto lamentava pela perda deles. O que tenho certeza é que na maior parte do tempo fiquei meneando a cabeça enquanto meus colegas falavam.

Aquele encontro me apresentou — ou talvez apresentações fossem desnecessárias ali — ao terrível embate entre os mortos, silenciosos e desprovidos de sentimento, e a imensidão de sentimentos que eles geram nos vivos. Ao sair da sala senti alívio, fazendo uma anotação mental para evitar os enlutados a todo custo e me ater ao mundo seguro habitado pelos mortos, com seus fatos, suas medidas, suas certezas. No universo deles, a emoção é ausente. Isso sem falar de sua irmã mais feia: a dor.

DR. RICHARD SHEPHERD

CAUSAS NÃO NATURAIS

7

Mesmo aos 30 anos, eu era muito melhor em administrar emoções intensas do que em vivenciá-las, provavelmente porque na infância devo ter aprendido a me esforçar para suprimir a ansiedade causada pela doença da minha mãe, e depois simplesmente seguir em frente, apesar da dor pela perda que sofri. Nossa casa, com seus silêncios e espaços, tornou-se uma espécie de deserto onde, para meu alívio, não floresciam grandes emoções. Embora de vez em quando elas aparecessem tão repentinamente por meio das provocações do meu irmão ou das explosões do meu pai, sempre soavam como algo muito assustador, oriundas de outro planeta. Certamente era muito difícil de acreditar que estivessem sempre ali, latentes, o tempo todo.

Eu teria gostado de uma vida emocionalmente sossegada, mas quando fiz minha primeira necropsia, certamente esse não era o caso. Voltei do necrotério para casa, abri a porta da frente e dei de cara com o choro do meu filho recém-nascido, que ainda estava alheio ao amor extraordinariamente intenso e à perplexidade que despertava em seus pais. E quando o assunto era Jen, ela não ficava nem um pouco satisfeita com aquela paisagem emocional monótona onde eu preferia estar.

Jen e eu nos conhecemos no hospital quando eu ainda era estudante. Ela era a linda enfermeira de cabelos escuros que enxugava o suor da minha testa na época das provas finais, que entrara na minha vida com uma grande vitalidade e cuja inteligência eu admirava. Todos os dias, ela fazia a maior parte das palavras cruzadas do jornal *The Times* em uma velocidade ridícula — embora não fosse tão veloz quanto seu pai, Austin, que fazia as do *Daily Telegraph*. Ele era aposentado de um distinto cargo na Polícia Colonial em Uganda, isso depois de servir na Polícia Montada da Índia, e agora morava na Ilha de Man.

Os pais de Jen eram o coração da sociedade manesa. Quando ela me levou à sua casa pela primeira vez, fiquei impressionado com aquele mundo vertiginoso, agitado e, assim me pareceu, luxuoso. Austin presidia, com muita elegância, uma sala cheia de visitantes. Uísque e refrigerantes, barulho e risadas, a ausência de calor físico naquele casarão antigo era imperceptível ante o acolhimento caloroso de seus habitantes. A mobília e as cortinas eram cheias de franjas e guirlandas. A cozinha imensa, embora levemente dilapidada, cheirava bem. E sempre havia dois cachorros dormindo em frente ao forno.

Não importava se chegássemos tarde da noite. Maggie, a mãe de Jen — em uma das mãos o gim-tônica tombado em um ângulo precário, na outra, a colher de pau sendo acenada —, nos cumprimentava de forma extravagante e nos oferecia comida requintada. Ela era o tipo de mulher cuja presença definia a festa. O tipo de mãe que, segundo meus irmãos, a minha fora um dia, embora eu mal conseguisse imaginar uma coisa dessas. Em comparação ao turbilhão barulhento que era a casa de Austin e Maggie na Ilha de Man, a casa onde cresci parecia um lugar esparso e silencioso. Vazio, até. Eu tentava me lembrar afetuosamente da radiola, dos forros de sofá, do tapete trançado da casa da minha infância. E não conseguia.

Assim que nos casamos, os pais de Jen gentilmente nos ajudaram a comprar nossa nova casa em Surrey. Eu tinha me formado médico, concluído aquelas obrigações básicas da residência e estava prestes a começar a especialização como patologista. Jen agora trabalhava como agente comunitária de saúde. Durante um bom tempo não tivemos como comprar uma cama adequada ou qualquer mobiliário, mas estávamos felizes. Então, depois de alguns anos, soubemos que era a hora certa de começar uma família.

Não estávamos acostumados com as desgraças, mas lá veio a primeira, como se para compensar o tempo perdido. Jen sofreu um aborto espontâneo. Nós dois ficamos arrasados. E eu não fazia ideia de como lidar com meus sentimentos avassaladores de perda, aquela criança que poderia ter sido, a vida que poderia ter sido vivida, não sabia o que fazer com o amor que deveria ter pertencido àquele bebê. Minha dor era uma coisa enorme e invisível que eu carregava desajeitadamente. Onde diabos eu deveria colocá-la? Isso me preocupava tanto que fui totalmente incapaz de oferecer apoio suficiente a uma Jen imersa na própria tristeza. Será que eu deveria dizer alguma coisa? Fazer alguma coisa? Se sim, o quê?

Falhei em dizer, o que quer que fosse, falhei em fazer, fosse o que fosse, e também falhei em assumir que estava completamente perdido naquela profundidade emocional. Então, quando perdemos o bebê seguinte, e depois mais outro, fui ficando cada vez mais angustiado diante da dor aparentemente incontrolável da minha mulher. Foi um verdadeiro reflexo da minha própria desolação implícita, mas, em vez de lhe dispensar a devida atenção, confesso, com muito arrependimento, eu lhe virei as costas. Fui ficando cada vez mais isolado. E Jen também.

Mas ao menos consegui dizer a Jen o quanto a amava, e como estava triste e confuso porque nossos bebês nunca conseguiam passar de um aglomerado de células. Isso bastaria?

Não. Jen parecia esperar mais de mim. E ela estava certa, muito embora eu ainda não conseguisse imaginar o que deveria oferecer. Assim como quando eu era menino, quando fiquei sem saber o que as pessoas esperavam de mim depois da morte da minha mãe.

Finalmente, quando Jen descobriu que estava carregando mais um bebê, ficou decidido que ela passaria o restante da gravidez confinada no hospital. Não foi uma época feliz, pois nos separou e isolou ainda mais. Até que em um dia de inverno, no momento certo da gestação, nasceu um lindo menino. Demos a ele o nome Christopher.

A maioria dos pais se lembra do caos da primeira e tão esperada chegada do bebê. Eu vinha de um período de grande sobrecarga por não haver bebê nenhum; agora eu sofria a sobrecarga porque havia um bebê. E Jen também, muito embora ela fosse agente de saúde e, portanto, devido às atribuições do cargo no Reino Unido, tivesse amplos conhecimentos em doulagem. Quanto a mim, eu era um médico com uma breve passagem pela pediatria. Mesmo assim, nós dois fomos tomados de surpresa pelo chororô, pela insatisfação explícita com que nosso principezinho respondia aos nossos esforços para agradá-lo. E ao mesmo tempo estávamos constantemente inundados de um amor por ele que era tão profundo e apaixonado que me abalou da maneira mais intensa. Sua aparente ingratidão diante de nossos esforços talvez tenha chocado a nós dois.

Quando voltei para casa depois de completar minha primeira necropsia e abri a porta para o choro familiar e agudo de Chris, e o cheiro adocicado de óleo de bebê, encontrei Jen no andar de cima. A atribulada mãe do nosso filho pequeno estava mergulhada até os cotovelos em banhos e fraldas, tentando acalmar o eternamente protestante Chris. No andar de baixo, notei seus livros abertos na sala de estar: ela havia acabado de começar a estudar para um curso na Open University, mas Chris e seus alaridos melaram os planos da noite.

Jen estava sempre ocupada. Não era de se admirar que ela tivesse se esquecido de que aquele era um dia importante para mim. E agora que o obstáculo da minha primeira necropsia estava se distanciando, este cavalo de corrida começava a se perguntar se a barreira de fato tinha sido tão alta assim.

Subi para ver os dois. Chris olhou para mim e enrugou o rostinho como se dali fosse emergir um sorriso. Ou um rugido de desaprovação. Previsivelmente, foi um rugido. Eu o peguei do colo de Jen e ele bramiu um pouco mais. Eu o ninei, balancei, olhei para ele, fiz caretas. Suas feições minúsculas se contorceram novamente em uma bolinha cômica, porém indecorosa. Um sorriso? Claro que não. Mais um berro daqueles. Como fazê-lo parar de chorar, como?

Jen colocou o bebê na cama enquanto eu preparava o jantar. Milagrosamente, assim que a refeição ficou pronta no andar de baixo, os rugidos de Chris no andar de cima diminuíram. Comemos, saboreando o silêncio e a comida igualmente. Depois do jantar, nós dois nos pusemos a estudar. Eu estava atolado de provas infindáveis, um mundo no qual Jen, em seu curso de graduação, estava começando a entrar.

Tarde da noite. E eu exausto, tendo passado boa parte da noite anterior me preocupando e me preparando para a necropsia de hoje. O dia chega ao seu fim, e quando minha cabeça bate no travesseiro sei que só quero dormir, curtir o doce sono. Sinto-o tomando conta de mim. Meu corpo relaxa, feliz, estou em uma correnteza suave quando de repente... *Unhéééé!*

Chris. De novo. Deus, de novo. Ele chora tanto que começamos a suspeitar que, embora estivesse mamando no peito, ele pudesse ter intolerância à lactose. Mas de que serviriam todas as teorias do mundo agora? Porque Chris pode ser alérgico a leite, mas tem pulmões excelentes e está chorando, e um de nós vai ter de fazer alguma coisa.

"Sua vez", resmunga Jen.

Eu me levanto. A casa está fria e silenciosa.

Chego ao berço e pego o corpinho quente, rígido e raivoso de Chris. Eu o amo, mas quero voltar a dormir. Fico passeando pela casa, embalando-o em meus braços. A carência de sono está me privando da minha humanidade, sou um robô condenado a ficar passeando até o fim dos tempos com meu pacotinho. Eu sei que o pacote é um bebê, um bebê vulnerável, mas estou começando a me perguntar: seria ele na verdade um tirano? Um tirano cujo único e monstruoso objetivo é me privar do que mais anseio, o doce sono?

Devagarzinho, depois de muito, muito tempo, o ninar suave o convence a chorar menos, a bocejar mais, a fechar os olhos. Escuto sua respiração. Estável. Profunda. Sim, ele está dormindo.

Muito, muito cuidadosamente, furtivamente, como um ladrão de obras de arte, vou até o quarto e pouso minha pequena obra-prima gentilmente no berço. Puxo os cobertores sobre o corpinho cheiroso. Agora, com a sonolência, ele está maleável. Eu o observo por um tempinho. Ele faz uma careta, que pode significar... Prendo a respiração, mas tudo permanece em silêncio. Ele está sonhando. Sinto algo semelhante a alegria enquanto me arrasto de volta à nossa cama. O edredom me envolve como um abraço, fecho os olhos. E então... *Unhéééé!*

Que pai desesperado nunca temeu a vontade de sacudir o bebê ou de jogá-lo impacientemente no berço, ou de lhe dar um tapinha breve para fazer cessar o barulho? Que pai desesperado não ficou apavorado diante da própria necessidade premente de folga das demandas constantes, do desgastante e lancinante *Unhéééé?*

Eu sabia que, embora Chris estivesse aflito, ele estava em segurança. Eu sabia que eu só precisava de alguns momentos de silêncio. Fechei a porta do quarto do meu filho chorão e desci para a cozinha. Fechei esta porta também. Ele ainda estava aos berros, mas agora o choro estava distante. Tapei minhas orelhas. Agora eu não conseguia ouvi-lo mais. Fiquei ali, com os ouvidos tapados, durante uns cinco minutos, respirando profundamente, recuperando meu equilíbrio. Então voltei ao berço. Longe de estar transbordando de amor, mas certamente ainda dotado de amor, e com minha compaixão reacendida. E aí voltei a niná-lo suavemente de volta ao sono.

Depois disso, pesquisamos sobre alergia ao leite neonatal e Jen parou de comer e beber laticínios. Imediatamente, Chris se tornou uma outra criança. Agora ele dormia. Ele até sorria. Mas sou grato por tudo o que aprendi com aquele bebê chorão. Obrigado, Chris, por me conceder essa compreensão a respeito da enorme pressão enfrentada por alguns pais.

DR. RICHARD SHEPHERD

CAUSAS NÃO NATURAIS

8

Dois anos depois, tivemos mais um filho, desta vez uma menina, Anna. Ela era tolerante à lactose e um bebê muito mais tranquilo; ou talvez nós, os pais dela, é que estivéssemos mais tranquilos agora que detínhamos certa experiência.

Quando Anna nasceu, minha primeira necropsia já era um fato remoto, e depois tinham vindo muitas outras. Assim que passei nas primeiras provas de especialização em patologia, comecei a ganhar velocidade, compreensão e habilidade depois de trabalhar em necrotérios por toda Londres, desde Wembley, passando por Finchley, até Tooting.

Eu chegava para o trabalho de manhã e encontrava os mortos aguardando pacientemente por mim em uma fileira de mesas. De modo geral, nenhum deles eram mortes suspeitas. Acreditava-se que a maioria havia morrido de causas naturais, e era meu trabalho verificá-las.

Muitas dessas causas ficam imediatamente óbvias. Algo semelhante a uma bolha de geleia de groselha no cérebro? Um derrame. Doença cardíaca grave? Esta é rapidamente resolvida com a dissecção das artérias coronárias, geralmente repletas de calcificações rachadas, ou abrindo o saco pericárdico para descobrir uma válvula bloqueada ou o leve sombreado no músculo cardíaco carente de oxigênio. Também é possível ver e avaliar os rins muito rapidamente, bem como os pulmões, baço, fígado, trato biliar, vesícula biliar, pâncreas, estômago e intestino. Já o coração demora um pouco mais, assim como a garganta, o pescoço, a traqueia e os brônquios.

Foi uma época de grande mudança para nós, profissionais da necropsia. O tempo médio que meus antecessores, incluindo meu herói professor Simpson, levavam para realizar uma necropsia e determinar a causa da morte em casos não suspeitos poderia chocar os patologistas de hoje: geralmente apenas quinze minutos. Isso ocorria em parte porque a equipe do necrotério poupava tempo preparando os corpos e removendo os órgãos internos para exame antes mesmo da chegada do patologista. Essa prática ainda era a norma quando comecei. Também era costume — e ainda ficou sendo em alguns lugares —, uma vez encontrada a causa da morte, passar para o próximo paciente com apenas um breve registro sobre o restante dos órgãos. Patologistas da velha guarda argumentavam que quando um problema cardíaco era nítido, por exemplo, não havia necessidade de perder tempo pesando os rins. E o próprio laudo básico dos legistas, aquele publicado pelo governo, parecia confirmar isso, pois continha apenas uma página.

Claro, isso levou a um monte de rumores sobre patologistas que apenas olhavam o coração e, se constatassem uma enfermidade ali, já declaravam a doença cardíaca como a causa mortis, sem se dar ao trabalho de olhar o restante e ignorando o fato de que a maioria das pessoas no mundo ocidental tem algum grau de aterosclerose (acúmulo de placas de gordura, cálcio e outras substâncias nas artérias) e muitas podem estar andando por aí com esse mesmo grau de doença cardíaca. Ninguém sabia quantos patologistas rápidos no gatilho estavam ativos, mas havia uma forte suspeita de que seus diagnósticos excessivos de doenças cardíacas vinham distorcendo as estatísticas governamentais de causas de morte.

Mas, felizmente, quando me estabeleci totalmente no ramo, tudo isso ficou no passado. Não só porque fui ensinado a examinar os corpos mais minuciosamente, como também porque dentro de mim havia um patologista forense ansioso para sair do armário. Eu estava ansioso e curioso para constatar se determinada morte era mais suspeita do que parecera à primeira vista. E também estava ansioso para investigar não apenas a causa imediata da morte, mas qualquer coisa relacionada a ela.

Mas como foi difícil para o jovem e entusiasmado dr. Shepherd enfiar na goela dos antigos necrotérios públicos as práticas modernas que ele aprendera! Minhas técnicas incluíam o exame externo minucioso de um corpo antes de este sequer ser tocado pelo pessoal do necrotério, a pesagem e estudo de cada órgão, amostras para toxicologia ou histologia, registro detalhado dos achados... até mesmo as coisas mais óbvias. O pessoal não gostava nada daquilo. Os necrotérios muitas vezes ficavam nos fundos de algum cemitério escuro, e o pessoal mais velho trabalhava lá há anos e já estava acostumado ao jeito antigo de se realizar as necropsias. Eu não precisava ter uma audição biônica para ouvir os resmungos amotinados oriundos de seus escritórios sobre os "novatos" e "os bons velhos tempos". Às vezes, se eu insistia em demostrar interesse particular por um caso considerado rotineiro, eles ficavam muito chateados e me negavam minha xícara de chá. Um castigo cruel que raramente durava muito.

No entanto, tem uma coisa que aprendi com o pensamento da velha guarda. Aqueles charlatães que estavam prontíssimos para apontar a primeira irregularidade que encontrassem em uma causa mortis apresentaram o jovem dr. Shepherd à elasticidade da verdade. A verdade é baseada no conhecimento, portanto pode acabar comprometida caso o conhecimento seja incompleto. Como médico, sempre busquei a verdade por meio dos fatos. Como patologista, eu estava aprendendo que a verdade poderia ser diretamente afetada pelas escolhas que fiz, por quantos fatos escolhi estudar. Esse foi o primeiro passo rumo àquilo que viria a se tornar um exame vitalício da natureza da verdade.

Ao realizar um grande número de necropsias com o maior escrúpulo possível, e sempre ávido por chegar aos homicídios, passei a conhecer o corpo humano e suas muitas fraquezas tão bem quanto conhecia o mapa do metrô — até melhor, talvez. Passei todos aqueles anos constantemente ocupado: estudando, dando aulas a alunos de medicina e, claro, realizando necropsias. A morte havia se tornado um estilo de vida, e na fase seguinte da minha especialização, eu meio que tinha de ser arrastado para fora de alguns necrotérios para passar tempo demais olhando aquelas temidas lâminas de microscópio com doenças humanas.

Desgostoso, sempre que possível eu fugia dos laboratórios de análises clínicas do hospital para ir ao escritório do meu grande amigo e mentor, o patologista forense dr. Rufus Crompton. Ele ajudou a guiar minha carreira e me deixava estudar pilhas de fotos da polícia, ler laudos e mergulhar em todos os assuntos forenses: cenas de crimes, lesões, álibis e explicações dos acusados, depoimentos de testemunhas, tudo. Isto era um lembrete do que me aguardava quando eu não mais precisasse ficar analisando lâminas com células doentes de ponta a ponta. E, por fim, pude começar a fazer (ainda sob supervisão) necropsias em mortes repentinas ou suspeitas, aquelas que exigiam uma abertura de inquérito pelos legistas e que seriam investigadas pela polícia.

Por fim, dezesseis anos depois de ter iniciado minha formação médica, meu filho agora com 6 anos e minha filha com 4, finalmente me formei na área tão desejada. Agora eu era patologista forense. Era a conquista do objetivo determinado desde que conheci o livro de Simpson ainda na adolescência. Mas é claro que era só o começo.

Consegui meu primeiro emprego no Guy's Hospital. Meu chefe seria Iain West, o melhor em nossa profissão. Depois de qualquer homicídio ou desastre, seu departamento virava o point da polícia, de legistas ou de advogados. E, ainda mais empolgante, era o mesmo lugar onde meu herói, o professor Keith Simpson, tinha trabalhado.

Havia quatro patologistas no departamento, e tecnicamente estávamos sempre "de plantão" — mas tínhamos liberdade para distribuir os casos de acordo com nossa conveniência. Casos menos interessantes, isto é, aqueles mais simples do ponto de vista clínico ou forense, geralmente iam para o pé da hierarquia. Como novato recém-formado, obviamente eu estava lá embaixo na ordem.

Quando não havia homicídios para se examinar, dávamos aulas e palestras para estudantes de medicina ou para profissionais como policiais ou legistas. Os alunos estavam, em sua maioria, no quarto ano do curso geral de medicina e, para muitos, aquela era a apresentação a um mundo com o qual eles jamais tiveram contato em seus lares confortáveis. Estupros, assassinatos, agressões; eles adoravam, e a sala de aula ficava apinhada. Sempre havia alunos sentados nos corredores e de pé nos fundos. Eles aprendiam não apenas sobre a vida, mas sobre como a estupidez e a desumanidade levavam a lesões fatais — e espero que tenham aprendido um pouco sobre o reconhecimento das mortes suspeitas.

Era um prazer me apresentar para aquelas salas arrebatadas, mas o tempo que passávamos dando palestras sobre homicídio era muito menor do que analisando-os *per se*, pois Londres parecia tomada por assassinatos, ou no mínimo por mortes repentinas e suspeitas. Tínhamos reuniões e reuniões em nossos escritórios, debruçados sobre fotos, discutindo casos, e depois prolongávamos as discussões no pub, às vezes com advogados ou com a polícia. O lugar simplesmente zunia de tanto movimento.

Claro que desde meus primeiros casos, por mais simples que parecessem, sempre abordei tudo com muita concentração e seriedade, trabalhando sob a orientação de Iain e outros colegas. Mas então chegou o dia em que fui sozinho analisar meu primeiro homicídio, na posição de professor de medicina forense no Guy's. Como o departamento estava sempre muito atribulado, até que a minha vez chegou bem rápido. É difícil descrever o orgulho que senti enquanto me dirigia a um bloco de apartamentos sem graça em Croydon, onde um corpo me aguardava. Orgulhoso, e nem um pouco tenso.

Era um dia de semana, no meio da manhã. Meu coração estava acelerado, talvez pelo esforço de tentar parecer um patologista que já havia sido convocado muitas vezes.

Rodeado por uma barreira física e humana de fitas e policiais, além de imprensa e vizinhos, um jovem branco jazia na sarjeta, à beira de uma estrada. Um fotógrafo da Polícia Metropolitana já estava trabalhando ativamente ali, mas parou quando me agachei para examinar o corpo.

O falecido estava deitado de costas e não apresentava nada de mais grave além de alguns cortes e escoriações visíveis no rosto. Mas eu sabia que tinha muito mais a se ver ali, porque sob o tronco dele havia uma poça de sangue.

Toquei-o. Ainda estava quente ao tato. Ainda não havia atingido o estágio de rigidez cadavérica, embora seus músculos já estivessem tensos, principalmente ao redor do pescoço, mandíbula e dedos.

Rolei o corpo. A jaqueta grossa tinha um buraco nas costas; era dali que vinha todo o sangue. Recoloquei-o na posição original.

Enquanto o fotógrafo continuava seus registros, fiz mais anotações para meu laudo cadavérico, no qual eu teria de descrever a cena e o que tinha encontrado, e depois eu daria detalhes do exame completo do corpo no necrotério e, por fim, a conclusão sobre a caus=a da morte. Esta última parte certamente seria simples, eu acreditava, já que ainda havia sangue pingando do buraco nas costas do jovem. Mas havia muito trabalho a se fazer entre agora e minhas conclusões definitivas.

A vítima ainda não tinha sido identificada, então, por enquanto, seria simplesmente registrada como Homem Caucasiano Jovem Desconhecido. Ele parecia ter uns 18 anos. Era magro, e alguns o teriam descrito como um rapaz bonito. Esbocei um esquema do que vi, notando principalmente a posição das manchas de sangue na estrada e na calçada adjacente. Também fiz anotações sobre a cena de modo geral, as roupas do falecido e a posição do corpo. Essas anotações deveriam ressurgir mais tarde, no laudo cadavérico, mais ou menos no seguinte formato:

> O rigor mortis estava estabelecido ao redor do pescoço e mandíbula, mas menos evidente em outras partes do corpo. Tais achados são consistentes com a ocorrência da morte cerca de 3 horas antes.

Ainda tentando soar como uma autoridade, e não como alguém que atendia seu primeiro chamado, pedi ao legista que levasse o corpo para o necrotério. Eu o acompanhei até lá, onde me juntei a vários policiais, incluindo um investigador superintendente. Hoje leio essa informação no meu laudo com certa incredulidade. De jeito nenhum que hoje em dia um "super" se daria ao trabalho de comparecer para verificar um ferimento fatal na rua.

No necrotério, havia ainda mais fotógrafos, e anotei mais detalhes sobre as roupas da vítima antes de começar a examinar seu corpo.

> Jaqueta: mancha de sangue evidente no lado esquerdo das costas. Presença de cascalho da rua. Três rasgos no tecido. Rasgo um — 8 cm à esquerda da costura da linha média, a cerca de 21 cm da gola. 8 mm de comprimento, aprox. horizontal. Rasgo dois — 12 cm à direita da costura da linha média, aprox. 21 cm da gola. 16 mm de comprimento. Vertical. Rasgo três — 3,5 cm abaixo da mesma, aproximadamente na linha média lateral da manga direita. 18 mm de comprimento. Horizontal.

Camiseta esportiva: mancha de sangue nas costas e no lado esquerdo. Três rasgos no tecido...

Manchas de sangue na parte de trás do cós da calça jeans, boxer e cueca. Salpicos de sangue observados na parte de trás da metade inferior das pernas do jeans...

Depois de eu ter rabiscado várias páginas sobre as roupas, finalmente as retiramos e colocamos cada peça em sacos separados, os quais foram levados e etiquetados por um policial.

Assim que o paciente estava nu sobre a mesa para a necropsia, pude ver a real extensão de seus ferimentos. Três facadas nas costas, uma delas nitidamente a ferida fatal, e nove outras lesões relevantes no abdômen e no rosto. Nas minhas anotações, sempre há mapas corporais — aqueles contornos dos corpos feitos com giz branco, que vemos nos filmes — e neles desenho detalhes dos ferimentos, numerando-os. Incluí as seguintes anotações:

Cinco lesões no lado esquerdo do rosto:

(i) contusão de 3 mm de diâmetro imediatamente acima da lateral da sobrancelha esquerda.

(ii) laceração curva de 10 mm com hematomas associados na lateral da pálpebra superior esquerda.

(iii) abrasão de 20 mm × 22 mm sobre a face lateral do arco zigomático esquerdo. Superfície ressequida...

As lacerações são diferentes das incisões limpas de um ferimento a faca. Em uma laceração, a pele é rasgada em vez de cortada, ferimento característico das armas com gume cego ou contundentes. Poucas pessoas considerariam uma rua, o meio-fio ou um prédio como uma "arma", mas se um corpo se choca contra alguma superfície do tipo, então o efeito é o mesmo de uma arma. Nesse caso, supus que a laceração tivesse sido causada devido ao choque da cabeça da vítima contra o meio-fio.

Abrasões são arranhões ou escoriações, os quais raramente penetram abaixo da epiderme — a camada externa da pele. Sendo assim, eles não sangram profusamente, mas podem apresentar gotejamentos ou pequenos depósitos de sangue, muitas vezes na forma de manchas (é só lembrar do seu joelho ralado). São muito característicos nos acidentes de trânsito, pois são causados pelo ato de roçar a pele em superfícies irregulares. Claro que as escoriações são muito comuns no nosso cotidiano, mas do ponto de vista forense, são interessantes porque também podem ocorrer após a morte. Supondo que o corpo do jovem tenha sido arrastado pela rua: isso pode ter causado as escoriações, mas é difícil dizer só por elas se ele foi arrastado antes ou depois de ser assassinado.

Contusões são hematomas, danos às pequenas veias e artérias que fazem com que elas se rompam e sangrem. As crianças têm tecidos mais resistentes, de modo que a pele delas se machuca com menos facilidade do que a pele dos idosos, que já perdeu a elasticidade natural. No entanto, contusões podem ser enganosas porque seu principal componente é o sangue, que por sua vez é fluido e biodegradável. Resultado: as contusões mudam com o tempo e sob a influência da gravidade. Mais notadamente, elas mudam de cor. Isto porque, uma vez que o sangue está fora do confinamento de um vaso sanguíneo, o corpo começa a quebrar suas moléculas. De um modo geral, os hematomas vão do roxo ao amarelo, depois do verde ao marrom. Tem havido muita pesquisa sobre a datação de um hematoma por sua cor, e seria muito útil se algum dos sistemas concebidos fosse confiável; infelizmente, nenhum é.

Certamente pode ser desconcertante descobrir que os hematomas ficam mais proeminentes após a morte, e até mesmo que "novos" hematomas podem surgir dias ou mesmo semanas depois do óbito. Mas isso não significa que o corpo foi ferido no necrotério, é simplesmente um indicativo de que os glóbulos vermelhos continuaram a vazar dos vasos sanguíneos danificados —, só que agora estão sendo puxados pela gravidade em vez de empurrados pela pressão sanguínea.

Levei muito tempo para redigir todas as anotações sobre os ferimentos externos da vítima. Quando terminei, olhei para cima, piscando. Os policiais me olharam de volta, piscando igualmente. Houve uma pausa enquanto eu tentava me lembrar do que fazer a seguir.

Hoje em dia, eu não sentiria a menor vergonha de parar para pensar, mas queria tanto parecer experiente que tive de fingir rabiscar por mais um momento para ganhar tempo. Queria muito que o pessoal desligasse o rádio, sintonizado na Radio One, mas eu era tímido demais para pedir.

Chris de Burgh cantava sobre uma certa dama de vermelho.

Tentei me concentrar. Claro. Os swabs — aquelas hastes com algodão na ponta — eram o próximo passo. Coleta nas mucosas da genitália, ânus e boca, para que os cientistas pudessem procurar sinais de agressão sexual.

"Alguma chance de vocês desligarem essa barulheira?", perguntou o superintendente.

A equipe não ficou muito satisfeita; no entanto, obedeceu, para o meu alívio. Mas agora a sala parecia estranhamente silenciosa enquanto eu coletava amostras do cabelo do jovem, e aparas de suas unhas, que poderiam conter pele, fibras ou quaisquer outros detritos capazes de ligá-lo a um atacante ou a um lugar. Ao final da necropsia, coletei amostras de sangue, urina, tecidos para histologia e qualquer outra coisa que pudesse ser relevante.

As provas estavam todas marcadas com minhas iniciais e um número (RTS/1). Escrevi em cada etiqueta com o orgulho de um novato. Durante trinta anos, aquele singular trio de letras significou meu envolvimento em um caso, mas naquele dia, na primeira vez que as escrevi, as letras pareciam novinhas em folha, como um uniforme escolar no início do semestre.

Todos na sala — o legista e os policiais — ficaram aguardando que eu desse início ao exame interno do corpo. É um dever pouco conhecido dos policiais observar os procedimentos da necropsia; a presença deles é parte importante do protocolo. O superintendente, é claro, já tinha visto uma boa quantidade delas, mas para o jovem agente de polícia que testemunhara a coisa toda, aquilo era novidade. Ele já parecia nitidamente desconfortável durante o exame externo e, quando peguei meu bisturi, ele ficou mortalmente pálido.

"Tudo bem, rapaz?", perguntou o superintendente.

O jovem policial assentiu sombriamente.

Tentei pensar em algo para dizer, para fazê-lo se sentir melhor. Mas não consegui. Eu estava ocupado demais tentando fingir que tinha realizado muitas necropsias forenses sozinho.

"Ah, logo você vai se acostumar com isso", falei alegremente para esconder meu nervosismo também.

O jovem policial engoliu em seco. Tentei oferecer um sorriso tranquilizador, mas eu estava tão ansioso que meus músculos pareciam estranhamente rígidos, e por isso o sorriso provavelmente deve ter saído parecido com uma careta, porque o sujeito não o retribuiu; em vez disso, pareceu ainda mais alarmado. E então, assim que comecei a abrir o corpo, percebi que o jovem agente não tirava os olhos de mim. A maneira como ele encarava meu rosto era tão desconcertante que alguns dos meus cortes vacilaram um pouco. De soslaio, percebi que ele usava a máscara fixa do mais puro pavor. Encarar meu rosto aparentemente era seu subterfúgio para não olhar o que minhas mãos estavam fazendo.

Eu teria gostado de encontrar um jeito de tranquilizá-lo e apoiá-lo, mas eu estava tão tenso que não tinha recursos para oferecer. Até o experiente superintendente e o legista, que se cumprimentaram como os veteranos de muitos casos juntos, agora estavam calados e me observavam em profundo silêncio. Normalmente, pode-se contar com a equipe do necrotério para aliviar o clima com um gracejo ou um comentário aleatório, mas hoje eles estavam estranhamente quietos. Por que ninguém falava nada? Por que ninguém simplesmente dizia alguma coisa? Todo mundo em silêncio total. Até me flagrei desejando que ligassem o rádio de novo, talvez em uma estação diferente.

Eles continuavam a observar enquanto eu rastreava as lesões internas. Quando examinei os ferimentos faciais por dentro, o jovem agente estremeceu de repente e saiu da sala correndo, a mão na boca.

"Oh-oh", disse o superintendente. O legista riu. Daí voltamos ao silêncio.

Fiz a dissecação de rotina dos sistemas e órgãos internos, verificando se não havia fraturas nas costelas ou em outras regiões. É essencial certificar-se de que não houve uma causa mortis natural contribuinte. Mas o jovem provou estar em perfeita saúde. Tirando obviamente o fato de ele estar morto.

Fiquei feliz quando a necropsia chegou ao fim, e me perguntei por que a atmosfera fora tão diferente de outras necropsias forenses que eu havia presenciado. Não vou dizer que esse tipo de trabalho costuma ser alegre, mas há um certo clima de camaradagem, ou ao menos um nível de barulho ou discussão, algo completamente ausente hoje. Qual poderia ser o problema?

De volta ao escritório, comecei a redigir meu laudo.

> Lesão por facada número 1 a 6 cm à esquerda da linha média nas costas... a margem superior da ferida era limpa, a margem inferior estava lacerada... lesão medindo 26 mm de comprimento... A rota da lesão passou entre a quinta e a sexta costelas do hemitórax esquerdo... então entrou no lobo superior esquerdo em sua face posterior e seguiu até a fronte, ligeiramente para baixo e em direção à linha média. O corte atravessou o lobo superior do pulmão esquerdo e incisou a artéria pulmonar esquerda... Esta incisão tinha 40 mm de comprimento e era irregular... Estava presente no hemitórax esquerdo mais de 1 litro de sangue parcialmente coagulado... Não havia hematomas na pele adjacente à ferida.

Assim, no interior do corpo, a ferida tinha quase o dobro do tamanho da lesão feita externamente. Eu incluí algumas análises.

> O percurso da lesão pelos músculos das costas foi tal que o braço esquerdo devia estar levantado no momento da lesão. A discrepância entre o tamanho dos ferimentos internos e externos sugere movimento enquanto a arma estava dentro da cavidade torácica.

Esse movimento da faca pode ter sido sugestivo. Certamente indicava uma situação dinâmica, como acontece em muitos casos de esfaqueamento. Ou a vítima ou seu agressor poderiam estar em movimento, ou poderiam estar parados e a faca foi deslocada no ato da lesão. Às vezes, o significado desse movimento só surge mais tarde, por isso deve ser registrado.

Detalhei as outras duas facadas e seus percursos: haviam penetrado apenas o músculo das costas. Então numerei os ferimentos "cegos" no lado esquerdo do rosto.

Havia lacerações, escoriações e contusões naquele corpo, além de ferimentos à faca. Mas nenhum ferimento de defesa. As lesões clássicas de defesa são bem fáceis de se detectar — em um ataque à faca, as palmas das mãos e os dedos da mão podem sofrer cortes quando a vítima tenta agarrar a lâmina em uma tentativa desesperada de autoproteção. O jovem não tinha ferimentos de defesa, mas daí o ataque principal pode ter sido por trás.

Agora vamos às minhas conclusões. Essa é a parte do laudo que a maioria das pessoas vê primeiro, a parte que os leigos — policiais, parentes e assim por diante — devem ser capazes de entender.

Àquela altura do campeonato eu já conhecia o formulário. Primeiro deve-se excluir qualquer chance de a vítima ter morrido de doença natural. A seguir, deve-se dizer o que realmente causou a morte, e a rapidez com que se esperava que a vítima chegasse a óbito. Em seguida, pode-se fazer qualquer comentário útil sobre possíveis armas, eventos ou ações que levaram às lesões. Finalmente, o parecer médico sobre a causa da morte. Esta é a parte formal e legal do laudo que — caso aceita — aparecerá na certidão de óbito.

Escrevi:

> A morte não se deu por causas naturais. Facada 1... causou hemorragia. A morte teria ocorrido em questão de minutos. A aparência das lesões é consistente com arma branca com um único fio cortante de aproximadamente 18 mm a 20 mm de largura a uma distância de 15 cm a 17 cm da ponta. A arma devia ter pelo menos 15 cm de comprimento e provavelmente tinha uma extremidade pontiaguda.
>
> Tanto as lesões no lado direito quanto as lesões (i) a (iv) no lado esquerdo do rosto são consistentes com um golpe feito por ou contra superfície plana. A possibilidade de terem sido causadas por uma queda na rua é improvável, mas não pode ser completamente excluída. Essas lesões parecem ter sido causadas em momento anterior à lesão (v) no lado esquerdo do rosto. Esta lesão é consistente com o contato com superfície áspera.
>
> Causa da morte:
> 1a Hemorragia
> 1b Lesão por facada no peito.

Esse tipo de crime, embora sem dúvida arrasador para a família da vítima, era na verdade rotineiro para um patologista forense. Meu laudo não foi o mais longo ou o mais detalhado que já escrevi, mas acho que consumiu metade da minha noite.

Uma vez que o rapaz foi formalmente identificado, pude usar seu nome, mas, afora essa certeza, tive dúvidas sobre cada fato, bem como sobre minhas deduções. Será que fiz suposições demais? Qual era o tamanho da minha certeza de que aqueles ferimentos faciais não tinham sido causados pela queda dele na rua? Será que eu deveria dar possíveis explicações sobre o movimento da faca na cavidade torácica? Será que eu tinha soado confiante o bastante? Uma vez que a polícia botasse um homem no banco dos réus, eu não queria ser confrontado por um advogado de defesa dizendo coisas como: "Diga-me, dr. Shepherd: quantas necropsias pós-esfaqueamento o senhor realizou sozinho antes deste caso? O quê?! *Nenhuma*?".

Embora eu estivesse apenas começado minha carreira, eu já entendera que os testemunhos nos tribunais poderiam ser um campo minado. Uma coisa era redigir seu laudo na tranquilidade do escritório, outra bem diferente era apresentá-lo na posição de perito sob o ardor de um julgamento. Eu já ouvira muitas histórias de colegas mais velhos sobre os tribunais, e estava ansioso e temeroso em relação à minha primeira aparição no banco de testemunhas em um julgamento formal.

Logo, a polícia estava interrogando um suspeito do esfaqueamento de Croydon, um sujeito na casa dos 30 anos e que aparentemente não era conhecido da vítima. O jovem tinha ido vê-lo perto de um guarda-móveis na região para comprar um toca-fitas de carro barato, provavelmente roubado.

A polícia me pediu para examinar a versão do suspeito, e concordamos que seria melhor fazê-lo na cena do crime. E assim, alguns dias depois, acompanhado pelo mesmo investigador superintendente, além de um inspetor e um sargento, voltei a Croydon.

Paramos ao lado de uma fileira suja de guarda-móveis, as portas com a pintura descascada.

"O acusado está dizendo que outra pessoa esfaqueou o rapaz depois de ele já ter ido embora. Que deve ter sido esfaqueado perto do local onde o encontramos", disse o superintendente.

Repliquei: "Não havia nada de sangue no guarda-móveis, então isso pode ser verdade".

Eles ficaram decepcionados. Bem... Não foi a última vez na minha carreira que decepcionei investigadores.

"Bem, achamos que o acusado o esfaqueou bem aqui. Mas daí... não há manchas de sangue em frente aos guarda-móveis. Nem na rua. Nem em lugar nenhum, exceto embaixo do corpo."

Eu estava me sentindo importante. Eu me sentia como o professor Simpson. Seguido de perto pelos oficiais de alta patente, refiz o percurso (cem passos) e cronometrei-o na velocidade lenta esperada de um moribundo esfaqueado no pulmão (53 segundos) — sem me esquecer de caminhar cada vez mais lentamente ao final para simular sua falta de ar e tontura crescentes.

Eu me voltei para os investigadores.

"Vocês podem estar certos: ele pode ter sido esfaqueado ainda no guarda-móveis e chegou à rua onde foi encontrado."

Eles sorriram.

Escrevi:

> Na minha opinião, é perfeitamente possível que um indivíduo com um ferimento tal como o descrito na Lesão 1 tenha percorrido essa distância a pé antes de desmaiar.
>
> A ausência de manchas de sangue no trajeto pode ser explicada por dois fatores. Primeiro, haveria pouco sangramento externo de um indivíduo em pé após a Lesão 1 até que o nível de sangue dentro do tórax atingisse o local da ferida na pele. Em segundo lugar, o falecido vestia roupas, em particular uma jaqueta grossa, que teriam absorvido quantidade significativa de sangue.

Eu nem precisava ter me preocupado com minha aparição no tribunal. O primeiro julgamento caiu por terra antes mesmo que eu fosse convocado a depor, pois o júri foi dispensado devido a um detalhe técnico. Quando o caso voltou a julgamento, eu já era um veterano em tantos homicídios que o advogado de defesa sequer imaginou que aquele tinha sido meu primeiro caso.

Entreguei minhas provas e a inquirição no julgamento transcorreu sem grandes percalços.

Parecia bem nítido para mim; eu tinha visto a evidência contra o réu e a considerara convincente. E três facadas, incluindo uma perfuração profunda no pulmão da vítima pelas costas, deram aos tabloides a chance de usar uma de suas frases favoritas: "ataque violento". Certamente foi usada pela promotoria também, na tentativa de criar repulsa no júri.

Sendo assim, fiquei bem surpreso quando o réu foi absolvido. Evidentemente, o júri não estava convencido de sua culpa a ponto de transpor o benefício da dúvida. Durante muito tempo fiquei me questionando, preocupado com o que tinha dado errado e se, por ser meu primeiro caso, de alguma forma meu laudo fora ineficaz. Ou será que eu tinha usado o tom errado para com o júri? Eu jamais saberia.

Acontece que alguns anos depois eu estava lendo o *Evening Standard* no ônibus, quando notei um nome familiar em uma notinha jurídica. Li sobre um jovem magro e atraente, de cerca de 18 anos, esfaqueado três vezes por um desconhecido. Uma facada, no pulmão esquerdo, quase fatal. Por algum milagre, a vítima sobreviveu para identificar seu agressor: na verdade, o rapaz esfaqueado conseguiu revelar que o agressor deitara em cima dele e sugerira que, já que ele estava morrendo, seria conveniente violentá-lo sexualmente ali mesmo.

Lembrei-me daquele meu primeiro caso. Mesmo réu. Mesmo crime. Vítima diferente — mas muito semelhante e muito sortuda.

Eu conhecia a acusação de assassinato anterior daquele réu. O júri obviamente não, mas não hesitou em considerá-lo culpado por tentativa de homicídio.

DR. RICHARD SHEPHERD

CAUSAS NÃO NATURAIS

9

Meu segundo caso também envolveu esfaqueamento. Certa noite, por volta das nove horas, fui chamado a uma casa comum de tijolos vermelhos em Londres, dessas geminadas, distinguível de todas as outras casas da rua somente devido à presença da polícia em frente.

Lá dentro, deparei-me com um interior inesperadamente decorado. Nos corrimões, sangue. Segui a trilha escadaria acima e, dentro de um quarto, nu em uma enorme poça de sangue, estava um homem grisalho, de bruços, rosto voltado para o chão, os pés mais próximos da porta.

Empurrei a porta para abri-la totalmente. O papel de parede sem graça e estampado escurecia o ambiente, e os móveis parrudos de madeira escureciam ainda mais. Embora meio amontoado, estava tudo organizado no lugar. O despertador. O rádio. As fotos em porta-retratos. A pequena TV em uma cômoda de mogno de frente para a cama.

Eis o quarto de um trabalhador que levava uma vida bem organizada. Mas essa vida bem organizada havia se extinguido, e agora o sujeito jazia inundado em seu próprio sangue.

Era difícil caminhar em volta dele. Suas costas estavam salpicadas de respingos e arroios de sangue. Havia sangue na parede. A cama estava meio coberta por um edredom, mas ele não escondia as manchas de sangue enormes e profundas nos lençóis. No chão, perto de uma tomada elétrica, quase flutuando no sangue, havia uma longa faca de cozinha com cabo de madeira.

Virei o corpo com muito cuidado. Dava para ver um ferimento a faca escancarado no peito. Imaginei que provavelmente houvesse mais feridas escondidas pelo sangue.

Então medi a temperatura dele. Como o sujeito já estava nu, isso foi bem tranquilo de se fazer. Medir a temperatura retal, especialmente se envolve a remoção de roupas, pode criar um caos forense, então eu já havia aprendido que muitas vezes é melhor levar o corpo direto para o necrotério e medir a temperatura lá. Constatei que a temperatura da vítima era de 26,6°C.

O investigador que estava me observando disse: "Então, doutor, a que horas ele morreu, exatamente?".

Meu coração vacilou, especialmente com a palavra "exatamente". Essa é a pergunta que todos fazem primeiro. É a pergunta que todos acham que somos capazes de responder. É a pergunta que revela a enorme lacuna entre a percepção pública em relação aos patologistas e a verdade. Eu culpo aqueles programas policiais da TV. O fato é que é muito difícil determinar precisamente o horário de um óbito.

O investigador aguardava minha resposta.

Falei: "Bem... Não dá para ter certeza...".

A temperatura corporal pode ser o melhor indicador forense para estimar o horário do óbito, mas não é lá muito confiável. A física básica nos diz que um corpo quente vai esfriar à medida que seu calor for transferido para o ambiente mais frio, mas é claro que não é tão simples assim. De modo generalizado, podemos dizer que um corpo fica frio ao tato dentro de oito horas após a morte. Mas também não é tão simples assim. Na verdade, um corpo pode levar até 36 horas para esfriar, e a atividade metabólica residual pode significar que a temperatura nunca chegará ao nível ambiente. Sendo assim, quando a decomposição estiver em andamento, a temperatura pode até começar a subir.

Muitas variáveis podem afetar a taxa de resfriamento após o óbito: a temperatura no ato da morte, a temperatura ambiente, as flutuações meteorológicas, o aquecimento central, as janelas abertas, a quantidade de roupas no corpo, o isolamento térmico de possíveis cobertas em cima dele, a postura corporal (como todos sabemos instintivamente, quanto mais encolhido, mais o corpo vai reter calor), o peso corporal (a gordura é um bom isolante), a massa muscular (menos músculos significa resfriamento mais rápido) e a idade do falecido (as crianças têm uma área de superfície maior em relação ao peso corporal e, portanto, perdem calor mais rapidamente)... Uma infinidade de pequenos fatores fazem com que o cálculo da hora da morte a partir da temperatura do cadáver seja um verdadeiro jogo de probabilidades.

Mesmo um programa de computador, depois de levar em conta inúmeras variáveis, ainda não seria capaz de oferecer uma resposta precisa sobre o horário do óbito. Ele pode até sugerir que a morte ocorreu em determinado intervalo, mas mesmo assim seria um intervalo que abrangeria horas. E, ainda assim, ninguém esperaria uma precisão superior a 90%.

O investigador assentiu sabiamente. Então disse: "Espero que você seja capaz de dizer pelo rigor mortis".

Bem... Não. Eis outro equívoco. O rigor mortis é um dos processos mais óbvios da morte, mas também é tão variável que pode ser ainda menos confiável para estimar a hora da morte do que a temperatura corporal; sua velocidade e início são determinados pela... temperatura. Um corpo ao ar livre em pleno inverno pode ficar uma semana sem apresentar rigor, e o rigor pode se estabelecer rapidamente à medida que o corpo for se aquecendo depois de levado à temperatura mais alta do necrotério. E há outros fatores que podem causar confusão. O falecido estava se exercitando pouco antes da morte? Então o rigor mortis será mais rápido devido ao ácido lático produzido pelo esforço físico. A morte estava associada a febre alta? Novamente, o rigor será mais rápido. A causa da morte foi eletrocussão? Mais um fator que acelera o rigor, talvez devido ao estímulo das células musculares. A morte ocorreu diante de uma lareira acesa? Rigor mais rápido. Em um banho quente? Rigor mais rápido.

O rigor mortis, na verdade, é causado por mudanças complexas que ocorrem quando o coração para de bater e as células musculares são privadas do oxigênio necessário para o metabolismo. Durante anos, presumiu-se que o rigor começava no rosto (qualquer um que já tenha feito uma tentativa tardia de ressuscitação boca a boca já constatou isso). Mas hoje entendemos que ele se estabelece por todo o corpo de maneira uniforme, mas que é simplesmente mais detectável nos músculos menores — músculos estes encontrados principalmente na mandíbula e ao redor dos olhos e dedos. Como generalização, o rigor pode ser sentido nessas regiões cerca de três horas após a morte. Daí então parece se espalhar pelo corpo da cabeça até as pernas, embora na verdade seja apenas o enrijecimento diferencial de grupos musculares cada vez maiores. Esse enrijecimento dos músculos costuma ocorrer mais rápido do que o corpo esfria, então geralmente há um período em que o corpo está rígido, porém ainda quente. E o rigor mortis não dura para sempre: depois de um ou dois dias, os músculos voltam a ficar flácidos.

Em um clima temperado como o do Reino Unido, o rigor mortis pode levar doze horas para atingir todos os músculos — o dito rigor "totalmente estabelecido". Já em regiões equatoriais quentes, o rigor pode se estabelecer e desaparecer por completo em apenas uma hora. E às vezes parece que certas pessoas — os muito jovens, os muito velhos ou muito emaciados — jamais chegam a apresentá-lo, e isto acontece devido ao baixo volume de massa muscular.

O nível de rigidez também pode ser surpreendente: há fotos famosas de rigor completo em que o corpo está com a cabeça apoiada em uma cadeira e os pés em outra, sem nada no meio para apoiar tronco e pernas, reto como uma tábua. Sendo assim, realizar uma necropsia em um corpo em estado de rigor mortis é algo distintamente problemático — a menos que o falecido tenha morrido em posição anatômica (de costas e com os braços esticados junto às laterais do corpo).

A escolha mais simples, no fim das contas, é esperar o rigor passar, só que infelizmente a espera não é uma opção para o patologista forense que precisa contribuir em uma investigação de homicídio, em que a rapidez é essencial.

Naquela noite, não demorei muito para deixar o quarto ensanguentado e seguir para o necrotério. O falecido chegou pouco depois de mim. Seu pescoço, braços, mandíbula e joelhos já apresentavam rigor mortis, e na hora da morte ele estava com um braço junto às costas e o outro dobrado na frente do corpo. A perna direita estava levantada.

Eu precisava que ele ficasse deitado em posição anatômica para fazer a necropsia, então tive de quebrar o rigor. É um movimento que exige certa força. Se um braço está dobrado, por exemplo, tenho de empurrar a articulação com firmeza até quebrar as ligações químicas entre as moléculas de actina e miosina nas células. Uma vez que esse vínculo é quebrado, o braço pode ser colocado sobre a mesa. Mas, às vezes, se o rigor estiver particularmente intenso — por exemplo, se o falecido for um jovem musculoso cujo trabalho envolvia levantamento de peso —, aí vou precisar da ajuda de um assistente funerário. Quebrar o rigor envolve colocar uma pressão considerável em uma articulação específica para soltar o músculo, que então cede gradualmente, e não de repente como um osso se partindo.

Naquele caso em especial, o paciente tinha 62 anos e o rigor foi quebrado com certa facilidade, bastando movimentar os braços para a frente e para trás vigorosamente até sentir que estavam frouxos.

Por causa do pedido insistente dos policiais sobre a hora da morte, acabei tendo de adotar os dois parâmetros não confiáveis — temperatura e rigidez corporal — para chegar ao menos a um intervalo presumível. Mas sempre tendo em mente que existem inúmeras variáveis, é claro. Estimei que haviam se passado de quatro a seis horas desde o óbito.

"Muito bem, doutor", disse o investigador sênior, que acabava de retornar à sala de necropsia depois de sair para atender a um telefonema. "O cara que o matou disse que era por volta de quatro e meia, cinco horas desta tarde quando aconteceu."

"Vocês *já* pegaram o sujeito?"

"Ele acabou de se entregar. Era um relacionamento amoroso. Ele disse que perdeu a cabeça."

Pelo visto o sujeito tinha perdido a cabeça para valer. Foram oito facadas, uma delas tinha deixado um corte bem aberto por fora, e por dentro penetrara diretamente no coração. São tão nítidos os rastros deixados pelas lâminas e as contusões deixadas pelos punhos que fui capaz de desenhar a arma usada pelo assassino com dimensões detalhadas. Foi meu primeiro esboço de uma arma branca baseado nas trajetórias das lesões, e fiquei surpreso quando ele correspondeu exatamente ao modelo da faca de cozinha encontrada no local pela polícia. De agora em diante, Shepherd era o cara das facas.

Além do mais, embora hoje isso me soe como um excesso de empolgação meio caricato, naquela época eu achava que poderia estabelecer exatamente o que havia acontecido a partir dos ferimentos e das manchas de sangue pelo quarto. Afinal de contas, era isso o que o professor Simpson teria feito.

Um respingo revelador na parede dizia que o primeiro ferimento fatal fora infligido ali. No corpo, a lesão estava na parte superior esquerda do tórax, e sua trajetória seguia ligeiramente da esquerda para a direita. Clássico. Isso me dizia que o assassino era destro, que tanto ele quanto a vítima estavam de pé, e que ele fizera uma investida para baixo com o braço.

A vítima então caiu no lado esquerdo da cama, isso ficou nítido por causa da posição das manchas de sangue nos lençóis. E devido às linhas finas de sangue salpicadas no teto logo acima — o chamado perfil *cast-off*, aquele sangue que espirra da ponta da lâmina quando o agressor ergue a faca para apunhalar novamente —, foi fácil deduzir que o assassino se manteve sobre sua vítima enquanto a esfaqueava mais três vezes.

A vítima rolou pela cama e se arrastou até a porta, gesto evidenciado pelo rastro de sangue deixado pelo caminho. As últimas quatro facadas quase certamente foram infligidas perto da porta, onde a vítima morreu em uma poça de sangue. No entanto, o assassino poderia ter se poupado do esforço: a primeira estocada já fora fatal, e depois de penetrar o coração, deixara a vítima com apenas alguns minutos de vida restantes. A proximidade e uniformidade dessas quatro lesões, todas no mesmo ângulo, cada uma a cópia da anterior, indicavam que a essa altura a vítima estava imóvel e talvez já morta. E o sangue que eu tinha visto espalhado no corrimão? Certamente fora deixado pelo namorado ensanguentado durante a fuga: o fim chegara para a vítima antes mesmo que ele chegasse à porta.

O assassino já havia confessado, mas, mesmo assim, eu estava tão orgulhoso das minhas deduções que, após a necropsia, insisti em contá-las ao investigador.

"Uhum...", disse ele, desinteressado.

"Olha, você pode ver aqui..." Estendi o esquema um tanto útil que eu havia desenhado. Ele não pegou o papel.

Sempre ávido, agora eu me oferecia para redigir um laudo explicando minha reconstituição dos eventos.

Ele piscou e desviou o olhar.

"Não, não se dê ao trabalho, doutor. Ninguém vai ler, o cara já desembuchou a história toda."

Fiquei extremamente decepcionado. Foi meu primeiro pressentimento de que a polícia não estava nem um pouco a fim de ver minha versão do Sherlock Holmes. Ou mesmo de Keith Simpson. Na primeira metade do século xx, meu herói fora uma peça inestimável no time de resolução de crimes, e se envolvera em todos os escalões das investigações de homicídio: bolando teorias com advogados ou autoridades, discutindo pistas com investigadores na cena do crime. Eu gostaria de fazer a mesma coisa. Às vezes eu estava estourando de vontade de dizer à polícia exatamente o que minhas habilidades e estudos sugeriam sobre o ocorrido. Só que o estilo da investigação tinha mudado. A "ciência" dos homicídios agora era um negócio tão especializado que as muitas disciplinas envolvidas ofereciam seus fatos separadamente e a polícia só fazia coordenar as descobertas de todos e chegar às próprias conclusões. Isso pode dar certo? Sim, contanto que os policiais sejam qualificados e experientes.

Em seguida, a decisão de abrir queixa ou não é feita pela promotoria do *Crown Prosecution Service.** Muito bem. Contanto que os promotores não se percam quando confrontados por questões médicas complexas.

Acho que o sistema seria mais eficaz se todos pudéssemos nos sentar juntos quando nos deparássemos com um caso difícil e complexo — a polícia e o Ministério Público com o patologista, os cientistas forenses, o especialista em hematologia forense, o toxicologista, o especialista em balística — e discutir nossos fatos juntos. Mas dificilmente fazemos algo assim hoje em dia.

---

* A versão britânica do nosso Ministério Público, e é deste modo que vamos nos referir a ele neste livro. [As notas são da Tradutora]

DR. RICHARD SHEPHERD

CAUSAS NÃO NATURAIS

10

Pouco a pouco, cenas de crime e necropsias foram se tornando minha vida profissional. No começo, eu era alocado em casos simples, todos diferentes entre si, mas todos muito diretos. Rotineiros, na verdade. Exceto pelo fato de que não há nada de realmente rotineiro em uma cena de crime, a gente só tenta fazer parecer que é assim. Um corpo imóvel, às vezes horrivelmente mutilado, encontra-se no centro de uma teia de profissionais sisudos e ocupados que se envolvem totalmente naquilo enquanto de alguma forma tentam permanecer desconectados daquele horror.

E nas periferias dessa teia, a uma distância segura, está a dor e o choque dos enlutados. Os patologistas sabem que mesmo os casos mais corriqueiros sempre trazem uma carga pesada de trauma para alguém. Naquela fase, eu ainda estava determinado a não me envolver nesses traumas sempre que possível. Eu sabia, porém, que mais cedo ou mais tarde teria de haver uma comunicação com os vivos.

Em casa, havia meus filhos em pleno desenvolvimento e uma esposa ocupadíssima. Eu era daquele tipo de pai que botava a mão na massa, talvez algo incomum na época, mas fui criado por um pai muito ativo, e o resultado disso foi que encontrar tempo para ficar com meus filhos era uma prioridade maior para mim do que para muitos outros pais da minha geração.

No entanto, eu tive de aprender a deixar o necrotério fora da minha casa. Assim que botava os pés no meu lar, no mundo cotidiano da luz do dia e das crianças, eu precisava esquecer o visual e os cheiros do necrotério, a vítima de homicídio que eu tinha acabado de examinar, e precisava tirar a máscara de distanciamento clínico. Claro, isso não era nada fácil, pois essa máscara estava firmemente fixada na minha cara. E provavelmente nem sempre fui bem-sucedido na hora de removê-la. Minha esposa certamente teve problemas com isso. Jen entendia por que eu precisava desenvolver esse desapego, mas ao mesmo tempo ela me dizia que o distanciamento científico era uma abordagem que eu adotava com frequência demais. Em casa. Em nosso casamento — que agora estava sob tensão.

Alguns anos antes, Jen, que adorava ser enfermeira e agente de saúde, me disse timidamente que sempre nutrira um desejo secreto de se tornar médica. Ela só não prosseguira nos estudos porque seu pai sempre cultivara opiniões extremamente conservadoras, praticamente coloniais, sobre o tipo de emprego "certo" para as mulheres e a formação que eles exigiam. Ela também era levemente disléxica, o que afetara ainda mais sua escolaridade básica.

Eu não tinha dúvidas sobre sua capacidade ou inteligência, e quando ela me revelou suas ambições, prometi apoiá-la durante os longos anos de trabalho árduo que viriam a seguir. Agora, eu estava muito orgulhoso de como se esforçara na Open University para depois entrar na instituição onde eu mesmo tinha estudado, a University College London. Ela já estava no meio do curso de medicina.

Mas, claro, isso nos colocou sob grande pressão: de tempo, de dinheiro. Meu salário era bom, mas babás eram caras e, embora Jen um dia fosse ter uma boa remuneração, ainda não era o caso. Muitas vezes meu trabalho conflitava com as aulas dela, e então um de nós tinha de ceder. Nossas vidas eram atribuladas e complicadas, e nosso relacionamento acabou arriando sob o peso dessa carga. Um exame forense de nosso casamento revelaria uma série de discussões rápidas, um de nós sempre entrando apressado enquanto o outro estava de saída, a comunicação muitas vezes limitada a assuntos como horários, datas, reuniões de pais na escola, eventos esportivos das crianças, logística. Interação clínica desse tipo.

Em uma bela manhã de domingo, no verão, as crianças, ainda pequenas, dispararam para o jardim feito flechas assim que abri a porta dos fundos. Eu, um patologista novinho, sempre pronto para correr para a cena do crime e receber aquela descarga de adrenalina caso o telefone tocasse no meu plantão. Jen, quase médica, sempre estudando.

Eu estava prestes a tomar meu café da manhã.

Lá fora, as crianças exclamaram: "Ah, não!".

O telefone estava tocando. Àquela hora da manhã, só poderia significar uma coisa.

Pensei nas possibilidades. Provavelmente, porque era domingo, alguém tinha morrido depois de uma briga no sábado à noite. No andar de cima, eu sabia que Jen devia estar dando um suspiro daqueles. Imaginei-a sentada com os cotovelos sobre a mesa, a cabeça afundando nas mãos.

Eu me senti mal. Ela estava acordada desde o raiar do dia com seus livros, e eu tinha prometido cuidar das crianças. Isso se o telefone não tocasse. Mas estava tocando, e agora Jen estava prestes a ser atingida pelos estilhaços de uma briga de bêbados.

A voz do outro lado da linha me informou que a vítima era um jovem caucasiano. Pronto, era quase certeza de que houvera uma briga de bar na noite anterior. Exceto por uma coisa. O interlocutor se identificara como inspetor-chefe. Um inspetor-chefe que disse, antes de finalizar a ligação, que estaria esperando por mim no necrotério junto a um superintendente. Altíssimo escalão. No fim de semana. Provavelmente tinha algo bem incomum naquele caso.

"Qual necrotério?", perguntou Jen, levantando a cabeça de seus livros. "Westminster?"

"Swindon."

Ela estranhou.

"*Swindon*? Em *Wiltshire*?"

Fiz que sim com a cabeça.

Ela suspirou. "Vejo você à noite, então."

Quando cheguei em Swindon, os dois investigadores sêniores (um superintendente e um inspetor) estavam esperando, junto a um policial e um legista. O pessoal do necrotério me entregou uma xícara de chá e o superintendente começou.

"Homem jovem. Dirigindo embriagado, perdeu o controle na curva em uma estrada rural. A namorada dele estava no banco da frente e basicamente... Bem, você recebeu o depoimento dela, John?"

O inspetor assentiu e abriu uma pasta. Folheou algumas páginas.

"Então... O rapaz trabalhou a noite toda na sexta-feira, e provavelmente ficou acordado o dia todo no sábado, daí tomou umas, então agora está cansado e bêbado, e são seis da tarde. Ainda está claro, mas a estrada está um pouco úmida. Ele buscou a garota e eles estavam seguindo para a casa dele, para curtir a noite de sábado. Eles estão fazendo uma curva, vem uma van em direção a eles, e ela diz..."

Ele correu o dedo pela página e citou o depoimento.

"'Eu gritei: "Ai meu Deus, Michael, cuidado!", e ele imediatamente guinou o carro para a esquerda. O lado de Michael atingiu o lado do motorista da van. No momento do impacto fechei os olhos. Quando voltei a abri-los, os dois veículos estavam parados, embora ainda houvesse vidro voando dentro do carro. Olhei para Michael e sua cabeça estava para trás e seus olhos estavam fechados. Achei que ele estivesse inconsciente. Eu o sacudi e ele tomou um susto e se sentou ereto, como se eu tivesse acabado de acordá-lo.

"'Vi o outro motorista sair do veículo. E aí apareceu um outro homem. Eu não sei de onde ele veio. Ele estava de calça, sem camisa, era bem moreno, aparentemente estava trabalhando ali nos arredores.'"

O superintendente complementou: "De fato ele estava trabalhando por ali, no próprio jardim, e ouviu a batida".

Seu colega assentiu e a leitura prosseguiu.

"'Esse homem perguntou se eu estava bem. Michael saiu pela janela e caminhou até a frente do carro. Começou a chutar a lataria, arrancando pedaços, e parecia estar muito bravo e chateado. Eu também estava chateada. Eu estava histérica. Michael estava chutando tudo, dando um chilique.

"'Eu saí e acendi um cigarro, e dei um para Michael, e então o homem sem camisa disse: "Não acenda o cigarro, tem gasolina aqui na traseira do carro".

"'Michael disse a ele para cuidar da própria vida, e o sujeito sem camisa disse algo para Michael, eu não ouvi o que, mas sei que o irritou, e então começou uma briga.'"

O inspetor parou de ler e olhou para mim. Ambos olharam para mim como se esperassem que eu dissesse alguma coisa.

"O que de fato aconteceu nessa briga?", perguntei.

"Michael tentou acertar o sujeito sem camisa, e errou. O sujeito bateu nele de volta, só isso."

Não era possível, não tinha como ter sido só isso. Por que eles estavam relutantes em me contar mais? Perguntei: "Bem, o que a namorada diz?".

O inspetor leu: "'O homem sem camisa cerrou o punho direito e atingiu Michael em cheio no rosto, acertando o nariz ou a boca. Outro homem, com cabelo com mechas grisalhas, havia parado seu carro e agora estava atrás de Michael, agarrando-o, e Michael começou a ficar com uma coloração engraçada, um vermelho-púrpura, e desmaiou. O homem meio que o deixou cair no chão.'"

O inspetor parou de ler novamente. Mas eu sabia que havia mais.

"Mais alguma descrição?", perguntei.

"'A essa altura, chovia muito. O homem sem camisa começou a sacudir Michael violentamente para tentar obter alguma reação. Ele dizia: "Vamos, levante-se!", mas Michael não se mexeu, e aí notei que ele realmente estava muito machucado, ele parecia muito mal. O tom roxo-avermelhado havia desaparecido. Eles não conseguiram reanimá-lo. Um velho que dirigia um Sierra parou e cobriu Michael com o próprio casaco para mantê-lo aquecido até que as ambulâncias chegassem. Quando minha ambulância saiu, a ambulância de Michael ainda estava lá.'"

O superintendente resumiu a história: "Jamais recuperou a consciência. Swindon o mandou para Oxford para uma tomografia computadorizada, depois ele foi levado de volta a Swindon. Morreu aqui nesta manhã".

Ele me entregou alguns prontuários médicos de Oxford. Olhei para eles e assenti.

"Então vocês querem saber se têm um acidente de trânsito ou um homicídio nas mãos?"

Notei que estremeceram com a palavra homicídio. Voltei a me perguntar por que o alto escalão estava ali cuidando daquele caso. O falecido era famoso? Tinha bons contatos?

O superintendente disse: "A namorada está fazendo um estardalhaço, com razão, dizendo que o cara sem camisa matou Michael, e agora a família dele está fazendo um estardalhaço também".

Levantei-me. "Bem, vamos dar uma olhada nele."

"Muito bem", disse o chefe de polícia enquanto entrávamos na sala onde o corpo do jovem nos aguardava. "Este é Michael Ross."

Não reconheci o nome, mas meio que esperava reconhecer o rosto. Havia cortes e hematomas, mas ainda era evidente aquele belo visual de estrela do rock, com cabelos escuros e densos formando cachos em torno da testa. No entanto, não havia nada de familiar no rapaz.

"Qual é a idade dele?"

"Ele tem 24 anos."

Comecei a rabiscar e, quando olhei para cima, vi que o fotógrafo tinha chegado e estava aguardando minhas instruções sobre as posições das fotos.

"Frente, corpo inteiro. Então closes do rosto e do pescoço, e também daqueles hematomas nos joelhos, por favor. Ah, e essa briga em que ele se meteu..."

"Suposta briga", corrigiu depressa o superintendente.

" ... por favor, fotografe as mãos para que possamos ver os nós dos dedos."

Escrevi:

> Abrasões superficiais recentes, principalmente verticais, sobre a testa, ponte do nariz e lado esquerdo do queixo. Área pontilhada recente de hematoma (8 cm x 2 cm) em diagonal na parte inferior do pescoço, lado direito.

Marquei as feridas de Michael no papel com o desenho de contorno corporal, em seguida, examinei seus dentes com cuidado.

"Nenhum indício de que ele foi atingido na boca", informei. A sala parecia farfalhar um pouco, mas quando olhei para cima, todos estavam quietos.

Havia vários outros hematomas e cicatrizes antigos no corpo, os quais registrei, bem como detalhes das tatuagens de Michael. Suas costas pareciam livres de marcas. Fotografamos, daí voltei a virá-lo e comecei a necropsia. Os investigadores ficaram observando com rostos de pedra. Geralmente, pelo menos um deles fica verde de enjoo, e desta vez, para minha surpresa, foi o superintendente.

"Vou ter de me acostumar com tudo isso de novo; faz anos que não presencio uma destas", disse ele, se desculpando. "Acabei de voltar do setor de fraudes."

Desde que aquele jovem policial vomitara na primeira necropsia forense que fiz sozinho, pensei muito na repulsa post mortem, condição que pode afetar qualquer pessoa cuja função exija sua presença em um exame cadavérico.

Perguntei-me por que nunca, nem uma vez, eu compartilhara dessa repulsa. Resposta: porque eu era fascinado demais com o funcionamento do corpo humano em geral, e com minhas descobertas em particular. Concluí que, se pudesse compartilhar de alguma forma desse fascínio com os outros na sala, talvez pudesse ajudá-los a superar o nojo. Minha teoria era que, se eu pudesse envolvê-los nos procedimentos por meio do conhecimento e da compreensão, eles não mais seriam espectadores indefesos e chocados.

O silêncio tenso com que conduzi minha primeira necropsia e a náusea do policial que a presenciou não podem ter sido mera coincidência. Então, a partir dali determinei que, da próxima vez que um dos presentes ficasse incomodado, eu colocaria meu plano em ação por meio de falatório. Resmungar educada e sutilmente um "Er... você está bem?" quando as bochechas do superintendente assumiram um tom esverdeado não bastava.

Adotando o que eu esperava ser um tom tranquilizador, comecei: "Como alguns de vocês vão perceber, eu preciso verificar os órgãos internos... não apenas por causa dos ferimentos pelo acidente automobilístico, não apenas por causa da briga subsequente, mas para averiguar se não houve algum outro fator menos óbvio que contribuiu para a morte, como uma doença natural. Sendo assim, vou dar uma boa olhada em todos os órgãos dele".

O superintendente assentiu. Bem devagarzinho. A sala estava silenciosa, como se alguém tivesse jogado um cobertor em cima dela.

"Dá para botar música?", perguntei ao pessoal do necrotério. "Algo clássico seria bom."

Ligaram na Radio 1. Olhei para o superintendente. Talvez o som de vozes aleatórias acalmasse seus nervos. Mas pedi que não colocassem muito alto.

Cortar pele morta é como cortar pele de frango: fácil se você usar uma lâmina afiada. Mas o corte pode ser dificultado devido à elasticidade natural da pele e, sendo um jovem saudável, a pele de Michael Ross tinha essa elasticidade. Enquanto eu cortava a gordura que está por baixo — e que existe em todos nós até certo ponto, até mesmo em alguém tão esbelto quanto Michael —, olhei para cima. O superintendente não estava muito bem. A Radio 1 não estava ajudando em nada. Era hora de recomeçar a falar para testar minha teoria de que a informação, qualquer informação, é calmante.

"Estou quase na cavidade torácica agora. A partir desse estágio, sem afetar a dignidade de Michael, vocês podem tentar esquecer que estamos dissecando um humano. Vocês já cortaram carne com bastante frequência e isto aqui não é diferente em cor ou consistência. Vocês logo verão que o fígado é como qualquer fígado comprado no açougue. Os rins também. E este músculo que estou cortando agora, bem, sempre acho que se parece com um bom bife."

"Batatinha, alguém?", brincou o inspetor jovialmente.

Ninguém respondeu, mas o superintendente tentou assentir de novo, como se estivéssemos em um bate-papo educado. No entanto, ele não poderia seguir essa convenção olhando para mim porque agora seus olhos estavam fixados em Michael Ross.

Continuei meu trabalho. O policial fez questão de ignorar o desconforto do chefe, mas o legista parecia sentir um certo prazer com tudo aquilo.

"Está tudo bem, ele não está sentindo nada", zombou ele superalegremente. "A morte é uma anestesia das boas."

Olhei para o superintendente de novo. Hum. Comecei a falar.

"Claro, vou ter de examinar o cérebro e o pescoço de Michael. De acordo com o prontuário médico, é onde posso esperar encontrar os danos causados pelo acidente de trânsito e pela briga. Quero dizer, suposta briga. Mas esse laudo é só um direcionamento, não devo me prender a ele. Ainda tenho de examinar cada órgão com cuidado, para o caso de os médicos terem deixado passar alguma coisa."

Ninguém na sala, nem mesmo o legista, pareceu achar muito atraente a perspectiva de examinar o cérebro de Michael. Decidi nem tentar dizer a eles como isso seria fascinante.

Michael tinha sido um rapaz bastante saudável, porém, apesar da pouca idade, seu estilo de vida beberrão já mostrava seus efeitos. O coração estava ligeiramente aumentado e o fígado tinha acúmulo de gordura, ambos prováveis indicadores de consumo excessivo de álcool. Eu tinha certeza de que o cérebro seria o órgão mais interessante e, conforme esperado, quando o retirei, descobri que estava encharcado de sangue. Ouvi uma porta batendo. Nem precisei me virar para saber quem tinha saído da sala.

Pedi ao fotógrafo uma foto do cérebro inteiro, sabendo que teria de seccioná-lo a seguir para estudar sua histologia. Eu provavelmente também ia pedir a um colega especialista em patologia cerebral para dar uma olhada nas lâminas do microscópio. Ia precisar fazer também um exame bem detalhado do pescoço de Michael, detalhado demais para os recursos que eu tinha ali, então preparei uma solução fixadora para transportá-lo. Os policiais restantes recuaram ao sentir o cheiro intenso de formol quando virei o corpo e removi cuidadosamente as estruturas do pescoço, juntamente às artérias que o acompanhavam, colocando-as em um balde mortuário para ter certeza de que as vértebras sofreriam o mínimo de perturbação possível.

"Ainda bem que vim de carro, posso colocar isto no porta-malas", falei enquanto o assistente do necrotério levava o balde para lacrá-lo.

"Você jamais teria conseguido levar no metrô!", exclamou o policial.

"Às vezes eu levo", confessei. "Parece um pouco estranho, mas eu só rezo para que os outros passageiros pensem que eu estava catando girinos no campo." Certamente, ninguém jamais adivinharia o conteúdo do balde. A menos que conseguisse sentir o cheiro.

"Muito bem, então", disse o animado assistente do necrotério. "Xícaras de chá para todo mundo!"

Fui ao vestiário para me trocar e me lavar. Os policiais se apropriaram da sala de luto do necrotério, que naquele momento estava vazia, e eu os flagrei sentados em círculo bebericando chá. Era uma sala silenciosa, decorada em tons opacos. Ao longo de uma parede havia um grande aquário, dois peixes nadando para cima e para baixo silenciosamente. Não sei por que quase sempre há um aquário nas salas de luto.

As bochechas do superintendente estavam mortalmente pálidas. Ele não estava exatamente sentado na cadeira, e sim sendo apoiado por ela, e evidentemente não estava muito disposto a falar, olhando para o inspetor em vez disso.

O inspetor perguntou: "Então, o que você acha, doutor?".

"Vai demorar um pouco para você receber meu laudo completo porque tenho muito trabalho a fazer no cérebro e no pescoço para confirmar minhas descobertas. Mas posso lhe dar um depoimento informal e extraoficial, se quiser."

"Sim, por favor", disse ele rapidamente, trocando olhares com o superintendente. O que havia naquele caso para causar tanta preocupação no alto escalão?

"Bem, eu não creio que o soco, o alegado soco, tenha algo a ver com a morte de Michael Ross. Ele foi morto pelo impacto do acidente de carro", falei.

O inspetor tentou se conter, mas não conseguiu. Ele sorriu. Mesmo o superintendente, ainda pálido e mal tocando no chá, conseguiu dar um arremedo de sorriso.

"Tem certeza?", perguntou o inspetor alegremente. "Como você pode ter tanta certeza assim?"

"Só de olhar para ele, dá para saber que Michael freou de repente... A lesão causada pelo cinto de segurança no lado direito do pescoço comprova isso. Acredito que a parada repentina causou um tranco na coluna. Uma vez que a coluna dele estava desalinhada... e de acordo com a namorada ele estava girando o volante freneticamente na hora... isso pode ter rendido um problema rotacional na coluna... as artérias, ou pelo menos uma delas, que acompanham as laterais das vértebras, foram rompidas. Uma artéria rompida pode causar um sangramento ao redor do cérebro: ele teve uma hemorragia subaracnóidea e foi isso que o matou."

"Um tranco. Foi um tranco!", disse o inspetor, sorrindo para o superintendente.

"Uma hemorragia cerebral...", murmurou o superintendente, débil.

"Causada pelo impacto!", concluiu o inspetor por ele.

Eu disse: "A hemorragia subaracnóidea pode ocorrer por motivos genéticos e ainda não posso descartar totalmente um problema congênito. Mas também pode ser causada por trauma e, neste caso, a hemorragia quase certamente foi resultado do acidente".

O policial parecia mais sério do que seus chefes. Estava observando os peixes nadando para cima e para baixo no aquário.

"Doutor... Como você sabe que a hemorragia não foi causada por um trauma na briga; quero dizer, suposta briga?"

"Se a briga tivesse causado a hemorragia, Michael teria apresentado muito mais lesões nos tecidos moles. Ele só tem um hematoma no rosto, que pode ter sido causado por um soco. Acho que é muito pequeno para ter feito tanto estrago, mas vou verificar cuidadosamente quando examinar o pescoço. Para mim, praticamente todos os outros ferimentos faciais parecem causados pelos estilhaços do para-brisa."

O inspetor disse: "Mas a família de Michael Ross vai questionar como ele conseguiu sair do carro, andar, fumar, conversar, discutir e brigar se ele teve uma hemorragia cerebral. A coisa aconteceu depois que o sujeito sem camisa bateu nele".

"Uma morte tardia é bastante clássica nesse tipo de hemorragia. Pode levar alguns minutos, ou até horas, para o sangue se espalhar da artéria lesionada até o crânio. Ele conseguiu fazer todas essas coisas durante o período de lucidez que às vezes precede a morte por hemorragia subaracnóidea."

Todos se entreolharam.

"Então... Você tem certeza de que não teve mesmo nada a ver com a briga?"

"Acho que não. Mas essas hemorragias são encontradas depois de brigas de bar e acidentes de trânsito, então vou ter de fazer muitos exames antes de ter certeza. Acredito que eles vão mostrar que Michael estava morrendo desde o momento do acidente, e a briga não fez diferença."

Isso era o que eu achava. O timing, no entanto, foi infeliz, já que ele só pareceu estar morrendo no momento em que o homem o socou. Eu ia ter de trabalhar bastante para provar minha teoria, e estar preparado para mudá-la, já que com certeza haveria uma segunda necropsia.

Os policiais se recostaram em suas cadeiras e se entreolharam.

"Se houvesse alguma acusação de homicídio culposo contra o homem sem camisa, eu a descartaria agora, pois provavelmente não vai se concretizar. Imagino que vocês possam enquadrá-lo por agressão", ofereci.

Eles ficaram calados.

Perguntei: "Michael Ross tinha a aparência e o fígado de uma estrela do rock. Ele é famoso?".

Todos balançaram a cabeça.

"Então... Por que temos um superintendente e um inspetor aqui no domingo de manhã?"

O superintendente me olhou. O inspetor também; daí fez uma pausa, então disse: "Em off, doutor, estamos aqui porque achei que fôssemos ter um pequeno aborrecimento".

Esperei. Os oficiais pareciam desconfortáveis. Finalmente, o superintendente falou.

"O homem sem camisa, o cara que bateu no Michael... era um policial de folga."

Estava explicado.

"Não falamos antes porque não queríamos influenciar seu julgamento."

Eu disse rigidamente: "Vocês não teriam me influenciado. A patologia conta sua própria história". Não, aquilo soou muito mal. Muito pomposo, muito parecido com alguém que às vezes ficava tenso diante do número de versões da verdade que estava começando a encontrar. Acrescentei: "Mesmo que eu quisesse ignorar verdades inconvenientes, geralmente há uma segunda necropsia, então eu nem teria como fazer isso".

Mas o superintendente não estava ouvindo. Com o rosto ainda mortalmente branco e a voz baixa, ele disse: "Você não faz ideia do quanto estou preocupado com isso. Seria ruim para a polícia e, cá entre nós, aquele policial já tem um histórico; ele perde as estribeiras e... é claro, não queríamos acreditar que ele tinha matado um homem, mas a ficha dele não é... Bem, de qualquer forma, o que você nos disse é um grande alívio, doutor."

"A questão é", começou o policial, que nitidamente conhecia o homem sem camisa, "dá para sacar como isso aconteceu. O motorista, Michael Ross, foi um idiota por fumar perto do carro sendo que havia combustível por toda a estrada, e quando Mitch avisou, ele tentou discutir. Então Mitch teve de fazê-lo parar. Dá para entender."

"Persuadir uma vítima de acidente de trânsito a se comportar com segurança é uma coisa, perder as estribeiras com ela é outra", disse o inspetor.

Agora que eles sabiam que a ação do policial não tinha contribuído para a morte, pareciam capazes de debater o assunto. Até o superintendente aderiu um pouco.

"Você vai ficar bem?", perguntei para ele antes de sair.

Ele assentiu, mas achei seu rosto ainda pálido e abatido. Perguntei-me então se assistir a uma necropsia poderia realmente ser uma experiência traumatizante. Eu tinha de garantir de alguma forma que não era. Fizera o meu melhor ali. Como eu poderia fazer mais?

Enquanto eu caminhava pelo corredor, ouvi as vozes dos policiais ainda debatendo. Voltei para casa com meu baldinho e sua carga esquisita no porta-malas.

"Eca, papai, você está fedendo", disse minha filha. Anna nunca foi de medir palavras. Jen caiu agradecida em seus livros e preparei o jantar, e então, quando meu período de sobreaviso acabou, deixei as crianças me convencerem de que devíamos levar o cachorro ao parque.

Coloquei os três no carro.

"Anna, cinto de segurança", ordenei.

"Não."

"Cinto de segurança."

"Eu não gosto."

"Não é lei usar o cinto", disse Chris. "Estamos no banco de trás." Naquela época as coisas eram realmente desse jeito.

"É a lei neste carro", eu disse com firmeza. "Cintos! Agora! Ou não vamos sair daqui."

Michael Ross não foi salvo pelo cinto de segurança, mas eu tinha visto muitas, muitas fatalidades que poderiam ter sido evitadas se o ocupante do veículo estivesse usando um. Viajar sem cinto de segurança é um risco que eu jamais correria.

"Não vou colocar o cinto!", declarou Anna. "E não é justo, porque Dilly não precisa usar o cinto."

Dilly abanou o rabo.

Falei: "Muito bem. Então a gente não sai daqui". E para demonstrar toda minha convicção e disposição para ficar sentado no carro até que Anna estivesse adequadamente afivelada, peguei meu maço de cigarros, acendi um e fiquei tragando até minha filha obedecer totalmente às minhas regras de saúde e segurança. Finalmente fomos para o parque. Eu sei, eu sei. Em minha defesa, eu abri os vidros para dissipar a fumaça.

A partir desse episódio, você vai perceber que minha postura em relação ao risco — o meu e o dos meus filhos — sempre foi tão idiossincrática quanto a de todos os outros. Pelo menos trabalhar com a morte me ajudou a reconhecer que ela pode chegar inesperadamente e, portanto, sou grato às coisas boas que a vida tem a oferecer. Então, naquela noite, aproveitei o parque, me diverti com a risadaria generalizada enquanto dava banho nas crianças e gostei de ler historinhas para elas e de lhes dar um beijo de boa-noite enquanto se aconchegavam na cama.

Mais tarde, Jen fez uma pausa e ficamos sentados juntinhos no jardim. Como de costume aos domingos, estávamos sincronizando nossas agendas, planejando como iríamos administrar nossos muitos compromissos. Não podíamos pagar creches fora do horário comercial, então toda semana nosso tempo tinha de ser planejado e gerenciado.

Quando terminamos, ficamos recostados descansando. Com nossos cigarros. A noite estava tão livre de perturbações que a fumaça subia em linha reta. Era bom para relaxar enquanto o sol se punha. E, para nós, era inconcebível relaxar sem cigarros. Lógico, tínhamos plena consciência dos efeitos do fumo: muitas vezes me flagrei olhando aqueles pulmões que exibiam a pátina estranhamente bela, porém mortal, da inalação de fumaça. Mas considerávamos os cigarros parte essencial de nossas vidas atribuladas.

No dia seguinte, fiz algumas pesquisas sobre hemorragias subaracnóideas. Descobri que as vítimas muitas vezes demonstram agressividade no ínterim em que parecem estar se recuperando, o período entre o acidente e a morte durante o qual Michael Ross começou a brigar. E o álcool, que frequentemente desempenha um papel nessas hemorragias, certamente pode piorar as coisas, aumentando a pressão arterial e aumentando a probabilidade de ruptura de uma região lesionada.

Michael parecia um caso clássico dos livros didáticos, mas eu ainda tinha muito trabalho a fazer. Eu não só precisei fazer um raio x da lesão na coluna, como também tive de fazer uma série de cortes transversais das artérias espinais para encontrar a ruptura resultante e demonstrar como causara a hemorragia.

O superintendente me ligou.

"A família de Michael Ross quer mais uma necropsia. Eles acham que estamos fazendo protecionismo e dizem que, se não indiciarmos o policial por homicídio culposo, vão abrir um processo contra ele."

"Você explicou que eu encontrei..."

"Eles não estavam interessados em nada do que eu tinha a dizer. Contrataram um patologista particular."

"Isso não é incomum."

Ele deu o nome do patologista que a família estava consultando.

Fiquei satisfeito. "Ah, eu o conheço e ele é muito bom."

Já o superintendente não estava tão satisfeito assim. "Ele quer fazer a necropsia depois de amanhã."

"Estarei lá."

Quando há uma segunda necropsia — e muitas vezes há; quando, por exemplo, advogados defendem clientes acusados de assassinato, eles frequentemente pedem uma —, é normal, porém não obrigatório, que o primeiro patologista esteja presente. Achei que seria tanto útil quanto interessante assistir a uma necropsia realizada pelo estimado colega.

Antes da segunda necropsia, examinei o cérebro um pouco mais, assegurando-me de que não havia nenhum aneurisma congênito que pudesse ter causado o sangramento. E continuei com minha lenta e cuidadosa dissecção das artérias vertebrais, fotografando cada passo, até encontrar a ruptura que causara a hemorragia. Enviei amostras e fotos para o patologista forense da família Ross, e para outro especialista em neuropatologia que também acompanharia a segunda necropsia.

Depois de tudo, o especialista e o patologista contratado pela família se reuniram e redigiram um laudo detalhado que confirmou todos os meus resultados. O patologista concordou que o tranco, causado não apenas pela freada repentina de Michael, mas também pelos giros frenéticos do volante, deslocara sua coluna. Esse deslocamento rompeu uma artéria responsável por transportar o sangue para o cérebro, resultando na dita hemorragia.

Ele disse: "O fato de ele ter andado, fumado, conversado, discutido e brigado pode ter acelerado o grau da hemorragia, mas duvido que o resultado fatal pudesse ter sido evitado. Depois de alguns minutos, a hemorragia foi tão grande que o sr. Ross perdeu a consciência e sua morte foi inevitável".

Minha necropsia agradara à polícia, e a causa da morte certamente deixou de ser uma discussão quando a segunda necropsia coincidiu. Mas supondo que a evidência forense não tivesse sido tão nítida e a polícia tivesse me pressionado para exonerar seu oficial? Um pequeno ajuste na redação ao final de um laudo ("Existe a possibilidade de que..." para "É improvável que...") pode ser o suficiente para o Ministério Público apresentar acusações ou retirá-las. O quão difícil teria sido resistir a essa pressão caso ela viesse do MP, alimentada pelas esperanças e temores de indivíduos com quem eu trabalhava de forma habitual e amigável?

Então recorri ao lembrete de que eu tinha me tornado um patologista forense exatamente para buscar a verdade. Isso significava que eu deveria defender a verdade independentemente da pressão que fosse exercida sobre mim para mascará-la. Hoje vejo que esse é exatamente o tipo de pensamento nobre que um jovem perspicaz de experiência limitada deve ter. Eu não havia trabalhado em casos suficientes para entender a maleabilidade da verdade para algumas pessoas, nem o quanto as verdades estão abertas a interpretação, instinto e inclinação, mesmo aquelas que parecem um fato científico. Embora já tivesse havido alguns indícios da elasticidade da verdade aqui e ali. No tribunal, por exemplo. Mas, de modo geral, eu ainda estava iludido de que sempre era possível encontrar um caminho moral que todos reconheceriam como evidente e correto.

DR. RICHARD SHEPHERD

CAUSAS NÃO NATURAIS

11

Alguém precisava ministrar um treinamento no Departamento de Investigação Criminal, e fiquei satisfeito por ser a minha vez. No departamento de polícia, eles costumam oferecer muitos cursos ao seu pessoal, e a participação dos policiais é obrigatória — mas alguns deixam bem óbvio que prefeririam estar jogando golfe ou até mesmo trabalhando em vez de sentados em um auditório assistindo a aulas.

No entanto, eu tinha certeza de que ia conseguir atrair a atenção deles, pois meu assunto era o corpo humano após a morte. A polícia raramente está presente quando alguém morre; ela inevitavelmente chega só após o evento, às vezes muito depois. Minha palestra era projetada para ajudá-los a reconhecer o que poderiam encontrar em uma cena de óbito.

Comecei explicando que a morte é um processo, e quando esse processo se completa, ele desencadeia mais uma nova série de processos que por fim nos devolvem à terra e completam o ciclo de vida.

A tela se iluminou acima de mim e os policiais esticaram as pernas. Alguns bebericavam café e relaxavam como sujeitos se acomodando com suas esposas para assistir a um documentário de David Attenborough sobre a vida selvagem.

Eu não queria jogar muita ciência para cima deles, então simplesmente falei que o oxigênio é vital para quase todas as células, que ele facilita a multiplicidade de reações químicas que sustentam a vida celular, isto é, o metabolismo. Na morte, quando há ausência de oxigênio, as células musculares ficam rapidamente flácidas, mas pode ser que ainda reajam por algumas horas. Ao toque. Ou à descarga de uma célula neuromotora moribunda. Ou a outras formas de estimulação. Como resultado disso, desconcertantemente, os membros de um corpo sem vida podem até mesmo se contorcer.

As pálpebras podem se fechar ou, mais frequentemente, semicerrar, pois os músculos da pálpebra já estão flácidos demais para completar o movimento. A reação à luz é perdida; no entanto, em algumas culturas (predominantemente na asiática, mas também no Ocidente), há um mito de que os olhos retêm a última imagem que veem, revelando assim o rosto de seu assassino. Isto chegou a ser considerado uma possibilidade científica na Europa na década de 1870. Era chamado de optografia, e incitou a condução de vários experimentos em indivíduos antes e após a execução por pena de morte, porém todos sem sucesso. Apesar da falta de comprovação científica, o conceito acabou se enraizando no imaginário popular, em parte graças a autores como Rudyard Kipling e Júlio Verne, que o exploraram em seus contos. A ideia apareceu até em um episódio de *Doctor Who* na década de 1970. E uma vez que já está cimentada na psique pública, é muito difícil removê-la. Outro conto da carochinha é que o cabelo continua a crescer após a morte. Na verdade, as células dos folículos pilosos morrem com o restante da pele. No caso de um indivíduo caucasiano, a pele ganha uma coloração pálida no post mortem porque o sangue para de circular e a pressão sanguínea é perdida.

Os anéis esofágicos que controlam a passagem de alimentos e líquidos pelo sistema digestivo perdem o tônus, o que significa que, dependendo tanto do ângulo do corpo quanto dos órgãos internos do indivíduo, pode haver vazamento de urina. De fezes também, mas isto já é menos comum por causa da estrutura do reto.

Outro vazamento comum é o de sêmen. Sendo assim, ao encontrar sêmen fora do corpo, nunca é seguro para o patologista supor que o falecido estivera fazendo sexo pouco antes de morrer — embora pudesse ter feito. E só porque encontramos conteúdo gástrico na boca, também não podemos presumir que o vômito tenha sido a causa da morte, uma vez que a regurgitação é flagrada em cerca de 25% das necropsias.

Os policiais de fato não precisavam ser lembrados de que a morte pode ser um negócio confuso. Eles sabiam que os corpos muitas vezes apresentam vazamentos em seus orifícios que seriam um tanto constrangedores caso tivessem ocorrido em vida. Na verdade, há muito eu entendi — depois de conversar com as pessoas sobre seus medos no momento da morte — que esse vazamento indigno é algo que muitos consideram preocupante. Mas não creio que isso seja motivo para pânico. Aqueles de nós que escolhem trabalhar com os mortos não julgam, são muito respeitosos, e sinto que até os indivíduos mais cismados não vão se importar com isso quando a vida estiver se esvaindo deles. Acho que estarão totalmente dedicados ao processo de deixar a coisa acontecer, de permitir que seus corpos se entreguem. O constrangimento é exatamente o tipo de preocupação mundana que, creio eu, os moribundos abandonam, muitas vezes até com alívio, talvez.

O processo seguinte que se dá logo após a morte é o resfriamento. Eu seria capaz de montar uma palestra inteira dedicada a esse assunto, mas ofereci apenas as diretrizes gerais: meu objetivo era que os policiais reconhecessem como os filmes na TV são irreais sobre essa coisa de determinar a hora da morte com precisão só de medir a temperatura do corpo. Depois do esfriamento vem a rigidez muscular sobre a qual já falamos, o famoso rigor mortis; eles também já estavam familiarizados com isso. Então mostrei fotos da hipóstase.

Com a morte, o sangue obviamente para de circular, e com isso seus componentes, células e proteínas ficam sujeitos às leis da gravidade. Na prática, os glóbulos vermelhos descem e se instalam nas regiões mais baixas do corpo. Os minúsculos vasos sanguíneos na pele dessas regiões se distendem com o sangue. Isso faz com que a pele inicialmente ganhe um aspecto rosado, mas dentro de cinco ou seis horas ela assume uma cor muito irritada, um rosa brilhante com um tom azulado. Essa é a paleta de cores que chamamos de hipóstase.

Sua aparência alarmante é intensificada nos caucasianos devido à alvura das partes adjacentes do corpo, aquelas que ficam de encontro direto à superfície firme — uma cama ou o chão talvez —, achatando os vasos sanguíneos que, portanto, não podem mais se encher. Essas regiões permanecem esbranquiçadas. Um caucasiano que morre deitado na cama, portanto, apresenta as manchas da hipóstase na maior parte da pele das costas, bem como na nuca, coxas e pernas — e pele muito branca nas nádegas, bem como manchas brancas nos ombros. Em pessoas de pele mais escura, a hipóstase, é claro, ainda se faz presente, mas sua aparência é muito menos agressiva.

A hipóstase em algum momento desaparece, mas somente quando o sangue se dissipa ao longo do processo final após a morte. É a chamada decomposição. Muitas pessoas acham a ideia de decomposição um tanto repulsiva, mas pode ser útil nos lembrarmos de que é um importante processo natural que completa o ciclo de vida do corpo humano, devolvendo-o ao reservatório químico que é a terra. É difícil imaginar como seria o nosso mundo sem o processo de limpeza da decomposição, por mais fedorento e feio que ele possa parecer aos vivos.

Existem três maneiras de um corpo se decompor: por putrefação, por mumificação ou por adipocere, sendo que, das três, a putrefação é de longe a mais comum.

Eu sempre usava fotos nas palestras — e até então os policiais não tinham se empolgado muito com as imagens que eu havia mostrado. Mas agora eles estavam mais eretos nas cadeiras, na esperança, eu imaginava, de que não iriam precisar olhar para as imagens de putrefação. Mas um corpo em putrefação é simplesmente aquele em que os tecidos moles estão se transformando em líquido lentamente. A velocidade desse processo, claro, depende da temperatura. No Reino Unido, os corpos geralmente começam a apodrecer cerca de três ou quatro dias após a morte, e isso é visível a olho nu. Mostrei a foto de um corpo e, com a ponteira, chamei a atenção dos policiais para uma pequena área de descoloração verde bem do lado direito do abdômen inferior.

"Geralmente é bem ali", eu disse. "É ali que vocês verão a putrefação pela primeira vez."

Nosso intestino está cheio de bactérias, são vitais para a digestão. Agora, na morte, essas bactérias saem do intestino para a cavidade abdominal e então para os vasos sanguíneos. O processo começa nesse ponto no abdômen, próximo ao apêndice, pois é o ponto onde a parede abdominal se aproxima do intestino. A putrefação pode começar em outro lugar, mas apenas se houver um bom motivo para isso: por exemplo, se um corpo estiver deitado sobre um cano de calefação, ou se parte dele estiver sob luz solar direta. Mas onde quer que se inicie, no momento em que a mancha verde estiver visível na pele, é sinal de que as bactérias já estão correndo soltas dentro do corpo.

Os vasos sanguíneos fornecem canais fáceis para as bactérias se espalharem, fazendo com que a hemoglobina presente ali se decomponha também. Resultado visível: o extraordinário e belo padrão de samambaia (formado pelas veias mais próximas da superfície) fica nitidamente gravado na pele como uma tatuagem marrom. Muitas vezes é evidente nos braços e coxas.

Acho que finalmente os policiais estavam começando a perceber que a aula não se tratava de um documentário de David Attenborough. Mas, como todo processo na morte, esse belo estágio também é temporário. Pouco a pouco, o desenho vai sumindo à medida que a pele vai formando bolhas vermelhas e marrons. E quando as bolhas estouram, a pele descama.

Um produto residual de toda essa atividade bacteriana é o gás, e é nesse momento que o corpo começa a inchar. Primeiro os genitais, seguidos pelo rosto, abdômen e seios. Então os olhos e a língua se projetam à medida que o líquido sangrento vaza dos pulmões, escapando pelo nariz e pela boca. O rosto, com os olhos arregalados e a língua saltada, ganha um ar de espanto.

Os policiais que conseguiam olhar para a tela — e muitos optaram por não olhar — encaravam o corpo que eu estava mostrando com igual espanto. Corpos inchados nesse estágio de decomposição ficam tão escuros que qualquer um que o encontre pode confundir equivocadamente um caucasiano magro com um negro com sobrepeso.

As moscas também desempenham seu papel na putrefação, banqueteando-se e botando seus ovos, que dão origem a larvas com um apetite voraz. Animais, domésticos e selvagens, também podem representar uma importante contribuição para o colapso corporal (ao ar livre existem ratos e raposas, e dentro de casa... Bem, um cão faminto que se flagra preso em casa depois da morte de seu tutor provavelmente vai comê-lo para sobreviver).

No prazo de cerca de uma semana após a morte — a depender, como sempre, do clima e do microambiente — as cavidades corporais vão estourar e os tecidos vão começar a se liquefazer. Dentro de aproximadamente um mês, os tecidos moles já estarão em estado líquido e serão drenados pelo solo. A ordem normal de decomposição é: primeiro os intestinos, estômago, fígado, sangue e coração. Em seguida, pulmões e vias aéreas. A seguir, o cérebro, os rins e a bexiga. Finalmente, os músculos. Por fim, a próstata, o útero, os tendões e ligamentos, estes relativamente resistentes à putrefação e que podem levar meses para se romper e desnudar o esqueleto. Não mostrei nenhuma foto dessa parte final do processo. Eles pareciam já ter visto o suficiente.

Como eu disse, a mumificação é um modelo de decomposição muito mais incomum. Os corpos mumificados são marrons e secos. A pele é esticada firmemente sobre o esqueleto, de tal modo que fica enrugada e dura como couro. Esse processo seca os tecidos, endurecendo-os de forma a evitar a putrefação. Geralmente requer condições quentes e desérticas: corpos enterrados nas areias do Egito podem mumificar espontaneamente.

No Reino Unido, a mumificação pode acontecer se uma pessoa magra (os magros são mais propensos a esfriar e a dessecar rapidamente) morrer em um local muito seco e dotado de correntes de ar — um sótão ou chaminé, por exemplo. É raro encontrar um corpo mumificado hoje em dia, mas não muito tempo atrás, a mumificação ocorria com relativa frequência.

"Alguém aqui já viu um corpo mumificado afora aqueles do Museu Britânico?", perguntei ao meu público. Alguns levantaram a mão.

Um dos policiais mais velhos disse: "Um bebê. Estava escondido no sótão. E isso não foi ontem, claro. Aconteceu anos e anos atrás, provavelmente durante a guerra, disseram, porque isso acontecia bastante naquela época".

"Era um recém-nascido?", perguntei.

Ele assentiu. Na verdade, eu mesmo tinha visto um recém-nascido mumificado recentemente, e as circunstâncias eram as mesmas. Os corpos dos recém-nascidos são relativamente estéreis, o que os torna menos suscetíveis à putrefação e mais propensos a mumificar. Esses bebês geralmente eram paridos em segredo por mães solo em uma época em que isso era considerado socialmente vergonhoso. Ou eles eram natimortos, ou morriam logo ao nascer, pois a mãe mal dava conta de parir sozinha; ou de fato eram assassinados, mas, em muitos casos, o enterro aparentemente não era uma opção e, portanto, o corpo ficava escondido sob as tábuas do assoalho ou no sótão. À medida que a postura social em relação a filhos fora do casamento foi mudando, essas descobertas diminuíram, mas ainda aconteciam aqui e ali na década de 1980, quando velhinhas faleciam e jovens casais compravam suas casas e se punham a reformá-las — encontrando no sótão o trágico e há muito escondido cadáver mumificado de um bebezinho.

Há também exemplos de homicídios de adultos revelados anos depois pela descoberta do corpo mumificado. O mais famoso ocorreu no País de Gales: uma mulher estrangulada ficou escondida em um armário durante anos enquanto sua família continuava a receber sua pensão. Uma vez completamente seco, um corpo mumificado pode durar muito tempo. Mas, em algum momento, as formas moldadas e os tecidos secos vão virando pó, até que se desintegram. Além disso, a múmia muitas vezes atrai roedores, besouros e mariposas. No entanto, se for recuperada a tempo, pode revelar com muita fidelidade — por meio de hematomas, escoriações ou outros ferimentos preservados — a causa da morte.

O terceiro processo de decomposição é a adipocere, uma rara alteração química na gordura saturada do corpo, que fica hidrolisada, daí vai endurecendo e inchando até formar um composto ceroso, parecido com sabão (por isso a adipocere também é chamada de saponificação). Às vezes é chamada de "cera cadavérica". Basicamente, o corpo, ou parte dele, é preservado de modo semelhante a uma estátua de cera.

No Reino Unido, o processo de formação de adipocere leva cerca de seis meses — embora eu tenha ficado sabendo de um caso ocorrido apenas três semanas após a morte, o qual presumivelmente foi auxiliado pelo calor do sol e pelo calor da infestação de larvas.

A adipocere requer condições úmidas. Em seus estágios iniciais, quando a gordura é hidrolisada a um semifluido gorduroso, o cheiro rançoso é terrível. Mas, à medida que o processo avança, a gordura torna-se quebradiça e mais clarificada, e quando a adipocere se forma por completo, assume coloração cinzenta e textura firme.

O fenômeno da adipocere tem sido documentado há muitos anos e pode durar literalmente séculos. Ötzi, o caçador neolítico conhecido como Homem do Gelo, cujo corpo está em exibição em um museu em Bolzano, nas Dolomitas italianas, provavelmente foi preservado pelo menos parcialmente pela adipocere. No século XVIII, as escavações no *Cimetière des Innocents*, em Paris, supostamente renderam toneladas de adipocere, a qual foi prontamente utilizada pelos fabricantes de sabão e velas da cidade. Houve também alguns casos famosos na Austrália na década de 1970, em que o processo preservou perfeitamente a forma, se não o conteúdo, dos corpos de mergulhadores encontrados cerca de um ano depois de se afogarem devido à falha dos equipamentos durante a exploração de um lago profundo de água doce.

Em algumas ocasiões, a adipocere de fato revelou a causa de morte, reproduzindo perfeitamente ferimentos como buracos a bala ou preservando a gordura em determinados órgãos. Em geral, é mais comum em mulheres, as bem-nutridas e as obesas, mas as condições precisam estar favoráveis — geralmente o corpo deve ter estado submerso em água anaerobicamente ou enterrado em cova úmida, principalmente se não houver caixão e especialmente se o falecido estiver usando trajes de fibras naturais em vez de sintéticas. Sua formação pode ser influenciada pela estação do ano, profundidade da sepultura, composição do caixão, solo e atividade de insetos locais.

Esses três processos de decomposição — putrefação, mumificação e adipocere — não são mutuamente exclusivos. Todos os três poderiam, teoricamente, ser encontrados em diferentes regiões do mesmo corpo, embora isso seja um tanto extraordinário, pois cada processo requer condições muito diferentes entre si. Mas dois processos já foram encontrados juntos — e a putrefação é sempre um deles.

Embora hoje seja comum causar um curto-circuito nos processos naturais de decomposição descritos acima por causa dos processos modernos, como a cremação, o local tradicional para os restos humanos ainda é o cemitério. O ritual de sepultamento tende a retardar a decomposição. De fato, diz-se que um corpo acima do solo se decompõe pelo menos quatro vezes mais rápido do que um corpo enterrado. Encovado, provavelmente leva dois anos para que os tecidos moles desapareçam por completo. Tendões, ligamentos, cabelos e unhas ainda serão identificáveis por algum tempo depois disso. Em cerca de cinco anos, os ossos já estão expostos e desarticulados, mas muitas vezes há fragmentos de cartilagem e, se eu usar uma serra de alta velocidade para cortar os ossos de corpos exumados mesmo após esses cinco anos, ainda haverá um fiapo de fumaça causado por queimaduras de proteína residuais na medula, assim como o cheiro de matéria orgânica queimada — algo que também posso esperar ver nos ossos de mortos recentes.

O esqueleto humano é a última parte do corpo a retornar à terra, o que, claro, pode levar muito tempo: ossos de hominídeos de mais de 2 milhões de anos foram encontrados em regiões secas do mundo. A menos que seja preservado anaerobicamente em um charco, o clima úmido do Reino Unido não preserva os ossos tão bem. E, por fim, todos os ossos devem se decompor. Solos úmidos que retêm água aceleram esse processo ao lixiviar o cálcio e outros minerais. À medida que o osso vai se tornando mais poroso, o processo de desintegração é auxiliado por bactérias, fungos e até mesmo plantas que cravam suas raízes dentro das rachaduras e fendas, quebrando a estrutura — e eles também podem ser roídos por animais.

Ao longo de suas carreiras, os patologistas são abordados pela polícia para examinar ossadas. Perguntei aos participantes se alguém já havia enviado ossadas a um patologista e duas pessoas levantaram a mão. Normalmente, apenas um osso é encontrado, às vezes montes deles, e quase sempre são de animais. Mas isso não é frequente. Todos os patologistas têm arquivos rotulados como "Ossadas antigas", as quais passam por todas as tentativas possíveis para serem identificadas. Alguns ossos, como a pélvis ou o crânio, podem nos informar rapidamente se seu dono era biologicamente feminino ou masculino. Outros ossos, e particularmente os dentes, podem nos dizer a idade do falecido caso fossem muito jovens ou muito velhos. Mas de outro modo, julgar a idade de um morto a partir de um esqueleto não é uma ciência exata.

Majoritariamente, nossos arquivos de "Ossadas antigas" permanecem misteriosos. Nossa tarefa principal é determinar a idade da ossada e descobrir se essa morte, possivelmente uma morte criminosa, ocorreu nos últimos sessenta ou setenta anos, pois nesse prazo o assassino ainda pode estar vivo. A datação é uma habilidade especializada. É possível fazer a chamada datação por Carbono-14 (^{14}C) — um isótopo radioativo do carbono que está incorporado em todos os vegetais e animais —, porém ela só funciona em uma janela de tempo muito grande, na faixa de centenas a milhares de anos. Curiosamente, um facilitador desse processo de identificação foram as bombas atômicas da década de 1940, pois elas liberaram Estrôncio-90 (^{90}Sr) na atmosfera, contaminando as ossadas e permitindo saber se são anteriores ou posteriores a essas explosões. Se elas forem anteriores à era atômica, dificilmente a polícia vai se interessar pelo caso; por sua vez, os arqueólogos podem ficar bem animadinhos.

Ao final da minha palestra, a maioria dos policiais correu para o bar. Instalou-se uma orquestra de isqueiros estalando à entrada do auditório. E então um sujeito mais velho se aproximou de mim: era o policial do caso do bebê mumificado.

"Obrigado pela informação, doutor", disse ele. "Sempre fui assombrado por aquele bebê. E por um outro caso, um corpo que estava sentado em sua poltrona há quase um ano quando o encontramos. Às vezes eu sonho com eles. Mas quando você fala deles sob o ponto de vista científico... Bem, isso faz eu me sentir um pouco melhor. Até descobri que eu conseguia olhar as fotos que você nos mostrou hoje."

Eis um raro exemplo de um policial das antigas admitindo suas vulnerabilidades. E suas palavras permaneceram comigo. A partir dali, resolvi redobrar meus esforços para falar durante as necropsias. Eu não deveria simplesmente dizer o que viesse à minha cabeça, e sim apresentar o corpo a eles da forma independente e científica que auxiliaria na anulação das emoções muito não científicas que eles poderiam estar enfrentando ali.

DR. RICHARD SHEPHERD

CAUSAS NÃO NATURAIS

12

Pouco depois dessa palestra, veio meu primeiro caso em juízo.

Até então, eu só tinha sido convocado pela polícia ou pelo legista. Mas isso por si só já significava que eu era, quase automaticamente, considerado uma testemunha-especialista para a promotoria, caso as acusações e um processo judicial se consumassem. Às vezes, o relatório do patologista por si só já deixa o tribunal satisfeito, e às vezes é necessário comparecer em juízo para testemunhar. As perguntas mais contundentes, é claro, vêm do advogado de defesa.

A defesa geralmente convoca um patologista forense particular, e provavelmente vai solicitar uma segunda necropsia. Às vezes, quando um grupo de pessoas é acusado de um crime, parte da equipe de advogados de defesa solicita um terceiro patologista, um quarto e ainda mais procedimentos de necropsia. Nesses raros casos, todos os patologistas de defesa podem realizar suas necropsias consecutivamente, mas geralmente juntos, observando o trabalho uns dos outros, agrupando-se ao redor do corpo como mariposas cercando uma lâmpada. E se todos acabarmos no pub depois, fica parecendo uma convenção de patologia. Cada perito vai redigir um laudo para a acusação ou para um dos réus, e cada laudo será usado como prova, e cada patologista poderá ser chamado para oferecer seu testemunho de perito.

Você deve estar imaginando que a patologia é uma ciência tão exata que todos os laudos sobre o mesmo corpo acabam sendo idênticos. Não é bem assim. Ferimentos e lesões registrados de forma idêntica podem ser interpretados de forma diferente. E a interpretação pode ser influenciada por muitas coisas, principalmente pelas informações fornecidas sobre um caso: quanto mais informações houver, menos provável que as conclusões sejam equivocadas.

Enfim, como o patologista plantonista certa noite, eu poderia ser convocado pela polícia à cena de um crime a qualquer momento e, posteriormente, redigir um laudo científico imparcial, baseado em todas as evidências à minha disposição. Esse material seria usado pelo Ministério Público para decidir se deveria ou não processar o suposto assassino. Eu provavelmente teria de fornecer minhas provas no tribunal para a acusação. No entanto, se eu tivesse acabado de deixar o plantão quando a chamada da polícia chegasse, um de meus colegas compareceria ao local, mas algumas semanas depois eu poderia estar trabalhando no mesmo caso — só que do outro lado, após ser convocado pelo advogado do réu.

O fato é que, no mínimo, os advogados de defesa vão exigir a confirmação das descobertas e do laudo do primeiro patologista, entretanto, algumas equipes de defesa esperam mais do que isso. O desejo real é que o patologista contratado por eles encontre um erro no laudo original — o que é bem raro, mas mesmo assim sempre há a expectativa de que existam informações capazes de exonerar seu cliente. Eles esperam ao menos uma revisão abrangente de explicações, ou interpretações alternativas das descobertas e fatos.

Os laudos de defesa são rotineiros na carga de trabalho do patologista forense, mas leva certo tempo para os advogados de defesa se familiarizarem com os novatos, sendo assim, levei um tempo para pegar meu primeiro caso de defesa em juízo. Mas não me lamentei nem um pouco por isso. Eu sabia como às vezes era complicado realizar uma necropsia em um corpo já examinado por outro patologista. Digo tecnicamente complicado: sempre há um grau inevitável de deterioração, quer o corpo tenha sido congelado ou apenas mantido refrigerado; podem aparecer mais hematomas e as lesões podem mudar de tamanho; e vez ou outra há órgãos e tecidos ausentes, pois foram enviados para análise de um especialista. No entanto, todas as informações das quais o último patologista necessita têm de estar disponíveis, não interessa se fazem parte das anotações dos colegas ou das fotos da cena do crime, dos laudos ou das amostras de tecido.

E ainda há outra razão, mais pessoal, para as necropsias de defesa serem um desafio para os recém-chegados que tentam abrir caminho no mundo dos patologistas forenses experientes: o medo de enfrentar uma visão concorrente. Nosso sistema judiciário prospera com essas diferenças, mas não faz nada pelos relacionamentos dentro da profissão, principalmente se você for um mero novato enfrentando um dos gigantes da patologia.

Antes de aceitar meu primeiro caso de defesa, verifiquei com bastante apreensão a identidade do patologista da promotoria. Eu realmente esperava não me flagrar revisando o trabalho — e talvez divergindo — de um colega mais velho e altamente estimado. Para meu alívio, eu soube que o patologista da promotoria era um dos meus contemporâneos.

Então fui ao necrotério examinar as lesões que um garoto de 17 anos confessou ter infligido ao pai. Havia 27 ferimentos, todos no rosto e na cabeça. O crânio estava quebrado e o cérebro gravemente danificado. A defesa do garoto ficara na expectativa de persuadir os promotores alegando inimputabilidade do cliente, porém não conseguiram nada, e agora estava em curso um julgamento por homicídio no Old Bailey.

A confissão do jovem foi contrariada pelos achados do primeiro patologista. Ele alegou ter desferido apenas cerca de quatro golpes enquanto seu pai dormia na cama. O patologista insistira dizendo haver mais de vinte.

Quando fiz a segunda necropsia, não tive por que criticar o laudo do patologista da promotoria, que descrevera com precisão as lesões infligidas no pai. No entanto, a natureza variada delas levantou algumas questões.

Em minha busca juvenil e entusiasmada pela verdade, fiz uma réplica do pé-de-cabra que o garoto utilizara — com a diferença de que meu pé-de-cabra era feito de espuma. Perguntei a estatura do réu e usei fotos da cena para tentar reproduzir a altura e o ângulo do réu em relação ao pai. Então passei muito tempo golpeando um travesseiro com o pé-de-cabra: o travesseiro fazia o papel da cabeça do pai.

Depois de uma análise considerável, consegui comprovar que o movimento lateral dos golpes faria com que a arma rotacionasse no impacto, ricocheteando. Escrevi:

A multiplicidade de lesões pode ser explicada pelo ressalto da extremidade do pé de cabra. As marcas post mortem são inteiramente consistentes com a afirmação de seu cliente, que alega ter desferido 4 ou 5 golpes.

Mas minhas deduções simpsonianas jamais viram a luz do dia. Uma tomografia comprovou que o jovem tinha uma lesão cerebral grave, consequência de um acidente de carro alguns anos antes. A declaração de homicídio culposo com atenuantes foi aceita pela promotoria e o julgamento do rapaz foi retirado da lista de Old Bailey.

Não foi preciso coragem para contradizer as conclusões do patologista da promotoria nesse caso em especial. Mas, para além da covardia ou do carreirismo, esse é um problema mais profundo tanto para o patologista da defesa quanto para o da acusação. Nenhuma das partes pode — jamais — admitir estar errada. É aceitável admitir que pode haver outras conclusões possíveis, mas, na ausência de novas evidências, o patologista deve estar suficientemente seguro de sua opinião para sustentá-la.

No início da minha carreira, foi aterrador saber que existe essa suposição de que o patologista está sempre certo, independentemente de qual lado ele esteja no julgamento. O dia em que me formei como patologista forense foi o dia em que fui do estagiário meio-inseguro- -que-provavelmente-ainda-tinha-o-que-aprender ao especialista-que- -jamais-pode-errar. Supostamente. Então se você já se emocionou com a transformação do insosso Clark Kent no invencível Super-Homem, imagine que experiência desconcertante seria para o próprio Kent. Certamente achei um fardo bem pesado aquele manto da invencibilidade que fora colocado em cima de mim.

Mas por que isso acontece? Por que de repente eu tinha de estar sempre certo, quando a condição humana natural envolve eventuais equívocos? Resposta: porque a natureza contraditória do nosso judiciário não tem brechas para "talvez" ou "pode ser" ou "possivelmente".

Embora eu estivesse determinado a seguir em praticamente todas as áreas da minha vida as palavras de Alexander Pope gravadas na caixinha dada pelo meu pai ("falar, embora com certeza, sempre com aparente desconfiança"), o fato é que meu trabalho exigia que eu falasse "embora com certeza, sempre com total confiança". Qualquer hesitação, e os réus poderiam ser acusados injustamente — ou se safar sendo culpados do crime.

O maior teste de certeza vem no banco das testemunhas. Casos judiciais (especialmente em Old Bailey, cuja seriedade e importância são quase palpáveis) podem ser altamente intimidantes. Eu sabia disso muito antes de vivenciá-los. Pouco antes da minha formatura, a ruína de um caso famoso por causa de um pequeno erro cometido pelo patologista forense da promotoria foi notícia nacional. A longa e distinta carreira daquele patologista terminou em algum ponto próximo da humilhação, não porque seu pequeno equívoco foi minimamente relevante para o julgamento (e, temo, não porque o réu fosse inocente), mas porque um advogado de defesa um tanto agressivo expusera aquele pequeno descuido e fizera uso dele para minar a competência do patologista aos olhos do júri.

Aquilo foi perturbador, ainda mais quando Iain West reproduzira teatralmente sua versão de todo o interrogatório para nós à mesa do pub, interpretando tanto o advogado capcioso quanto o pobre patologista para seus colegas petrificados e igualmente assombrados.

Flagrei-me recordando essa lição quando enfrentei minha primeira grande contenda no tribunal. Eu havia sido convocado pela polícia para analisar um homicídio, e fui testemunha de acusação no caso. A defesa solicitou uma segunda necropsia, a qual foi realizada por um dos meus ex-professores. Ele declarou uma causa da morte diferente da minha. Bastou a defesa comparar meu rosto jovial e imaturo ao do venerável professor para saber qual linha de ataque seguir. A conversa (reproduzida aqui a partir das minhas lembranças, e não por transcrição) foi mais ou menos assim:

> Advogado de defesa: Dr. Shepherd, sejamos claros aqui, tenho certeza de que será de grande interesse e importância para os membros do júri. Você pode me dizer há quanto tempo atua como patologista forense?

Eu: É... Bem, meu primeiro caso foi...

AD: Por "atuar", claro, refiro-me à conclusão de sua formação.

Eu: Dois anos.

AD: Dois anos. Entendo. Você conhece o professor de patologia forense que também está depondo neste julgamento?

Eu: Sim, conheço.

AD: Sério? Como você o conhece?

Eu: Ele foi meu professor.

AD: Ah. Entendo. Ele foi seu professor. Bem, dr. Shepherd, então você deve estar ciente de que ele atua como patologista há quarenta anos.

Eu: Eu... Imagino que seja algo nessa ordem de grandeza.

AD: Posso garantir que ele atua há quarenta anos. Ele foi seu professor. Dois anos atrás. E de acordo com ele, a causa da morte por você fornecida está incorreta. Tem certeza de que você detém o conhecimento e a experiência para contradizê-lo?

Eu: [*Engole em seco visivelmente.*] Examinei o caso do início ao fim e... é... não desejo... é... revisar minha opinião.

AD: Você tem certeza disso? Tem certeza de que sabe mais do que seu estimado professor?

Eu: Hum... é... naturalmente respeito a... er, opinião do meu colega. Mas... a minha é diferente. Ele me... ensinou a... hum... a formar opinião.

AD: E você não está desconcertado por ter formado uma opinião tão divergente daquela do professor que você tanto alega respeitar?

Eu: Hum... não.

AD: Bem, dr. Shepherd, admiro sua arrogância. [*Balança a cabeça com um ar trágico e se volta para o júri.*] Membros do júri, é claro que vocês quererão tirar suas próprias conclusões sobre o conhecimento e experiência do dr. Shepherd. Ou talvez sobre a falta deles.

Ai! Mas não creio que também tenha sido tranquilo para o meu professor apresentar suas evidências: na verdade, ele se viu obrigado a aceitar que eu poderia estar certo. É claro, havia muito mais evidências para além da patologia do caso, como o juiz lembrou ao júri ao resumir a situação. O réu foi considerado culpado.

De qualquer modo, senti enormemente a pressão ao apresentar as evidências daquele caso: a pressão para recuar com minha visão da verdade. Mais tarde, revisei minhas descobertas e conclusões e fiquei orgulhoso por ter me apegado à minha interpretação dos acontecimentos. Embora eu tenha apanhado no depoimento, mantive a certeza de que minha interpretação estava correta. Como resultado, naquele dia me convenci de que a verdade era sempre nítida, e de que eu sempre seria capaz de me agarrar facilmente a ela, mesmo sob as tentativas de me encurralar aqui e ali.

Eu ainda tinha muito o que aprender.

DR. RICHARD SHEPHERD

CAUSAS NÃO NATURAIS

13.

Meus filhos estavam em idade escolar agora, e era fato conhecido pelos meus colegas que eu sempre escapulia cedo do pub depois do trabalho para cuidar deles, e muitas vezes fugia de um dos monólogos de Iain, pois a babá precisava ir para casa e Jen ainda estava no trabalho. Toda vez que chegava um caso envolvendo crianças no nosso departamento, meus colegas diziam (e isto se tornara um hábito): "O Dick adora crianças, deem esse caso para ele". Como se houvesse alguma semelhança entre ajudar um filho meu a fazer o dever de casa e examinar o filho morto de outra pessoa. A verdade é que muitas pessoas evitavam os casos com crianças sempre que possível.

Não demorei muito para entender o porquê disso. Não há nada capaz de trazer mais alegria à vida particular de um patologista forense do que um recém-nascido; e nada capaz de trazer mais sofrimento em sua vida profissional do que um recém-nascido. Fato: é muito fácil matar um bebê, principalmente um recém-nascido, sem que ninguém consiga comprovar o crime. Fato: às vezes parece que alguém matou um bebê, quando na verdade a morte foi totalmente natural.

E então chegou um caso envolvendo um bebê, todos olharam para mim e logo me vi em um necrotério nos arredores de Londres. O falecido era uma menina recém-nascida, encontrada em um saco de lixo preto desovado à beira de um lago, em um local popular por sua bela paisagem. Ainda tinha cordão umbilical e placenta.

O exame me disse que o bebê certamente nascera entre a 39ª e 40ª semana do período gestacional. Estava totalmente desenvolvida, coberta pelo vérnix caseoso, a substância esbranquiçada que geralmente recobre a epiderme dos recém-nascidos, pesava em torno de três quilos e parecia ter vindo ao mundo totalmente saudável, sem anormalidades anatômicas ou doenças que pudessem ter causado a morte.

A polícia explicou que a mãe fora facilmente localizada e que insistia que o bebê era natimorto. A polícia duvidava; queriam formalizar a queixa. Porém, queriam acusá-la de homicídio qualificado, e não de infanticídio. E assim nos flagramos em um ponto muito complicado, tanto do direito quanto da patologia. Não me admira que o departamento tenha ficado tão satisfeito por me entregar esse caso.

No Reino Unido, o infanticídio é considerado um homicídio culposo, portanto, a sentença é muito mais leve em relação ao homicídio doloso. A lei foi promulgada em 1922, para julgar mães que matavam recém-nascidos com menos de 35 dias de idade. Naquela época, matar um bebê não era considerado uma violência tão terrível quanto matar um adulto, acreditava-se que nenhum bebê sofria como uma vítima adulta e que nenhum bebê faria falta como um membro adulto da família. E era bem entendido que um motivo possível para isso era a vergonha diante da ilegitimidade.

Hoje esse pensamento é completamente desprezível, mas um aspecto importante da Lei de 1922 perdurou: a lei reconhecia que poderia haver algum tipo de "perturbação mental na mãe resultante do parto", aquilo que hoje intitulamos de depressão pós-parto — ou sua irmã ainda mais grave, a psicose puerperal. Essa visão foi mantida na revisão da Lei de Infanticídio em 1938. Sendo assim, desde aqueles tempos até hoje em dia, a mãe que mata um bebê de menos de 12 meses de idade pode ser acusada de infanticídio caso seja demonstrado que "seu equilíbrio mental sofreu efeitos do parto ou da lactação".

A reforma dessa lei já foi debatida muitas vezes. A Royal College of Psychiatrists recentemente sugeriu que idade abrangida pelo infanticídio deveria ser ampliada a fim de reconhecer que o nascimento de um bebê pode criar um estresse avassalador, como nos casos em que há aumento do estresse pela chegada de um membro extra em uma casa onde a família já vive em situação de pobreza. Outros acham que o infanticídio deveria ser igualmente válido para o pai, e que em alguns casos deveria ser válido quando a vítima tivesse até 2 anos de idade. E alguns apontaram a ausência de evidências médicas que justifiquem a amamentação como um fator mitigador do equilíbrio mental da mãe.

Na verdade, mesmo depois de analisar todas essas sugestões, as emendas à cláusula pétrea têm sido mínimas. E essa pouca mudança mascara a mudança na postura social, a qual inclui o reconhecimento de que crianças e bebês são detentores de direitos.

Ao examinar o bebê encontrado à beira do lago, a primeira pergunta que me fiz não foi se aquilo tinha sido homicídio culposo ou doloso, e sim se o bebê havia morrido. Afinal de contas, um bebê que nunca vivera não teria como morrer. E nem como ser morto. E, juridicamente falando, uma criança que esteve apenas no útero não viveu. É claro que os grupos pró-vida podem discordar disso, mas é o que diz a lei. A pergunta subjacente para o patologista em tais circunstâncias é: quando uma pessoa não é uma pessoa? Isso é importante porque uma pessoa tem direitos, direitos legais a heranças ou títulos, e direitos humanos. Mate uma pessoa e você pode ser acusado de homicídio doloso ou culposo. Mas essa acusação não existe se a pessoa nunca viveu.

De acordo com a lei inglesa, um recém-nascido morto é considerado natimorto. Se houver suspeita de homicídio doloso ou culposo, cabe ao patologista da promotoria provar que o bebê viveu o suficiente para estabelecer uma existência separada da mãe.

Para isso, basta que ele tenha respirado uma única lufada de ar. Ou feito um movimento. Ou que tenha havido uma pulsação do cordão umbilical, que indica um batimento cardíaco. E o bebê deve estar completamente fora do corpo da mãe: um bebê cuja cabeça é parida primeiro, como acontece com a maioria, teoricamente é capaz de respirar, mas ainda assim pode morrer antes que o restante de seu corpinho tenha saído no canal de parto. Nesse caso, não houve existência separada, e o bebê não é considerado uma vítima de homicídio, e sim um natimorto.

Um bebê que morreu no útero no último dia da gestação já começa a mostrar os primeiros sinais de decomposição, os quais são bem distintos (por exemplo, a cor de uma criança caucasiana morta provavelmente será marrom-rosada). Se o bebê estiver morto há mais tempo, o diagnóstico é ainda mais fácil: o crânio pode ter desabado e os ossos ali podem estar sobrepostos, por exemplo. Mas se o bebê morreu menos de um dia antes do parto ou, muito mais comumente, durante o parto, é claro que não há decomposição.

Se houve tentativa de ressuscitação, boca a boca ou compressão torácica, os efeitos ficam bem marcados em um corpo minúsculo, e isso pode confundir ainda mais as coisas. Um outro problema é que os corpos dos recém-nascidos que são mortos ou natimortos muitas vezes são ocultados pelas mães, em geral devido a razões psicológicas complexas. E quando eles finalmente são encontrados e o patologista começa a trabalhar, pode ser impossível estabelecer a causa da morte, e muito menos descobrir se o bebê teve uma existência separada da mãe.

Essa garotinha no saco de lixo fora encontrada cedo o suficiente para evitar a decomposição e tarde demais para a ressuscitação, então seu corpo não continha nenhum tipo de marca. Agora eu precisava tentar estabelecer se ela chegara a respirar neste mundo.

Realizei uma docimasia, o exame secular para investigar a presença de ar no aparelho respiratório do cadáver da recém-nascida, mesmo sabendo que sua credibilidade era bem duvidosa para nossa época — eu temia ser criticado caso não o fizesse. A docimasia se baseia na crença de que se os pulmões de um recém-nascido morto flutuarem quando colocados em recipiente com água, então significa que o bebê deve ter respirado; se afundarem, é porque o bebê não respirou o suficiente para expandir os pulmões. No entanto, isso é um mito. Mas nem por isso o oposto é verdadeiro: se os pulmões flutuam, isso não necessariamente significa que a criança deve ter respirado espontaneamente. Hoje sabemos que mesmo os pulmões de bebês natimortos podem flutuar, particularmente por causa dos gases resultantes da decomposição precoce caso o bebê tenha morrido no útero um ou dois dias antes do parto. Se é do seu interesse saber: os pulmões daquela criança que eu estava examinando flutuaram.

Também examinei microscopicamente os minúsculos sacos aéreos pulmonares: os alvéolos. As aparências macro e microscópicas sugeriram fortemente ter havido um período de existência separada.

Meu trabalho seguinte foi ler os depoimentos a mim fornecidos, e ver como eles se relacionavam à bebê que eu havia examinado. A declaração-chave veio de um bartender que morava e trabalhava no mesmo hotel que a mãe da bebê (uma moça de 21 anos). Começou:

> Quando Mandy veio trabalhar no hotel como gerente-assistente, ela parecia bem, tirando o fato de que bastou eu olhar para ela para achar que estivesse grávida. Tenho duas irmãs com filhos, e ela certamente parecia grávida para mim. E esse era um fato também entre os outros funcionários do bar, mas Mandy sempre negou a gravidez.

Todos os funcionários moravam em alojamentos em uma parte do hotel, e o quarto do bartender ficava perto da escada de incêndio nos fundos. Certa manhã, ele acordou muito cedo com o som de um bebê chorando bem perto de sua porta, aí olhou pela janela.

> ... e eu vi as costas de Mandy, talvez a uns cinquenta metros dali, atravessando o portão que dava para o matagal nos fundos. Definitivamente era Mandy. Não sei dizer o que ela estava vestindo, e também não sei dizer se ela estava carregando alguma coisa. Eu me perguntei para onde ela estaria indo e fiquei pensando no assunto. Achei que ela poderia estar com algum problema, então me vesti e resolvi ir atrás dela. Eu sei que as pessoas que trabalham no nosso ramo às vezes ficam chateadas e só querem conversar.
>
> Levei alguns minutos para me vestir. Desci a escadaria de incêndio e segui para o portão do matagal. Fui em direção ao lago e vi Mandy voltando de lá [do lago].
>
> Ela disse: "O que você está fazendo aqui?".
>
> Ela parecia bem para mim, até onde dava para ver. Estava totalmente vestida, mas juro pela minha vida que não consigo descrever nada do que ela vestia. Basicamente disse que estava chateada

com tudo e todos. Não especificou nada. Sentei-me com ela em um banco diante do lago e conversamos de forma generalizada sobre minha namorada, a banda com a qual eu toco e outras coisas. Conversamos sobre a névoa emergindo da água. Eu não desconfiei de que houvesse algo particularmente errado. Ela estava no seu eu de sempre. A única coisa incomum que ela disse foi: "Menstruei esta noite e tive uns coágulos".

Não procurei entender, só achei engraçado ela dizer aquilo. A gente deve ter conversado por uns 45 minutos e eu jamais suspeitei de nada. Não pensei no choro de bebê que eu tinha ouvido.

Voltamos ao hotel e ela entrou no meu quarto para fumar um cigarro, depois foi embora. Nunca notei nada de anormal nela. Então voltei para a cama e dormi.

Mais tarde, naquele mesmo dia, os funcionários comentaram entre si que Mandy parecia mais magra. E na tarde seguinte, houve uma comoção. De acordo com o depoimento do bartender:

Eu estava trabalhando no bar quando uma mulher entrou pedindo para usar o telefone; ela estava com um cachorro. Um pouco depois, chegou um cara da nossa equipe, Roger, e disse: "O Velho Bill está perto do lago, acharam um bebê lá".

Quando ele disse isso, eu passei mal de verdade. Lembrei do choro de bebê na manhã anterior e de ter visto Mandy à beira do lago, e de repente percebi que tudo se encaixava. Eu não sabia o que fazer. Falei para o Roger: "Eu sei de quem é".

Ele disse: "Da Mandy?".

E eu respondi: "Sim".

Eis uma evidência bastante convincente, fornecida por uma testemunha, de que o bebê viveu, e talvez tenha vivido por uns bons minutos supondo-se que a mãe teve tempo de dar à luz no banheiro do hotel (a evidência disso logo foi encontrada), de se vestir e andar pelo hotel com seu bebê chorando a fim de descartá-lo a seguir. E isso se encaixava com a evidência patológica dos pulmões, indicando que o bebê vivera após o parto.

Mas poderíamos declarar formalmente que ela havia matado o bebê? E, em caso afirmativo, como?

Foi um caso que chateou todos os envolvidos, principalmente pelo jeito como a mãe dera à luz, se livrara da filha — natimorta ou não — e depois voltara a trabalhar no mesmo dia, como se nada tivesse acontecido. Hoje ela pode ser considerada uma figura trágica. Trinta anos atrás, muitos dos envolvidos no caso a viram como uma assassina de bebês calculista e desnaturada. Ela não demonstrou nenhum remorso, insistindo que o bebê era natimorto — e também não demonstrou tristeza. A polícia e o Ministério Público permaneceram inflexíveis quanto à acusação de homicídio doloso.

Diante de todas as provas, eu estava muito confiante de que o bebê chegara a viver, legalmente falando. Mas então, como se dera sua morte? Não consegui encontrar evidências de violência ou trauma no corpo da criança, e nenhuma indicação incontestável de asfixia. Uma análise laboratorial muito detalhada do estômago confirmou que o bebê ingerira água do lago, mas não o suficiente para provocar afogamento: pode ser que a água tenha chegado lá passivamente, por meios não sinistros.

Coloquei como causa da morte "1a: negligência".

O Ministério Público avançou com sua acusação de assassinato, mas os promotores ficaram consternados com minhas descobertas. Queriam que eu dissesse que a mãe havia tomado medidas mais ativas para dar fim à vida da criança.

Por outro lado, meu relatório encantou o advogado de defesa, que escreveu ao MP:

> Gostaríamos de convidá-los a repensar se a acusação de homicídio doloso deve ser retirada agora, tendo em mente a aparente falta de suposto ato por parte de nossa cliente que tenha levado à morte do bebê... O patologista responsável diz que a morte foi causada logo

após o nascimento devido à omissão por parte de nossa cliente. Obviamente, uma acusação de homicídio doloso não seria, portanto, adequada... [de fato] convidamo-nos a refletir que uma acusação de homicídio culposo [ou seja, infanticídio] também não caberia, pois há incapacidade de demonstrar que a morte do bebê foi resultado de uma omissão grosseiramente negligente... a simples negligência não é suficiente [para provar tal acusação]. Nossa cliente relatou à polícia como ela deitou e ninou o bebê pensando que já estivesse morto.

É verdade que o MP, para consolidar o caso como homicídio doloso, teve de provar um ato de omissão intencional, isto é, a falha deliberada em fornecer cuidados normais inerentes ao nascimento, como cortar o cordão umbilical e manter o bebê aquecido e alimentado. É muito difícil, no caso de uma adolescente assustada e inexperiente, provar intenção ao deixar de fazer essas coisas. Na verdade, Mandy não era uma adolescente e não era inexperiente, conforme descobriríamos depois, mas, pelo menos por um tempo, os promotores ficaram bem insatisfeitos.

"Estou particularmente preocupada", começou a carta da promotora para mim, "com a natureza vaga de seu laudo... Não tenho formação médica, mas tenho um dicionário médico, e eis alguns pontos a mim ocorridos..."

Ela listou seis pontos detalhados sobre a morte do bebê.

Os dicionários médicos eram o flagelo dos médicos naquela época — assim como a internet é agora. Às vezes me pergunto por que me preocupei com 16 anos de formação quando bastaria comprar um dicionário médico ou aprender a usar o Google. Mas se um dicionário dava àquela advogada um meio para se meter no meu trabalho, então que fosse: fico muito feliz por ampliar minhas descobertas e raramente tenho a chance de discutir um caso.

Em resposta a tais questionamentos por escrito do MP, fiz uma homologação do meu laudo, dando respostas detalhadas a cada um dos pontos apresentados para mostrar que a maioria das preocupações citadas, como o mecônio, eram encontradas rotineiramente em recém-nascidos e nenhuma delas significava que o bebê havia necessariamente sido asfixiado. Mantive a opinião de que a criança morreu por negligência. Embora a mãe pudesse tê-la matado ativamente, nós — eu — não tínhamos como provar isso.

O MP não estava nada satisfeito. Em uma reunião com as partes, fui colocado sob grande pressão para me aproximar das argumentações da promotoria, indo muito além do que a patologia da criança realmente permitia. Não cedi. Mais tarde, enviei mais um memorando respondendo aos pontos levantados:

> Não é possível definir exatamente a passagem de tempo necessária para causar sufocação direta por bloqueio das vias aéreas, no entanto, em um recém-nascido, é improvável que o tempo mínimo seja superior ao intervalo de quinze a trinta segundos. Não havia lesões na boca ou nariz para confirmar se houve pressão aplicada nessas regiões, no entanto, tais lesões nem sempre se fazem presentes em casos de sufocação direta. A ausência delas, ao mesmo tempo que impede uma conclusão positiva, não é completamente inconsistente com a ocorrência de asfixia.
>
> Determinei o período de sobrevivência como inferior a quinze minutos. Acho improvável que o período de sobrevivência tenha sido tão curto quanto um ou dois minutos, apenas porque as alterações nos pulmões estão bem estabelecidas. Acho improvável, ou muito improvável, que uma única respiração tenha resultado no grau de mudanças constatado nos pulmões. É certamente esperado que uma criança vá chorar após o nascimento, mas, como todas as coisas na medicina, este não é um dado absoluto e há variação individual. O ato de chorar certamente auxilia na expansão dos pulmões.
>
> Não é possível, a partir do exame do bebê, fazer qualquer comentário específico sobre o bem-estar da mãe. No entanto, não há características na criança que sugiram que o parto tenha sido extraordinariamente difícil ou traumático.
>
> É muito difícil definir negligência. Na minha opinião, o cuidado mínimo para com uma criança logo após o nascimento é envolvê-la em algum tipo de tecido para evitar que seu corpo perca calor.

Qualquer outra forma de atendimento pode exigir experiência anterior em vez de conhecimento profissional. O cuidado mínimo de colocar uma criança em uma toalha irá, muito notadamente, ao menos reduzir o risco de hipotermia. A hipotermia poderia ter causado a morte da criança em quinze minutos. A área de superfície de uma criança é muito grande para perder calor, e essa área de superfície estaria molhada por fluidos do parto, o que por sua vez aumenta a perda de calor. Quanto mais frio o ambiente em que a criança se encontra, maior a perda de calor.

As características patológicas de um grande número de possíveis razões para a morte da criança, incluindo hipotermia, afogamento e asfixia, podem não estar presentes em uma criança do modo que se esperaria que estivessem em um adulto. Não posso excluir ou confirmar nenhuma delas.

A promotoria, decepcionada, avançou com o caso, relutantemente apresentando a acusação de infanticídio, de pena mais branda. Mas também lançaram mão de uma outra acusação inicial e raramente trazida à tona, a ocultação do bebê.

Mandy foi julgada no Old Bailey. O promotor foi citado em reportagens de jornais, tendo dito ao júri:

Quando engravidou, a ré decidiu esconder sua gravidez e a existência do bebê tão logo este nasceu. Ela seguiu o plano até sua conclusão lógica, abandonando a criança, e permitindo ou fazendo com que ela morresse, e descartando o corpo dentro de um saco de lixo preto. Ela continuou a mentir após o nascimento, some-se a isto a insatisfação geral expressada quando o corpo foi encontrado.

O tribunal foi então informado de que Mandy inicialmente havia alegado que a gravidez era resultado de um estupro, mas depois mudou seu depoimento. Na verdade, ela dera à luz em outra ocasião, no banheiro da mãe, dois anos antes, e a criança em questão foi entregue à adoção. Uma segunda gravidez indesejada ocorreu logo depois e foi interrompida.

O júri a considerou culpada de infanticídio. O juiz trovejou: "Você, e somente você, detinha a responsabilidade por aquela criança, e você falhou para com ela..." Mas ele acrescentou: "é nítido que naquela época você não poderia ser totalmente responsabilizada pelo que fez".

Ela foi condenada a dois anos em liberdade condicional, e obrigada a fazer tratamento psiquiátrico por um ano. Restou à promotoria um sentimento de decepção, pois todos sabiam que a pena teria sido mais dura caso ela fosse indiciada por homicídio qualificado. Quanto a mim, não me arrependi. Teria sido insuportável se a jovem fosse julgada por assassinato com base em provas coletadas sob pressão, mas contra minha consciência.

DR. RICHARD SHEPHERD

CAUSAS NÃO NATURAIS

14

Logo depois, eu me vi aprendendo mais sobre a verdade — embora agora estivesse em uma circunstância muito diferente. A equipe de promotoria e eu estávamos totalmente de acordo sobre o caso em questão e, já no tribunal, todos estávamos confiantes de que havíamos descoberto a verdade.

Começou com um dos corriqueiros telefonemas domingo de manhã. Mais culpa para esquentar minha cabeça, pois Jen teve de deixar o trabalho de lado para cuidar das crianças, o que significava que ela teria de estudar à noite para compensar o tempo perdido. Jen provavelmente devia se perguntar por que os mortos pareciam muito mais importantes do que os vivos em nossa casa e, analisando minha rotina naquela época, não posso culpá-la. As crianças agora estavam mais velhas e um pouco mais independentes, mas as demandas conflitantes causavam confrontos frequentes entre nós, os pais. No entanto, nossa divisão de trabalho era bem nítida para mim: como provedor da família, meu trabalho deveria ser prioridade. Só hoje consigo enxergar a situação sob o ponto de vista de Jen, e entendo o quanto deve ter sido frustrante e o quanto devo tê-la tirado do sério. Afinal de contas, ela não estava estudando por estudar, e sim para um dia se tornar médica e também provedora da renda familiar. Eu fui incapaz de perceber isso: estava tão imerso no trabalho e tão concentrado em deixar nossas vidas atribuladas um pouco mais funcionais, que eu não conseguia, ou não queria, entender a insatisfação dela.

Naquela manhã ensolarada, saí para o Centro de Londres sentindo-me mais animado do que culpado. Eu adorava meus filhos e um domingo cuidando deles poderia ser muitas coisas: divertido, exigente, extenuante, gratificante. No entanto — e isto agora me soa um tanto perverso e pouco crível —, tais prazeres jamais eram capazes de competir com o possível envolvimento intelectual em uma necropsia interessante. Sim, muito embora eu já estivesse no cargo há alguns anos, ainda não conseguia conter minha empolgação a cada novo caso. A poeira estelar que as páginas do livro de Keith Simpson lançaram em meus jovens olhos tanto tempo atrás ainda estava presente. Deixe que outros corações sintam o pesar ao se aproximar do necrotério de Westminster, o meu sempre acelerava quando pensava na situação, na história, no quebra-cabeça do corpo à minha espera. E isso mesmo sabendo que eram grandes as chances de me deparar outra vez com as consequências de mais uma briga de bar no sábado à noite, afinal de contas, era a manhã de domingo.

O necrotério de Westminster fica escondido atrás do tribunal de justiça em Horseferry Road, no Centro de Londres, mas estes não estão entre os edifícios famosos da região. Na verdade, os turistas que se dirigem ao Tate, o museu de arte moderna, mal percebem o belo e antigo tribunal de tijolinhos vermelhos na esquina, e desconhecem totalmente o necrotério atrás dele. Assim como tantas instituições relacionadas à morte, ele é discreto o suficiente para agradar àqueles que não querem ser lembrados do inevitável.

Na verdade, o necrotério tinha sido reformado há não muito tempo e era o mais moderno do Reino Unido. Sua entrada pública era envidraçada, a iluminação intensa, seus escritórios impecáveis e as salas para parentes enlutados elegantemente pintadas em tons pastel. Mas, apesar de todo o vidro e novidade, chegar ali em um fim de semana marcava uma transição. Da vida familiar de volta ao tabu, um mundo mais sombrio onde a morte era um estilo de vida, independentemente da alegria de seus funcionários e do aconchego de suas salas.

Com o cheiro do necrotério, o perfume da morte, em minhas narinas, cumprimentei o grupinho que me aguardava: a equipe do necrotério, um perito, um jovem policial e dois inspetores de polícia. Havia também um fotógrafo que parecia estar sempre de plantão nos mesmos dias que eu, e por isso estava se tornando familiar.

Chaleira ligada, entramos na minúscula sala de chá dos funcionários. Estava vazia tal como acontecia aos domingos. O inspetor Fox falou primeiro.

"Muito bem, o falecido é um rapaz. Sábado à noite, muita bebida, um pouco de maconha..."

Um caso típico das manhãs dominicais, afinal. Fiquei chateado. Teria sido mais divertido ficar em casa com as crianças.

"Teve um pequeno desentendimento com..."

Também não era a primeira vez que eu ouvia um relato desses. Uma faca, garrafa, punho?

"...sua namorada, e..."

Ela o esfaqueara então, quase certamente. O inspetor hesitou.

"E então ela o estrangulou."

Eu o encarei. Não era bem o final que eu esperava. Estranguladores do gênero biológico feminino são extremamente raros, quase inexistentes. E pensando bem, dezenas de milhares de necropsias depois, não me lembro de ter visto outra estranguladora em meus casos.

"Ela confessou?", perguntei.

"Apareceu na delegacia no meio da noite, suja de sangue, com arranhões, blusa rasgada, chorando. Chamamos uma ambulância. Ela disse que tinha brigado com o namorado e que achava que tinha machucado o sujeito."

"Quanto tempo antes?"

"Aparentemente, apenas alguns minutos. Corremos para lá, ele já não tinha pulsação, fizemos tudo o que foi possível, colocamos o sujeito na ambulância e continuamos tentando, mas não adiantou. Quando dissemos à namorada que ele estava morto, ela ficou... bem, foi terrível."

Ele parecia chateado. Obviamente era um veterano, e eu me perguntava por que esse caso o estaria afetando tanto.

"Eu a interroguei por horas e ela manteve o mesmo depoimento o tempo todo. Legítima defesa. E... bem... ela é toda miudinha."

Seu colega concordou.

"É. Theresa Lazenby é o nome dela é. Rostinho bonito. Passou a maior parte do tempo chorando."

O inspetor assentiu.

"Parece uma garota tão boazinha, é difícil acreditar que ela poderia ter... Mas ele tentou matá-la e ela precisou salvar a própria pele."

Eu sei bem como os vivos enviam sinais para amolecer nossos corações. Conheço a facilidade com que eu mesmo reajo a esses sinais. O remorso da namorada nitidamente contagiara os policiais e, embora ela tivesse confessado um crime terrível, de alguma forma angariara a compaixão deles. De repente senti alívio ao constatar que os mortos não são capazes de enviar apelos tão sutis às nossas emoções. Eles só podem dizer a verdade, sem enfeites.

O assistente do necrotério me entregou uma caneca de chá, que bebi em uma golada só, daí fui até os armários para vestir meu uniforme, avental e galochas mortuárias. À medida que caminhávamos da área pública para a movimentada e funcional área de trabalho, o barulho dos carrinhos ia ficando mais alto e o cheiro se intensificava. Olhei para os homens ao meu redor. Para o perito, aquilo era rotina. E os inspetores já tinham visto aquele cenário e estavam indiferentes, ou pelo menos ávidos para parecer indiferentes. No entanto, quando passamos pelo banco de refrigeradores e pela fileira de carrinhos junto a eles, notei o nervosismo do jovem policial. O sujeito não tinha comido o biscoito que o pessoal lhe dera com o chá, e agora seu rosto estava lívido e vazio. Pouco antes de passarmos pelo pedilúvio, onde higienizávamos os pés, rumo à sala das necropsias, ele deixou escapar: "É minha primeira necropsia!".

A essa altura, meu gerenciamento de espectadores estava melhorando. Nunca consegui esquecer meu fracasso ao tentar aplacar a penúria do policial naquela primeira necropsia: fiquei com a eterna sensação de que ele captara minha tensão, e que isso só contribuíra para aumentar seu nervosismo. Desde então, procurei me esforçar cada vez mais para parecer relaxado. Lembrei-me da necropsia de Michael Ross, em que o superintendente mal conseguia se controlar na frente de uma equipe de novatos. Depois disso, determinei que, sempre que eu realizasse uma necropsia, ninguém deveria sair do necrotério traumatizado.

Minha única arma era a comunicação.

"Quando examinamos um cadáver", eu disse ao jovem policial, "nunca devemos nos esquecer de que ele já foi uma pessoa, que existem parentes de luto, que o falecido e sua família merecem respeito. Vamos ajudar todos eles hoje tentando descobrir exatamente o que aconteceu. Estamos buscando provas, queremos ajudar o morto a nos contar sua história. É importante para os enlutados que deixemos nossos sentimentos de lado e façamos um bom trabalho por eles. Então, sem dizer uma palavra, o corpo que estamos examinando hoje será nossa testemunha e nosso professor."

O policial assentiu pesarosamente.

Adotei o tom mais gentil e reconfortante que consegui. "Não se preocupe, vou conversar durante todo o trabalho. Não vai ser tão ruim quanto você imagina quando eu começar a explicar o que estou fazendo."

O inspetor velho de guerra completou: "Você se acostuma".

O outro inspetor estava determinado a dar uma de machão:

"Olha, aqueles refrigeradores estão vazios, não tem ninguém aqui, rapaz. Então apenas se recomponha".

Entramos na sala bem iluminada onde o corpo nos aguardava deitado e nu sobre a mesa de metal, envolto em uma folha de plástico.

"Já foi identificado", disse o perito quando retirei o plástico.

"Qual é o nome dele?"

Ele sabia o nome, mas passou a pergunta para o jovem policial, que ficou feliz por poder parar de olhar para o corpo e remexer atribuladamente em suas anotações.

"Ah, Anthony Pearson. E ele tem... hum... 22 anos."

Anthony Pearson tinha cabelos loiros fartos e traços bem definidos. Seus olhos estavam fechados. Os mortos geralmente são desprovidos de expressão facial e guardam um ar pacífico. Havia uma pitada de raiva ali? Poderia ser, mas não porque ele necessariamente morrera com raiva, mas porque, por hábito ou azar, suas feições ficaram assim.

Na época o considerei um indivíduo com sobrepeso — mas as normas mudaram tanto que hoje eu simplesmente o descreveria como atarracado. Nos braços havia tatuagens grandes, bem como hematomas, e nos pulsos, cicatrizes antigas que sugeriam uma vida conturbada.

Os cortes muito mais recentes, definidos por linhas pontilhadas de sangue ao longo dos antebraços, confirmavam isso. As marcas de desfibrilação no peito eram evidências das tentativas de ressuscitação descritas pela polícia.

O mais notável de tudo era o pescoço. Logo abaixo dele, o lençol do hospital exibia muitas manchas de sangue. Do outro lado havia uma linha de sangue grossa e irregular que secara depois de escorrer pela lateral da boca.

Acenei para o fotógrafo da polícia, o paparazzo dos mortos. Ele ergueu a câmera e ajeitou os dois flashes imensos, daquele modelo que normalmente vemos no tapete vermelho em estreias de filmes. *Click-flash!*

"Ok, já foi o corpo inteiro, doutor."

"Closes do pescoço agora, por favor", pedi.

Eu já estava fazendo anotações no meu laudo. O sulco no pescoço é uma prova crucial e, claro, pode indicar o tipo de material utilizado no crime. Se o estrangulamento foi feito com um arame, cabo elétrico, barbante ou cordão fino, a marca fica nítida e profunda, com bordas bem definidas. Só que a marca no rapaz era altamente irregular. Grosseira, até. Ela deve ter usado algo macio. Tecido? Talvez uma echarpe?

Antes de o fotógrafo fazer a foto seguinte, posicionei rapidamente uma régua junto à garganta de Anthony para registrar as medidas no meu relatório. *Click-flash!*

Fiz uma anotação:

> Marca de estrangulamento irregular e contundida ao longo da fronte do pescoço, estendendo-se do ângulo direito da mandíbula até 2 cm lateralmente ao ângulo esquerdo da mandíbula. Nivelada ao pomo-de-adão. Contusão mais profunda em ambos os lados do pomo-de-adão...

Verifiquei todo o ferimento do pescoço com muito cuidado em busca de outras marcas relevantes. Eu já vira casos de estrangulamento em que o sulco estava cercado por arranhões ou contusões, indicando que a vítima tentara puxar o laço, ou em que o sulco cobria pontos de contusão, indicando que o agressor tentara a esganadura antes de pegar o laço. Mas não havia nada disso no caso à minha frente.

"Ela disse que usou a gravata dele", disse-me o investigador mais experiente.

O outro balançou a cabeça. Ele já dissera isso e repetiu:

"Ela é muito miúda".

"Muito pequena mesmo", concordou o velho de guerra. "Acho que quando sua vida está em risco, de algum modo você encontra forças para lutar."

Documentei detalhadamente as cicatrizes dos pulsos, os arranhões atrás do braço esquerdo e as marcas de desfibrilação, medindo tudo e registrando as localizações.

"Vamos fazer das tatuagens e dos pulsos, por favor", eu disse ao fotógrafo.

Ele fez closes das tatuagens: o personagem Manda-Chuva (do desenho dos estúdios Hanna-Barbera), e no braço direito: AMOR, e logo abaixo, em letras maiores, ÓDIO.

Como um parente já havia identificado Anthony, as tatuagens não serviriam para esse fim, mas as fotografamos rotineiramente de qualquer maneira. Naquela época, antes de o exame de DNA ser uma possibilidade na perícia criminal, muitos corpos eram identificados por meio de tatuagens, principalmente se a decomposição inicial desafiasse outros meios.

Embora o sulco no pescoço fosse um tanto evidente, agora eu verificava se havia outras indicações para confirmar que Anthony havia sido mesmo asfixiado. O primeiro sinal revelador foi a vermelhidão da pele do rosto, causada pela obstrução das veias finas e facilmente comprimíveis do pescoço. As artérias cerebrais são muito mais largas e resistentes à pressão, de modo que o sangue ainda pode entrar na cabeça por meio delas, mas, como as veias ficam obstruídas durante a asfixia, ele não tem como retornar ao coração. No entanto, o principal indicador — se a asfixia é resultado de esganadura, sufocamento, estrangulamento ou afim — é encontrado dentro e ao redor dos olhos. Quando asfixiadas, muitas, ou até mesmo a maioria, das pessoas apresentam vários pontos minúsculos de sangue na conjuntiva (o revestimento interno das pálpebras): são as chamadas hemorragias petequiais. Hemorragias pontuais desse tipo também podem se desenvolver quando alguém tosse ou espirra violentamente, mas isso é bem raro. Elas também são menos comuns em casos de sufocamento, mas quase todos que morrem por estrangulamento apresentam as petéquias. Assim como Anthony. Mantive os olhos dele bem abertos com o fórceps para que o fotógrafo pudesse capturar bem a imagem. *Click-flash!*

Medi a estatura de Anthony (1,80 m) e depois o virei para que suas costas pudessem ser fotografadas. Houve um suspiro do jovem policial. Por um instante fiquei envergonhado por tê-lo ignorado, e por ter me esquecido da minha intenção de guiá-lo pelo processo, mas eu ainda não tinha feito um único corte. Quando olhei para cima, notei que ele estava olhando para Anthony com pavor.

"Ai, meu Deus, ela o espancou até deixá-lo roxo."

Balancei a cabeça.

"Não, não, esta coloração nas costas é só um dos processos normais da morte."

Ele me olhou, em dúvida.

"Chama-se hipóstase. Algumas pessoas chamam de lividez cadavérica. Eu sei que parece um hematoma, e pode ser realmente alarmante quando você vê da primeira vez. Mas é absolutamente normal."

Expliquei com alguns detalhes a ciência da hipóstase, a força da gravidade sobre os glóbulos vermelhos no post mortem que cria essas áreas escurecidas chocantes. Também salientei o valor disso sob o ponto de vista forense. Uma vez que as leis da gravidade determinam que a mancha surgirá sempre no ponto mais baixo, então a hipóstase revela a posição em que o corpo ficou após a morte. Se o corpo tiver sido deslocado para uma posição diferente, vai se formar um desenho meio sobreposto, como uma sombra, que contará a história. Mas a hipóstase pode ser enganosa também. Se alguém morre de bruços, com nariz enfiado em um cobertor, o rosto ficará lívido e com branqueamento ao redor do nariz e da boca: hipóstase normal. É muito fácil supor que houve asfixia aí, e já vi mais de um patologista caindo nessa armadilha.

Agora que Anthony estava deitado de bruços, eu examinava minuciosamente seu pescoço abaixo da linha do couro cabeludo. Não havia sinal de qualquer sulco ali. Nada. Chamei o fotógrafo para registrar e voltei a colocar Anthony em posição anatômica. Lá estava a marca, bem na garganta, e só na garganta.

Como eu ainda não tinha feito nenhum corte, talvez o jovem policial estivesse esperando que, por algum milagre, eu não fosse precisar usar o bisturi. Ele ficara suficientemente interessado no lance da hipóstase a ponto de relaxar, ou quase. Então peguei minha fiel lâmina PM40, grande e pesada. No início da minha carreira nas necropsias, cuidando apenas de mortes naturais súbitas, havia apenas seu primo mais novo, o bisturi. Quando migrei para a área forense, a PM40, uma faca projetada especificamente para necropsias, com lâminas maiores e removíveis, virou a ferramenta dominante — e é há muito a melhor amiga de todos os patologistas.

Seu cabo se encaixava facilmente na palma da minha mão, seu peso era familiar de forma tranquilizadora. De repente, toda a conversa cessou e a tensão na sala ficou quase palpável. Ouvi o policial respirar fundo, como se esperasse que aquela necropsia fosse a última por um bom tempo. Mas, para mim, pegar a PM40 era bom, como se eu fosse um maestro pegando a batuta. A orquestra ia começar a tocar.

Fiz meu primeiro corte de sempre, bem no meio do peito.

Falei: "Todos nós podemos ver que Anthony foi estrangulado, e temos um depoimento condizente, mas preciso verificar se não houve outra causa de morte. Uma causa natural, talvez. Um problema cardíaco, por exemplo, ou talvez seu estado de saúde o tornasse especialmente vulnerável. Vou ter de examinar todos os órgãos para determinar isso. Mas primeiro, é claro, vou examinar os ferimentos dentro do pescoço, abaixo do sulco."

Nenhuma reação do jovem policial.

Continuei a trabalhar, falando o tempo todo.

"Os danos internos causados pelo estrangulamento podem não ser muito graves. Anthony tinha apenas 22 anos. Na idade dele, a cartilagem na laringe e ao redor da tireoide ainda é flexível. Em pessoas mais velhas, vai ficando cada vez mais calcificada e mais quebradiça, por isso é mais provável que se quebre durante o estrangulamento."

O policial inclinou a cabeça em um arremedo de concordância. Ou ele estava tentando conter os engulhos?

"O estrangulamento sempre interessou os patologistas por gerações porque ninguém compreende por completo o mecanismo que causa a morte", continuei. "Antes, se supunha que as vítimas eram asfixiadas. Mesmo hoje, a maioria dos leigos provavelmente pensa que a constrição do pescoço simplesmente corta o suprimento de ar. Mas sabemos que a asfixia por si só nem sempre pode ser a causa, pois algumas vítimas morrem muito rapidamente devido à pressão no pescoço. Na verdade, algumas morrem quase instantaneamente sem apresentar os sinais de asfixia clássica. E mesmo aquelas que apresentam esses sinais geralmente morrem rápido demais para que a falta de oxigênio seja a única causa."

Para minha satisfação, o interesse do jovem policial por aquela pílula de informação foi capaz de exceder, ao menos por alguns momentos, sua repulsa ante a cena.

"Então como elas morrem?", perguntou ele debilmente.

"Bem, sabemos que a compressão da veia jugular — aqui no pescoço — aumenta a pressão venosa na cabeça de forma insuportável... é isto que deixa algumas vítimas com coloração azulada. A pressão nas artérias carótidas, bem aqui, significa que a vítima vai perder a consciência rapidamente à medida que o suprimento de sangue para o cérebro for interrompido. Mas o estrangulamento também pode pressionar os nervos do pescoço, o que pode afetar o sistema nervoso parassimpático, que é responsável por controlar os processos corporais nos quais não pensamos, como a digestão. Um dos principais nervos desse sistema é o nervo vago, e aí você pode morrer instantaneamente devido à pressão no pescoço, que, por meio de um mecanismo intrincado, instrui o nervo vago a simplesmente cessar os batimentos cardíacos. É um reflexo."

"Foi assim que Anthony morreu, então?", perguntou o policial, espiando dentro do pescoço de Anthony.

"A cabeça e pescoço dele estão congestionados, e há hemorragias petequiais nos olhos. Isso sugere asfixia, ou certamente não uma morte instantânea." Inclinei-me sobre o corpo. "Um patologista muito famoso chamado professor Keith Simpson registrou o exemplo de um soldado em um baile que, leve e carinhosamente, virou o pescoço de sua parceira — e então a viu desabar, morta. Ele afetou o seu sistema nervoso parassimpático. Desde então, os réus em casos de estrangulamento vêm tentando argumentar que não tinham a intenção de matar, que simplesmente agarraram o pescoço da vítima e que o reflexo vagal fez com que elas perecessem quase sem motivo aparente."

"Mas Theresa Lazenby usou uma gravata", apontou um dos investigadores, um pouco relutante demais na minha opinião. Como ela conquistara aqueles homens durões de forma tão eficaz?

"Olhando para a lesão, eu diria que usou a gravata e a segurou por um bom tempo", confirmei. "Então, se essa é sua linha de defesa, ela está em um terreno pantanoso."

"Sua defesa é que ele estava tentando matá-la", disse o investigador.

"Pobre moça", concordou seu colega.

O jovem policial, embora não participasse dessa conversa, ainda permanecia na sala, e eu gostaria de pensar que ele tinha conseguido permanecer tanto tempo graças ao meu falatório tranquilizador. Ele saiu apenas quando o assistente do necrotério chegou para cortar o crânio para a remoção do cérebro. Durante esse procedimento barulhento, que carece de uma serra especial, até os dois inspetores experientes desviaram o olhar. Embora o perito, para quem aquilo era parte do cotidiano, conversasse comigo por cima do rugido da serra, era impossível não reconhecer, em algum nível profundo e instintivo, o cheiro de osso chamuscado.

Quando terminei a necropsia, os policiais voltaram à delegacia para fazer a troca de turma do plantão.

"E eis o que a gente precisa depois disso. Uma cerveja. Ou três. Quer se juntar a nós no Duck and Ball, doutor?"

Eu teria gostado de ver o jovem policial voltar à vida depois de uma cerveja, mas, é claro, pelo bem de Jen, tive de recusar. Então segui de volta ao Sul. Mas durante todo o trajeto fiquei com a sensação de que havia algo de errado. Eu estava desconfortável, como se tivesse calçado os sapatos nos pés trocados ou vestido a camisa do avesso. O caso Anthony Pearson estava me incomodando. Algo a ver com a confissão da namorada. Algo que os policiais tinham dito a respeito dela. Mas o que quer que fosse, flutuava para longe feito pétalas de um dente-de-leão sempre que eu me aproximava para pegá-lo. Sem dúvida, tudo ficaria mais nítido no dia seguinte, quando eu estivesse redigindo o laudo cadavérico. E não havia tempo para pensar nisso agora, a porta da frente da minha casa já estava à vista. O portal da ilusão.

Eu me iludira achando que seria possível separar totalmente minhas emoções das evidências da desumanidade do homem para com o homem que eu via diariamente. Não sentir nada além da curiosidade científica quando confrontado pela manifestação fatal da loucura, da insensatez, da tristeza, da desesperança, da vulnerabilidade total da humanidade. Ser machão, do jeito que meus colegas pareciam ser. Invencível no trabalho, intocado pela feira das vaidades do necrotério que desnuda todo o significado de ser um humano, imperturbado por qualquer complexidade nos conceitos de certo e errado. E então, mais um daqueles momentos Clark Kent, cruzando a porta da frente de casa e voltando ao modo marido e pai caloroso, amoroso, emocionalmente solidário e presente que eu pensava haver por baixo da minha persona profissional. Bem. Respire fundo. Pare de pensar no que Theresa Lazenby fez com Anthony Pearson e como. Simplesmente pare. Chave. Maçaneta. Degrau. Sorriso. Seja jovial. Faça perguntas. Cozinhe. Sorria. Leia histórias. Sorria. Durante o jantar, converse com Jen sobre o dia dela, sobre os estudos dela esta noite. Não pense em Anthony Pearson, naquele fiozinho de sangue escorrendo pela lateral da boca, na linha vermelha e irregular do sulco no pescoço. Muito bem então.

No dia seguinte, no hospital, peguei as anotações da necropsia na minha pasta. Um cheiro — galhos quebrados, floresta invernal — invadiu brevemente com elas. O cheiro do necrotério.

Escrevi meu relatório à mão para Pam digitar. A conclusão era que Anthony Pearson não tinha qualquer doença natural e a causa da morte fora "estrangulamento por laço". Observei que a posição e a distribuição dos hematomas no pescoço sugeriam que o agressor estava atrás da vítima ao exercer a pressão, e que o laço não foi cruzado atrás do pescoço.

Eu ainda não conseguia identificar o que estava me incomodando naquele caso, mas uma vez que o laudo foi enviado, rapidamente me esqueci dele. Presumi que o Ministério Público em algum momento iria entrar em contato comigo para fornecer as evidências para o julgamento de Theresa Lazenby, e então eu pegaria a papelada e voltaria a pensar no assunto. Por ora, eu estava ocupado demais.

DR. RICHARD SHEPHERD

CAUSAS NÃO NATURAIS

15

Agora eu estava orgulhoso por ser o comandante supremo do meu humor, saindo sem vacilar do modo-homicídio para o modo-doméstico. Eu também tinha orgulho de ser o portador de palavras reconfortantes e de informações para os espectadores nauseados pelas necropsias. Na verdade, passei a me considerar um controlador de emoções cinco estrelas e totalmente competente. Até que chegava a hora de conversar com os parentes do falecido.

Parentes, com seu fardo de choque, horror, luto. Parentes, olhando para mim em busca de respostas muitas vezes irrespondíveis ("Ele sofreu, doutor?"). Parentes, querendo saber a verdade, mas temendo-a imensamente. As emoções desses familiares preenchiam os cômodos como uma enorme e instável massa esponjosa, absorvendo todo o oxigênio disponível, ao mesmo tempo em que aquelas pessoas se acomodavam desajeitadamente nas cadeiras duras, distribuindo lenços de papel, bocas abertas, olhos marejados, cabeças balançando. Esperando minhas informações. Parentes, com sua capacidade de explodir de raiva, histeria ou em lágrimas, francamente me assustavam.

Isso foi algo com que tive de aprender a lidar, e a primeira lição veio, estranhamente, quando um caso me ensinou que havia algo muito pior do que parentes. A *ausência* de parentes.

Era inverno e fui chamado à casa de uma idosa cujo corpo jazia nu e encolhido debaixo da mesa. A polícia considerou aquilo uma cena de crime, e certamente havia indícios de que alguém estivera procurando por objetos de valor: armários e gavetas estavam abertos, o conteúdo deles fora espalhado por todos os lados. Alguns dos móveis mais leves estavam tombados no chão.

"Está frio aqui!", comentei com o policial. O tempo havia esquentado nos últimos dias, mas a casa grande e velha ainda estava fria.

"Umidade", disse ele. "Deixa o ambiente mais frio."

"O aquecedor não estava ligado?", perguntei.

Ele balançou a cabeça.

"A casa não tem aquecimento central."

Um investigador ouviu nossa conversa.

"Provavelmente ela pretendia acender a lareira, mas o intruso deve ter entrado antes."

Olhamos ao redor da sala de pé-direito alto. A lareira estava limpa e sem sinal de que houvera tentativa de acender o fogo. Havia um antigo aquecedor elétrico portátil em um canto. Desligado da tomada.

Examinei novamente as prateleiras caídas, o conteúdo delas — livros, remédios, bugigangas, cartões — espalhado por todo o chão, uma pequena cadeira descambada, jornais nitidamente empilhados anteriormente agora desfolhados pelo tapete. Olhei para o corpo curvado e defensivo da mulher. Ela era lamentavelmente magra. A cena toda era lamentável.

"O que sabemos sobre a saúde dela?", perguntei.

"Nada ainda, doutor."

"Alguém falou com os vizinhos?"

"Sim, eles não sabem muita coisa, era uma pessoa reclusa. Os vizinhos do lado disseram que ela parecia estar ficando meio doidinha."

O policial assentiu. "A faxineira disse que ela definitivamente estava com uns parafusos a menos."

Doidinha. Parafusos a menos. Esquecida. Não sabe que dia é. Tantos eufemismos.

Na cozinha, pão amanhecido. Uma lata de sardinhas fechada. Um abridor de latas. Um vidro de geleia de laranja. Uma faca de pão. Marcas peculiares em torno da tampa da geleia indicavam que, talvez, alguém tivesse tentado cortá-la com a faca de pão, abri-la com o abridor de latas. Na porta da geladeira, algumas cartas, a maioria circulares ou comunicados de instituições.

Chega de eufemismos. Falei: "Demência".

"Espero que ela tenha pensado que o intruso era um filho há muito desaparecido ou algo assim", disse o investigador. "Ela provavelmente atendeu a porta e o abraçou. Não há sinal de arrombamento, nenhum sinal de briga no corredor."

"Quem a encontrou?", perguntei.

"A faxineira."

"Ela não conseguiu entrar de manhã e ligou para a gente. Disse que a senhora já não andava muito bem da cabeça, e não percebeu que ela estava aqui... Achou que estivesse passeando por aí."

"Com que frequência a faxineira vem?"

"Uma vez por semana, mas ela passou as últimas duas semanas de férias."

Um perito enfiou a cabeça pela porta da cozinha.

"Tudo certo aqui com a gente se quiser levar o corpo, doutor."

"Alguma coisa chamou a atenção?", perguntou o investigador a ele.

"Não... Muitas impressões digitais dela, não consigo encontrar nenhuma digital do intruso. Deve ter usado luvas."

Virei-me para o investigador. "Na minha opinião, não houve intruso nenhum."

Ele piscou para mim.

Completei: "Só o frio".

A essa altura, havia quatro peritos na sala. Eles não disseram nada.

"Acho que ela morreu de hipotermia. Acho que pode ter perdido a capacidade mental, ou talvez até a capacidade física, de ligar o aquecedor, que dirá acender a lareira."

O investigador começou a balançar a cabeça veementemente.

"Ah, qual é", disse ele. "Não está *tão* frio assim!"

É um mito que, para morrer de hipotermia, você precisa estar na encosta de uma montanha em temperaturas congelantes. Sabemos que os idosos e vulneráveis (e, também, jovens e vulneráveis) podem morrer dentro de casa sob temperaturas em torno de 10°C — e que mesmo temperaturas mais altas podem ser letais caso haja vento frio do lado de fora ou uma forte corrente de ar do lado de dentro.

Se a temperatura corporal ficar abaixo de aproximadamente 32°C, a frequência cardíaca e a pressão sanguínea caem e há um embotamento da consciência. Se a temperatura ficar abaixo de uns 26°C, a morte é quase certa, embora haja um caso famoso de uma vítima que supostamente se recuperou — embora mutilada pelo congelamento — de uma temperatura corporal de 18°C. (Na medicina forense, é incrível a frequência com que você encontra apenas uma exceção excepcional. Sempre seguida por um advogado de defesa tentando fazê-la parecer comum.)

Surpreendentemente, a hipotermia não é uma causa de morte tão incomum assim. As vítimas podem ter caído no mar ou em outra água fria, ou são bêbados que desabaram em um parque para dormir, ou são crianças pequenas negligenciadas. A maioria das vítimas, no entanto, são idosos. Talvez por acharem que não podem pagar pelo aquecimento — e talvez realmente não possam mesmo — ou talvez uma deficiência física ou mental os impeça de ligar o aparelho. Às vezes, a hipotermia é simplesmente a gota d'água em um padrão trágico de depressão e apatia em relação à alimentação, aquecimento e cuidados pessoais.

Nesse caso, a equipe de homicídios simplesmente se recusava a acreditar que ninguém havia invadido a casa.

"Veja o estado deste lugar, doutor! Sabe lá Deus o que ele levou, ele fuçou tudo!"

"E por que ela está nua? Só espero que vocês não estejam achando que o desgraçado a violentou..."

Interrompi: "Acho que ela se despiu sozinha".

"Porque ela estava com frio?"

"Qual é, doutor!"

"E você acha que ela espalhou todos os seus pertences desse jeito?"

Aquele me parecia um caso clássico do desnudamento paradoxal. A senhora quase certamente cedeu ao estranho impulso contraintuitivo que pode surgir naqueles que estão morrendo de frio. Eles simplesmente tiram a roupa. Sobreviventes descreveram ter sentido muito calor quando sua temperatura corporal caiu demais, e nesse caso, tirar a roupa realmente parece uma coisa sensata a se fazer. Essa é uma reação comum à hipotermia. Menos comum, mas outro sintoma reconhecido, é o modo como algumas vítimas se escondem. Nos cantinhos. Debaixo de mesas. E, ao fazê-lo, frequentemente puxam móveis ou esvaziam sobre si mesmos o conteúdo de gavetas e prateleiras baixas.

A equipe estava cética sobre a síndrome do desnudamento paradoxal. O investigador insistia que eu ia encontrar evidências de homicídio durante a necropsia e, de fato, eu sabia que poderia ser difícil comprovar minha teoria. Pode ser complicado diagnosticar a hipotermia em um cadáver porque a morte pelo frio e a frieza cadavérica podem ter aparências muito semelhantes. Às vezes, há sinais externos reveladores: indivíduos caucasianos, por exemplo, podem apresentar uma descoloração marrom-rosada na pele das articulações dos joelhos e cotovelos. E o achado diagnóstico crucial é a presença de numerosas pequenas úlceras escuras no revestimento do estômago.

Nesse caso, para meu alívio, encontrei esses dois indicadores bem nítidos. A morte certamente fora causada por hipotermia. Fiquei satisfeito por ter minha teoria confirmada, mas estranhamente chateado diante da verdade. Aquela senhora, vivendo e morrendo sozinha, parecia uma caricatura de minha avó, minhas tias e suas amigas, todas mulheres vivendo sozinhas no Norte da Inglaterra. Ao passar as férias lá, quando criança, o mundo das senhoras solteiras parecia parte de uma estrutura sólida de amizade, família, comunidade e apoio. Quando não conseguiam mais se virar sozinhas, contavam com cuidadores e permaneciam ativas dentro de uma comunidade. Mas a falecida morava sozinha, não tinha essa estrutura. Ela de fato morrera por negligência. Talvez autonegligência, mas ainda assim houve a ausência de cuidado — de amigos, de familiares ou da comunidade — que permitiu que isso acontecesse. Pelas fotos na cômoda, ela parecia ser a mãe, tia ou avó de alguém. Onde estava aquele alguém? Onde estavam esses parentes que pareciam não se importar com ela? E será que se importariam agora que ela estava morta?

Eu achava difícil lidar com as emoções dos parentes dos falecidos, mas agora, pela primeira vez, eu queria conhecer os parentes. Eu queria explicar aos filhos daquela mulher exatamente como a mãe morrera. Não houve nenhuma tentativa de contato, nem citação no inquérito. Depois de reunir mais informações sobre a falecida, o legista registrou como morte acidental, aceitando minha causa de morte: hipotermia causada por demência em estado avançado. Quando o veredicto foi informado no tribunal, estávamos apenas eu, um policial iniciante e o legista. Que triste e solitário fim para uma vida.

Quando chegou o ensejo seguinte de conversar com alguns parentes enlutados, fiquei tenso, mas procurei me lembrar de que lidar com a emoção deles era melhor do que contemplar o isolamento cruel dos desamparados. Bom, nem assim meu nervosismo se dissipou. Ao pensar nos parentes, eu sempre sentia algo semelhante a náusea e até cogitava dizer que estava passando mal para evitar comparecer. Mas eu sabia que não havia escapatória. Era preciso me envolver na dor da perda deles. O que, agora eu assumia para mim mesmo, significava reconhecer a ressonância da minha própria dor há muito reprimida.

Era um daqueles casos difíceis. A tristeza da família era excruciante porque certa manhã a filha mais velha entrou no quarto da irmã de 15 anos de idade e descobriu que a menina havia morrido durante a noite — a princípio, sem motivo aparente. Alannah era uma bailarina habilidosa, de rosto doce e adorável. Seus pais e irmãos ficaram perplexos, chocados, arrasados com a morte dela, e o médico da família, ou talvez o legista, tratou de providenciar um encontro comigo para discutir o assunto.

Eu os encontrei na salinha reservada aos parentes no necrotério. Aquela empaticamente decorada com cores suaves. A iluminação era fraca e o ambiente era à prova de som, do barulho dos carrinhos e de qualquer assobiar inapropriado que pudesse vir dos funcionários. Entrei apressado, o jovem patologista empolgado que havia acabado de ministrar uma palestra e que tinha outra necropsia agendada para dali a pouco, e que depois voltaria para casa para seus filhos. Assim que abri a porta, já fiquei me perguntando com que rapidez eu conseguiria me livrar daquela situação.

Diante de mim estava uma família inteira em estado de choque. A mãe da falecida. O pai. O irmão. A irmã. O luto palpável deles fez minha vida parar abruptamente. Parou todos os relógios.

Eu queria desesperadamente ser gentil com eles. Abri a boca para falar. E aí fechei de novo. O sofrimento deles era insuportável. Senti que começava a me encharcar, como um corante indelével. A tristeza me engoliu. Que tipo de gentileza eu poderia oferecer, o que eu poderia dizer? Um soluço escapou do irmão. A irmã estava abaixada, com a cabeça entre as mãos. As lágrimas corriam pelas bochechas do pai. De repente eu queria chorar com eles. E eu nunca choro, nunca, nunca, certamente não desde que minha mãe morreu (ou talvez nem nessa ocasião). Não me recordo de ter chorado na adolescência ou na idade adulta. Não chorei nem uma vez diante da crueldade e da tristeza que desfilavam interminavelmente pela minha vida profissional. Basta perguntar à minha esposa. Eu não choro. Mas naquela hora eu queria chorar, como se fosse necessário testemunhar as lágrimas alheias para liberar as minhas.

Exceto, é claro, que o profissionalismo exigia sobriedade.

Então eles aguardaram pacientemente enquanto eu murmurava minhas condolências. Aí houve um silêncio excruciante.

Finalmente alguém falou. Deveria ter sido eu, mas foi a mãe, uma mulher cujo rosto revelava a tristeza infinita, mas que ao mesmo tempo preservava a compostura.

"Você está bem, doutor?", perguntou ela. A voz impregnada pela dor veio gentil e generosa. Generosa porque *ela* estava olhando para *mim* expressando uma espécie de compaixão.

Assegurei a ela, um tanto vacilante, que estava bem.

"Você pode... Você pode nos dar alguma luz sobre a morte de Alannah?"

Claro! Esse era o meu papel ali. O pedido funcionara como um lembrete. Eles não precisavam de mim para dividir o luto. Eles não faziam questão que eu chorasse pela linda filha que lhes fora arrancada.

Click. Mudei para o modo profissional. Eu sabia uma coisa sobre Alannah que eles não sabiam; eu tinha o conhecimento de como o corpo dela funcionava, do que havia acontecido naquela noite terrível. Ela, de fato, falara comigo. Corpos falam. Um exame me diz muita coisa sobre o estilo de vida do falecido, talvez até sobre sua personalidade, mas, acima de tudo, sobre sua morte. No caso de um homicídio, o que o morto me diz, contanto que eu preste bastante atenção, pode ajudar a levar o criminoso à justiça. No caso da morte de Alannah, eu poderia confortar sua família a partir de tudo o que aprendi com ela.

Certamente não era meu primeiro encontro com parentes, mas foi ali que finalmente entendi o óbvio: as famílias que pedem para ver o patologista só querem uma coisa. A verdade.

Alannah sofria de epilepsia e estava devidamente medicada. Expliquei que, conforme esperado, a toxicologia não identificara outras drogas nem álcool em seu sangue. Fundamentalmente, também estava confirmado de que ela havia tomado a quantidade certa de medicamentos para sua condição. Nem overdose, nem esquecimento. E ela também não tinha sofrido nenhum tipo de asfixia em uma possível crise.

Meu exame externo constatou total ausência de marcas no corpo que pudessem indicar uma luta contra outra pessoa ou interferência de qualquer tipo. Meu exame interno constatou ausência de problemas cardíacos congênitos ou qualquer outra causa óbvia para a morte. E não havia nenhuma evidência de que Alannah pudesse ter morrido durante ou depois de uma convulsão noturna.

"Então por quê? Por quê?", soluçou o pai.

Perguntei a eles sobre o histórico médico de Alannah. Claro, eu tinha lido, mas queria ter certeza de que não havia deixado passar nada. Quando eles terminaram de falar, eu soube que, na completa ausência de outras explicações, a causa da morte devia ser a epilepsia.

Hoje em dia sabemos da existência da SUDEP — Morte Súbita Inesperada em Epilepsia (a sigla vem do inglês *Sudden Unexpected Death in Epilepsy*). Sabemos que pode acontecer nos epilépticos sem qualquer aviso, geralmente à noite e não necessariamente após uma convulsão. Ainda não sabemos exatamente como ou por que a SUDEP ocorre — e naquela época, as evidências sobre a SUDEP eram ainda mais anedóticas.

Então eu poderia dar a eles esse atestado, mas não poderia oferecer uma explicação detalhada sobre o mecanismo exato da morte de Alannah. Talvez um axônio defeituoso no cérebro, uma descarga elétrica ou uma tempestade neural que tenha feito o coração parar? A SUDEP é um mistério. Eles aceitaram minha explicação, mas havia outras coisas que precisavam ouvir.

Eles precisavam que eu dissesse: "Vocês não têm culpa. Ela tomava a medicação certa para a epilepsia, nas doses certas". Essa era a verdade. E eu a disse.

Eles precisavam que eu dissesse: "Ela não morreu porque vocês não ouviram os chamados de madrugada". Essa era a verdade. E eu a disse. E acrescentei: "É muito improvável que Alannah tenha chamado vocês. Mas SE ela o fez, e SE vocês tivessem ouvido, e SE vocês tivessem chegado correndo, *ainda assim não poderiam ter feito nada*". Esta frase é muito importante para os enlutados. Uma das fases normais do luto é a culpa. *Não havia nada que pudesse ser feito* não vai expiar a culpa magicamente, mas talvez permita que ela passe mais depressa. Espero que sim.

Então foi isso que pude dar a eles. A verdade tal como eu a compreendia, sem o verniz das frases prontas para poupá-los do sofrimento, bela em sua simplicidade, sem passar pelo funil da crueza e da violência emocional causada pela morte. Permitir-me envolver em seus sentimentos acrescentava uma complicação à verdade que não servia de nada, e então me vi determinado a nunca mais deixar que isso voltasse a acontecer.

Fiquei observando a irmã de Alannah relaxar da estranha contorção defensiva que adotara. O irmão parou de soluçar. O pai secou as lágrimas. Não por muito tempo, talvez. Mas de algum modo, a verdade pareceu ajudá-los.

Aquele encontro mudou a forma como passei a receber os parentes e, de certa forma, minou meu horror de lidar com eles. Parei de tentar salvar os enlutados da tristeza; agora eu tentava entregar somente a verdade da maneira mais gentil possível — aceitando que a verdade nem sempre é simples e singular. Ela pode ser um monstro fraturado e fragmentado. Pode ser que eu não a veja por completo. E a verdade pode ser coisas diferentes quando encarada de diferentes pontos de vista — isso significa que alguns familiares pedem a verdade, mas aí simplesmente se recusam a acreditar quando ela não se encaixa em suas preconcepções ou expectativas.

Não foi o caso daquela família, no entanto. Mas eles de fato tinham outras perguntas, e muitos familiares me fizeram aquelas mesmas perguntas muitas vezes desde então.

Com a voz bem baixinha, quase um sussurro, o irmão perguntou: "Como é morrer?".

Resposta: eu não sei.

O que posso dizer é que, mesmo sob circunstâncias mais violentas, a morte é, finalmente, uma experiência de libertação e relaxamento suprema. Por conseguinte, sem nenhuma evidência científica e baseado puramente em meus instintos e na minha experiência de presenciar pessoas morrendo nos prontos-socorros e nas enfermarias, cheguei à conclusão de que, embora poucos indivíduos realmente queiram morrer, quando isso acontece, a morte em si provavelmente é muito prazerosa.

Depois da minha resposta, a filha sobrevivente, que encontrara o corpo da irmã no início do dia, deixou escapar: "Ela parecia tão tranquila! Como se estivesse tendo um sonho bom!".

Frequentemente ouvi essa frase: "Ela parecia tão tranquila!". Na verdade, a expressão facial do morto não significa necessariamente que a morte foi pacífica, pelo menos do meu ponto de vista. A serenidade dos mortos é apenas o resultado, creio eu, do relaxamento total dos músculos faciais após a morte. Dado o conforto que o visual sereno pode trazer aos vivos, esta é uma verdade que distribuo economicamente, embora, caso solicitado, mantenha minha política de honestidade. Mas a irmã da garota morta estava fazendo um comentário, não uma pergunta. As palavras de Pope dadas por meu pai voltaram para mim:

"Isto não basta, sua opinião ainda ser verdade,
Verdades cruas são mais danosas do que uma discreta falsidade."

A morte pode trazer uma libertação prazerosa, mas o que quer que a preceda imediatamente pode, é claro, ser terrível. Agora era a vez do pai, com a voz rouca, que fez uma pergunta clássica: "A Alannah sofreu, doutor? Espero que ela não tenha sofrido por muito tempo".

Os patologistas ouvem essa pergunta muitas vezes. E ao respondê-la, os fatos podem se tornar muito nebulosos, já que a necessidade de consolar os enlutados tropeça na dura rocha da verdade.

No caso daqueles que morrem em circunstâncias violentas, muitos profissionais optam por dizer aos parentes que o paciente teria desmaiado ou ficado inconsciente muito depressa, e que depois morreu em paz. Mesmo quando eles não têm certeza de que seja o caso. Na verdade, é muito difícil avaliar o sofrimento ou quanto tempo o corpo tolera tudo o que precede a morte. No máximo posso avaliar lesões e doenças, e a partir daí fazer algumas suposições sobre o nível de dor causado por elas. E posso sugerir quanto tempo a morte pode levar em algumas circunstâncias. Mas, em relação ao corpo propriamente dito, raramente há indicadores plenamente objetivos sobre a velocidade da morte.

Existe um mito de que encontrar muito líquido nos pulmões — edema pulmonar — é indicador de morte lenta. Esse edema é parte comum do processo para a maioria das pessoas: como o coração vai perdendo eficiência, a fisiologia normal faz o fluido abandonar os vasos sanguíneos e encher os pulmões. Assim, as pessoas decapitadas não vão apresentar edema pulmonar, pois a morte foi muito rápida. Mas o oposto não é verdadeiro: muito líquido nos pulmões não necessariamente indica uma morte agonizantemente lenta.

Como, então, responder às perguntas daquela família — de qualquer família — sobre o sofrimento e a velocidade da morte? Decidi seguir o meu bom senso (algo que logo viraria uma técnica) usado na sala de necropsia: oferecer conhecimento para aliviar a emoção dolorosa.

Expliquei: "A maioria das pessoas não entende a morte. Elas veem como um evento instantâneo. Na percepção de vocês, em um momento Alannah estava viva. E no seguinte... não mais. Mas a morte não é assim. Os humanos só desligam completamente, em um instante, como luzes, se forem pulverizados em uma explosão nuclear. Em todas as outras circunstâncias, a morte é um processo".

A morte é um processo. Já usei esta frase tantas vezes. Durante esse processo, cada órgão vai se desligando em um grau de velocidade diferente, de acordo com o próprio metabolismo celular interno. Isto, por sua vez, desencadeia outros processos que por fim levam à decomposição e eliminação natural do corpo. Do pó ao pó.

O simples processo da morte que muitos de nós reconhecemos à beira de um leito pode durar apenas alguns segundos — ou dezenas de segundos, ou até minutos. Tecnicamente, dura horas enquanto o corpo morre célula por célula, sendo que algumas células, da pele e dos ossos, podem permanecer "vivas" por até um dia: sem oxigênio, as células continuam a metabolizar, até que suas reservas finalmente se esgotam. Na verdade, elas podem até mesmo ser coletadas e cultivadas em laboratório por alguns dias depois da declaração do óbito do corpo.

Por algumas horas, também pode haver batimentos cardíacos aleatórios. A digestão pode continuar. Os glóbulos brancos são capazes de circular de maneira independente por até doze horas. Os músculos podem continuar a se contrair. Mas isso não é vida. Pode haver expiração. Mas isso não é respirar.

Há várias tentativas de se definir a morte, mas cada definição é uma luta; moral e científica. Quando o indivíduo nunca mais se comunicar ou interagir deliberadamente com o ambiente, quando estiver irreversivelmente inconsciente e alheio ao mundo e à própria existência: isto é a morte. Claro, esta mesma definição pode valer para alguém em sono profundo ou sob anestesia geral — condições reversíveis. Também pode definir alguém em coma ou em estado vegetativo persistente. Só que tais pacientes ainda têm batimentos cardíacos e mostram pelo menos alguma atividade no tronco cerebral: isto não é morte.

Quando não há batimentos cardíacos, nem respiração, e o eletrocardiograma mostra uma linha reta, isto é morte real. Ocasionalmente, as pessoas que estiveram à beira de um leito me dizem ter sabido o momento exato em que o parente morreu. Mas é quase certo que estão equivocados. Essas pessoas na verdade se referem ao momento em que a respiração e os batimentos cardíacos cessaram. Testemunharam a morte somática. A morte celular leva mais tempo.

A família enlutada ouviu minhas explicações sem soluçar. Ficamos sob silêncio enquanto eles tentavam assimilar o conhecimento por mim oferecido à particularidade da própria experiência trágica.

"Não tenho como dizer quanto tempo levou para Alannah morrer, mas a evidência anedótica é que a morte súbita e inexplicável por epilepsia é rápida. Não tenho como dizer o quanto ela sofreu, mas não há evidências em seu corpo de que ela tenha sofrido."

"Pode ser que ela nem tenha acordado? Que sequer soubesse que estava morrendo?", perguntou o pai, esperançoso.

A tentação era concordar plenamente. Mas isso não seria totalmente verdadeiro.

"Nunca teremos como saber exatamente o que Alannah passou. Só posso dizer que não há evidência de angústia. E repetir que a morte é um processo durante o qual a vida vai sendo embrulhada pouco a pouco, e então é posta de lado. E acredito que esse seja um processo prazeroso."

A família parecia pronta para ir embora dali tranquila, empenhada, relaxada. No entanto, de repente o pai disse, para o meu espanto: "É muito útil ouvir tudo isso. Mas... eu simplesmente não suporto a ideia de você ter cortado a minha filha".

Com isso, a mãe, que até agora se mantivera tão forte e composta, caiu em prantos.

"Gostaríamos de tê-la visto uma última vez. Mas agora não dá! Porque você a cortou!"

O filho engasgou. A filha contorceu o rosto. O pai voltou a chorar.

Nunca tinha me ocorrido até então que, para a maioria das pessoas, eu sou a figura sombria e caricata da morte que "cortou" um ente querido. E foi a primeira vez que me deparei com a falsa suposição de que nós, patologistas, transformamos belos cadáveres em carne mutilada. Embora, depois disso, essa acusação tenha ocorrido várias vezes.

Muitas pessoas — e, lamento dizer, isso inclui policiais e às vezes até mesmo legistas (quem diria) — aconselham equivocadamente os parentes a não ver o corpo após a necropsia. E tudo por causa "do que o patologista fez". As pessoas que não toleram a ideia de uma necropsia — mesmo os ditos profissionais, mas que podem nunca ter visitado um necrotério ou visto um corpo após a necropsia — simplesmente não devem impor seus sentimentos pessoais aos parentes em um momento tão delicado. Sem dúvida, quando dão esse tipo de conselho, eles acham que estão oferecendo apoio, mas acabam infligindo cicatrizes profundas e duradouras naqueles que desejam e precisam dizer o último adeus.

O resultado dessa mitologia é que, infelizmente, muitas pessoas que são solicitadas a autorizar a necropsia de um parente não cedem. É claro que nem sempre elas têm escolha: se a morte foi repentina, independentemente de ter sido natural ou acidental, o sistema jurídico geralmente vai assumir o controle, e o legista decerto exigirá uma necropsia (ainda mais se houver suspeita de homicídio). A sociedade precisa saber disso, e esse bem maior se sobrepõe aos desejos dos parentes. Lembrando que um parente pode ser — e muitas vezes é — o homicida em questão.

O horror geral em relação às necropsias só ficou completamente óbvio para mim quando li a declaração de um parente após um grande acidente. Ela soube que haviam feito uma necropsia do filho sem seu conhecimento. Como ele fora vítima de um acidente, ela achou que a causa da morte já fosse óbvia:

> A meu ver, foi errado realizar qualquer procedimento invasivo desnecessário que desfigurasse o corpo e demonstrasse falta de respeito por ele e pelas necessidades emocionais e religiosas de minha família. Para mim, ele ainda era meu filho, e qualquer mutilação desnecessária de seu corpo foi uma invasão imperdoável.

Eu realmente compreendo que é difícil, muito difícil, reconhecer a peremptoriedade da morte. Compreender que o filho que até ontem pensava, sentia e se movimentava, hoje não faz mais nada disso. Compreender que ontem ele sofreria de aflição caso eu o cortasse com meu bisturi, mas hoje não é capaz de sentir mais nada. E talvez o mais difícil seja enxergar o corte desse bisturi não como uma invasão, mas como um ato de respeito e, sim, talvez de amor.

Eis as palavras do advogado do grupo de parentes zangados e enlutados, o qual incluía a mãe da declaração acima:

O cuidado com que nossos mortos são tratados mostra o quanto somos civilizados como sociedade. Por motivos compreensíveis, muita coisa acontece a portas fechadas. Por esta razão, é atribuída uma responsabilidade especial aos encarregados desse trabalho e às autoridades que o supervisionam a fim de garantir que os corpos dos mortos sejam tratados com o máximo cuidado e respeito. É isso que os enlutados e entes queridos têm o direito de esperar, e o que a sociedade em geral exige.

Quem poderia discordar disso? Exceto que ele estava representando parentes que, entre outras mazelas, estavam furiosos por seus entes queridos terem sido submetidos a uma necropsia.

Para mim, as palavras do advogado provam precisamente por que as necropsias são tão importantes. Quando realizo uma, estou concedendo aos mortos completa, eficiente e perceptivelmente não apenas "o máximo cuidado e respeito" que uma sociedade civilizada espera, mas também amor ao próximo. Estou averiguando a causa exata da morte e, em minha função, é muito angustiante ser considerado um açougueiro misterioso e encapuzado. Espero sinceramente que aqueles com quem falei, ou que tenham testemunhado minhas evidências no tribunal sobre a morte de seus parentes, reconheçam que fiz meu trabalho com cuidado. E, creio, com amor pela humanidade.

Muito delicadamente, tentei ajudar a família chorosa de Alannah a entender que o corpo dela não havia sido brutalmente mutilado na necropsia, e sim investigado com todo o respeito — pelo bem deles, pelo bem dela e pelo bem da sociedade. O mundo não estava dando de ombros e dizendo: "Ah, bem, lá se vai outra garota de 15 anos". O mundo exigia saber a verdade.

Assegurei-lhes que o corpo dela havia sido bela e fielmente restaurado após o processo — como acontece com todos os corpos — por meus colegas. Os técnicos em necropsia têm orgulho de suas habilidades. A família de Alannah não deveria ter medo de vê-la. Na verdade, deveria fazê-lo! Ver o corpo de um ente querido é uma forma de dizer adeus, de reconhecer o caráter definitivo da morte e de celebrar uma vida.

Providenciei ali mesmo para que vissem Alannah. Quando saí, eles me agradeceram baixinho. Eu sabia o quão longa e acidentada seria a estrada da dor à medida que esta se abrisse diante deles. Talvez eu tivesse facilitado alguns passos para eles. Por diferentes razões, provavelmente nenhum de nós se esqueceu daquele encontro.

É claro que não consigo ficar pessoalmente enlutado por cada uma das dezenas de milhares de pessoas nas quais realizei necropsias. O luto não é uma emoção que vivencio quando inciso um corpo. É algo que vivencio quando vejo outros sofrendo sua perda, seja no foro controlado do tribunal ou, mais informalmente, no necrotério ou no escritório. Hoje em dia já fiz as pazes com esses sentimentos. Desde aquele encontro com a família de Alannah, passei inclusive a acreditar que esse contato entre patologistas e entes queridos do falecido deveria ser organizado com muito mais frequência. A informação, a solidez e certeza do momento podem fornecer não apenas clareza, mas também apoio, alívio, e criar uma base sólida a partir da qual os parentes podem, em algum momento, seguir suas vidas.

Quanto a mim, eu diria que passei toda a minha carreira respeitando e compreendendo a dor dos familiares — ao mesmo tempo que tentava não internalizá-la. Os leitores mais analíticos agora já devem estar associando minha relutância inicial em encontrar os parentes dos falecidos à morte precoce de minha mãe. E a respeito de minha subsequente disposição para me envolver no luto alheio, dirão: "A-ha! Ele não se permitia vivenciar a enormidade da dor da própria perda! Então vivencia isso mais e mais vezes em proporções gerenciáveis por meio da dor dos outros. E, no final do encontro, ele volta a se afastar!".

Admito que provavelmente há algo de verdadeiro nessa teoria.

DR. RICHARD SHEPHERD

CAUSAS NÃO NATURAIS

16

Embora eu faça meu trabalho com respeito e senso de apreço à humanidade, sempre adoto um desapego científico essencial. Depois de alguns anos na ativa, eu achava que tinha ficado muito bom em largar o distanciamento à porta de casa antes de entrar; sendo assim, fiquei um pouco decepcionado com as dicas de Jen de que eu estava adotando aquela postura na vida familiar; que o marido jovial e amoroso que eu pensava ser, na verdade, era um workaholic sisudo e inquieto.

Moi? Certamente não. Até que me flagrei esfaqueando o assado de domingo com vários modelos de facas, em diferentes ângulos, enquanto aguardava o forno esquentar. E daí? Eu estava convencido de que seria capaz de deduzir o tamanho e formato exatos de uma faca a partir dos ferimentos por ela infligidos, e não havia nada mais parecido com um pedaço de carne humana do que uma peça de carne bovina. Seria burrice da minha parte não fazer aquele pequeno experimento enquanto aguardava para botar a carne no forno. Não é?

"Então quer dizer, papai, que você fingiu que nosso almoço era uma *pessoa humana*?", perguntou Anna, repousando o garfo e a faca. "Uma pessoa humana *sendo assassinada*?"

"Não seja boba, obviamente não é uma pessoa", retruquei, comendo minha carne vorazmente.

"Minha carne está cheia de marcas de facadas", acrescentou Chris. "Olha só!"

Eu esperava maior lealdade do outro homem da família. Olhei para ele por cima do bife. Mas já era tarde demais. A essa altura, todos haviam largado seus talheres.

Nossas vidas continuavam absurdamente atribuladas. Quase todas as noites, eu tentava voltar do trabalho a tempo de pegar as crianças com a babá e preparar o jantar. Jen agora cumpria um estágio de cinquenta horas semanais. E já não fazíamos mais aquela sincronização de agendas, agora era uma questão de ir remendando as semanas do jeito que desse.

E então, um dia, quando estávamos fora, nossa casa pegou fogo. Não toda, mas o suficiente para exigir uma mudança para outro imóvel. O fogo ou foi iniciado por uma falha elétrica ou por algum infrator contra quem apresentei provas no tribunal (esta era a suspeita da polícia), ou então foi minha culpa. Nunca descobrimos o que houve de fato, mas Jen tendia a favorecer esta última possibilidade.

Passamos um tempo na casa de amigos, alugamos acomodações, nos ocupamos visitando construtoras, sofremos para decidir se valia a pena vender a casa como uma casca queimada e comprar outra, ou restaurá-la e voltar para lá. Eu tentava não pensar naquela casa — com sua estrutura intacta, porém interior chamuscado e um tanto destruído — como um símbolo do meu casamento, mas até eu conseguia sacar que as dificuldades e pressões de se morar em uma série de lares temporários não estavam colaborando para minha vida conjugal e familiar.

Foi um alívio quando as férias chegaram. Crianças e cachorros foram enfiados no carro e seguimos lentamente para o norte pela rodovia. Para a Ilha de Man, onde meus generosos sogros nos aguardavam com comida, amor, festas, toalhas de praia, chá para as crianças e uísque com refrigerante para a noite. Austin e Maggie estavam se tornando caricaturas encantadoras de si mesmos, ele o colonial sólido, ela a espalhafatosa com vestidos glamorosos, ambos sempre com mais amigos do que caberiam na casa, do que caberiam na ilha talvez.

Jen e eu estipulamos uma trégua naquelas férias e a tensão entre nós evaporou ante o esforço dos meus sogros para aliviar nossos fardos. Só fui pego uma vez na cozinha cravando as facas de Maggie na carne, e ela por sua vez ficou mais intrigada do que zangada com aquela cena. Então, felizes e revigorados, com crianças bronzeadas rindo no banco de trás, baldes de conchas encaixados entre chinelos, e cachorros com suas caudas inquietas cheias de areia, retornamos a Londres muito diferentes dos indivíduos tensos que haviam partido.

Demoramos cerca de dois dias para fazer a viagem de volta. Mas mesmo antes de voltamos a ser aqueles pais médicos ocupados, as tensões retornaram. Não havia brigas, só uma raiva latente e muitos silêncios. Certo dia, provavelmente tentando compensar alguma raiva ou algum silêncio (cuja causa já esqueci), comprei um vestido novo para Jen e ingressos para a ópera. *Tosca*. Eu estava muito ansioso para vê-la, pois sabia que seria diversão garantida porque um colega descrevera *Tosca* como "uma ópera maravilhosamente forense".

Esse tipo de saída noturna era muito extravagante para nossos padrões, e certamente estávamos ansiosos por ela. O único problema era que eu estava de plantão e não consegui trocar o turno com ninguém. Com certeza a babá já havia chegado, e estávamos no quarto nos arrumando quando o telefone tocou. Jen ficou me olhando atender.

"Oi, sou eu, Pam." Direta, segura de si, Pam, a organizadora dos patologistas desorganizados. Aquele telefonema só poderia significar uma coisa. Jen olhou para minha cara e semicerrou os olhos. "Muito bem", continuou ela com seu jeitinho habitual de iniciar uma conversa. "Chegou um chamado. Caso chocante. Família inteira morta a tiros em suas camas, provavelmente na noite passada, mas só foi encontrada esta tarde. O pai sobreviveu. Por pouco. Está em estado grave no hospital."

Era o tipo de caso que exigia minha presença imediatamente. E provavelmente minha cara delatava isso. Jen notou e me deu as costas. O lindo vestido novo ainda estava no cabide. Em vez de pegá-lo para vestir, ela abriu o armário e o guardou, visivelmente chateada.

"Onde?", perguntei a Pam.

"Olha, eu até vou dizer onde, mas esta noite você não vai."

Respirei fundo. Eu *sempre* ia imediatamente.

"Você comprou o vestido para Jen, e os ingressos, de jeito nenhum que vai cancelar o evento."

Pam sempre sabia de tudo.

"Mas..."

"Saia correndo agora para atender um homicídio e ela nunca mais vai falar com você! O caso pode esperar."

Aquela frase era digna de causar palpitações em qualquer patologista forense. A questão de correr para a cena do crime é que, além da urgência da polícia e da necessidade de os familiares tomarem conhecimento das mortes, temos mais sucesso quando os fenômenos corporais iniciais, como resfriamento e rigor, podem nos oferecer os indicadores mais precisos para estabelecer a hora aproximada da morte.

Insisti: "Pam, acho que vou ter que ir porque...".

"Eu já disse que você não vai esta noite. E se você está preocupado com a hora da morte, pode parar. A polícia já determinou. O pai deixou um bilhete de suicídio e os vizinhos ouviram barulho, disseram que foi por volta de 1h da madrugada. De qualquer modo, aconteceu ontem à noite e a polícia já está no caso desde esta tarde. Com três corpos para cuidar e todas as outras coisas, eles só vão precisar de você amanhã."

"Mas..."

"Os mortos não vão a lugar nenhum e o marido está no hospital, então, sem pressa."

Sempre havia pressa!

"Basta chegar às oito amanhã, já está tudo combinado."

"Mas..."

"Dick. Você não está discutindo comigo, está?"

Não. Ninguém discutia com Pam.

Então fomos à ópera, Jen usou o vestido e foi uma noite muito agradável, exceto pelo fato de que, de algum modo, a família morta a tiros também foi à ópera conosco. Fiquei tentando não pensar neles, mas foi inevitável. Por qual corpo eu começaria? Qual era a gravidade dos ferimentos do pai? Ele matara todos e pretendia se matar. Será que amarelou no último minuto? Ou apenas calculou mal o tiro? Ou será que na verdade foi tudo obra de um intruso louco e mascarado que obrigou o pai a matar a família e a redigir um bilhete de suicídio — sendo assim, por que o pai foi poupado?

Não atendi ao chamado, mas, para Jen, ficou óbvio que eu estivera mais do que disposto a comparecer, e que só não fui porque Pam me impediu. Jen ficou o tempo todo monossilábica durante o evento. Voltamos para casa e esperamos a babá ir embora, daí a briga estourou. Bem, Jen estourou. Diante de toda aquela fúria, fiquei quietinho, como um pequeno mamífero escondido junto à cerca esperando a ave de rapina ir embora. De algum modo, consegui estragar nossa noite maravilhosa.

"Não suporto", começou Jen, "quando você fica calado e taciturno na minha presença. Estou chateada! Por que você não se comunica comigo? Não me incentiva?"

Hum. Porque...

"É por isso que você trabalha com cadáveres, Dick...?"

Hum, um minuto e já respondo.

"Porque eles não vão notar todo o seu desapego em relação a eles?"

Touché!

Embora Jen culpasse a morte prematura da minha mãe para justificar meu hábito de ficar alheio perante situações difíceis, eu desconfiava que aquele meu jeito de ser tivesse mais a ver com as explosões vulcânicas do meu pai. Durante uma época, eu era totalmente dependente dele, e ele de fato fora capaz de construir um mundo seguro e amoroso para nós. Só que de tempos em tempos aquele mundinho era abalado por suas explosões. O resultado no longo prazo é que hoje quase nunca me permito afrouxar a tampa do meu próprio vulcão.

É claro que às vezes fico bravo, triste ou decepcionado. Mas em vez de demonstrar, eu me recolho no silêncio. Raramente discuto e jamais grito. Bem, já gritei uma vez, talvez por volta dessa época ou um pouco antes. Quando minha filha se casou, muitos anos depois, ela disse em seu discurso que se lembrava de eu ter perdido a paciência em apenas uma ocasião (terno novo, filhos, banho, pistola d'água). Não senti vergonha. Na verdade, fico bastante satisfeito por me lembrar de que alguma vez na vida consegui perder a paciência.

Nossa noite romântica na ópera não foi o sucesso que eu esperava, então, já que era assim, cogitei ir até a cena dos homicídios. Mas uma olhadinha no rosto de Jen me disse que aquele poderia ser o gatilho do nosso divórcio, então me contive. No entanto, na manhã seguinte, um sábado, acordei às seis e meia, pronto para ir à casa da família assassinada. Jen não acordou junto comigo. Ou ao menos não pareceu ter acordado.

Cheguei às oito em ponto, conforme instruído por Pam. Ia ser um longo, longo dia. Ainda havia muitos policiais nos arredores, mas, surpreendentemente, poucos jornalistas. Provavelmente já estiveram lá e foram embora. Não há um homicídio — especialmente um homicídio múltiplo — que seja tão macabro a ponto de não ser noticiado. Pela minha experiência, quanto pior, melhor, no que diz respeito aos jornalistas. Ainda hoje, os terríveis assassinatos de Jack, o Estripador, continuam nas manchetes. Apenas os detalhes de alguns assassinos sexuais parecem escapar aos olhos da imprensa — embora isso provavelmente tenha mais a ver com a retenção de informações do que com qualquer senso de decência em relação aos enlutados.

Quando entrei na casa da família, ela acomodava aquele silêncio da morte que eu agora conhecia tão bem, embora os policiais ainda estivessem atarefados ao redor e as pessoas estivessem conversando. O que encontrei lá dentro foi uma paródia medonha dos lares que acordavam para as manhãs normais de sábado.

Estava tudo muito bem arrumado. Não havia o caos característico de certas cenas de assassinato: nada de garrafas vazias de cerveja e vodca, tapetes imundos, cozinhas decadentes, banheiros sujos de sangue. Esta era uma família que cozinhava e comia bem, com membros que cuidavam de si mesmos e uns dos outros.

O quarto da filha adolescente estava limpo e bonito, com os deveres de casa concluídos e guardados na mochila escolar. As roupas estavam cuidadosamente dobradas. Ela estava deitada na cama vestindo um pijama novinho. Uma única bala tinha atravessado sua cabeça.

No quarto ao lado, seu irmão mais velho estava deitado de costas, um tiro no centro da testa, disparado a uns quinze centímetros de distância. Aparentemente acontecera enquanto o garoto dormia. Não havia sinais de luta ou de qualquer outra perturbação.

A mãe, uma mulher bonita de cabelos escuros, estava deitada no lado direito da cama de casal. Mãos juntas, como se estivessem em oração, sob a bochecha direita. Tranquila. A bala tinha atravessado pela têmpora esquerda e havia um fio de sangue seco escorrendo pelo rosto.

"Sem dúvida, foi o pai quem fez isso", disse o perito.

"Qual é a gravidade dos ferimentos dele?", perguntei.

O perito tinha passado a maior parte da noite ali e estava abatido e desgrenhado.

"Bem, aparentemente ele não vai morrer."

Eu me perguntei se o pai queria morrer mesmo ou se sua intenção era apenas se ferir. Ele fora muito seguro nos três tiros anteriores. Será que também escolhera a própria cabeça como alvo? Se assim fosse, teria sido difícil garantir a sobrevivência. Estranho...

Conversei com o fotógrafo sobre as fotos já registradas e aí pedi a ele mais alguns ângulos específicos. Dei uma última olhada na mãe e nos dois filhos antes de combinar com o legista que aqueles três corpos trágicos poderiam ser encaminhados ao necrotério.

Depois da remoção deles, e de todo o trabalho dos papiloscopistas, fui autorizado a circular pela cena e observá-la com mais detalhes. Naquela época, ninguém falava em evidências a partir do DNA, e a ciência forense certamente não era tão avançada quanto hoje. O resultado disso era que a gente se comportava na cena de um crime de um jeito que hoje seria considerado abaixo do despreocupado. Sendo assim, embora sempre tomássemos cuidado para não tocar em nada além do corpo, se coletassem uma impressão digital e identificassem que era de um patologista, no máximo a gente tinha de comprar uma garrafa de uísque para o perito.

As necropsias da família foram simples: afinal de contas, ali estavam três pessoas saudáveis, todas com um tiro na cabeça. No entanto, era um caso muito assombroso. Aquela casa, com seus cômodos silenciosos e arrumados, e corpos incongruentes, certamente ficara gravada em mim. Sua escuridão me acompanhara até minha própria casa e não consegui abandoná-la nem quando fechei a porta. Era fim de tarde e as crianças corriam loucamente pelos cômodos. Vê-las ali, risonhas e coradas, tão vivas, me deixou absurdamente feliz.

Fui direto até a mesa onde Jen estava curvada sobre os livros e a abracei, daí pedi desculpas por ser tão caxias no trabalho e por ser frio e distante em casa. Sabendo que nada poderia ser pior do que o distanciamento frio da família cujos corpos eu acabara de examinar, sussurrei ao ouvido dela uma promessa de que me esforçaria para ser um marido mais amoroso, aberto e emotivo.

Mais tarde, descobriu-se que o pai que atirara na própria família não havia atirado na própria cabeça. Portanto, seus ferimentos não foram fatais. Assim que recebeu alta do hospital, foi encaminhado diretamente para uma unidade psiquiátrica. Um policial que conheci depois, em outro caso, me contou que foi fácil para a defesa convencer a todos de que o sujeito tinha perturbações mentais; sendo assim, ele foi acusado de homicídio culposo com atenuantes.

No homicídio culposo, geralmente a sentença é mais leve do que nos casos em que houve dolo, então é claro que a defesa sempre prefere tomar esse caminho. E naquela época era muito mais fácil conseguir o benefício dos atenuantes. Mais tarde, em 2010, reformas nas leis britânicas reforçaram a definição de inimputabilidade e semi-imputabilidade, de modo que servissem como atenuantes apenas nos casos em que houvesse um transtorno médico, buscando assim assegurar maior rigor e clareza na aplicação da justiça. Mas por muitos anos, antes dessas reformas, o apelo por atenuantes era um alvo fácil mirado pela defesa, e temo que tenha havido abuso desse recurso. Nesse caso em particular, porém, não me ocorreu, e nem a ninguém mais, aparentemente, que o pai pudesse ser qualquer coisa senão louco. Só mesmo sendo completamente louco para atirar na própria família. Não é?

Presumi que o caso terminaria ali, mas na medicina forense, embora os pacientes estejam mortos, os casos têm o hábito de voltar à vida. Alguns meses depois, fui convocado para depor no julgamento do pai. Fiquei espantado ao descobrir que a acusação de homicídio culposo caíra e que agora ele respondia por assassinato. O policial me relatou baixinho que o pai tinha começado um relacionamento com uma médica residente no hospital psiquiátrico, daí confidenciara à nova amante que estava apenas fingindo estar louco e que, na verdade, a vida familiar estava lhe dando nos nervos. Ele simplesmente atirou na família porque estava de saco cheio dela.

Você pode achar que isso é uma prova óbvia de um transtorno psiquiátrico, mas, quando a amante passou as informações para as autoridades, a investigação foi aprofundada e, como resultado, o sujeito foi considerado são. A acusação foi alterada para homicídio qualificado. O pai foi considerado culpado e condenado à prisão perpétua. Aquela cena horrorosa de destruição familiar no coração daquele lar de aparente harmonia não foi fruto de loucura, e sim assassinato a sangue-frio, intencional e planejado.

Aquele julgamento me lembrou da minha resolução pessoal de ser um marido mais atencioso. Acho que ninguém, muito menos meus filhos, alguma vez pôde me acusar de ser um pai indiferente. Eu os arrumava de manhã e, assim que chegava do trabalho, logo me ocupava com eles, lendo, cozinhando, ajudando na lição de casa, brincando, colocando-os para dormir. Mas eu definitivamente estava falhando no quesito cônjuge.

Jen queria um marido expansivo e amoroso. Achei que estivesse demonstrando meu amor ao assumir a maior parte das responsabilidades pelo lar e pelos cuidados com nossos filhos enquanto ela estudava. No entanto, quando pensei no pai que tinha acabado de ser preso, percebi que aos olhos da sociedade ele cuidava da família adequadamente — enquanto na verdade planejava os assassinatos na surdina. Percebi então que era perfeitamente possível participar plenamente da vida familiar enquanto a mente estava em outro mundo. Será que eu vinha fazendo a mesma coisa? Será que ficava pensando demais no trabalho enquanto fazia o papel de bom pai? Seria esse o motivo das queixas de Jen? Será que, na verdade, ela só estava pedindo um envolvimento mais afetuoso e focado?

Ponderei. Mas não fiz nada para mudar a situação. Vivíamos às voltas com uma rotina louca que parecia impedir qualquer romantismo. Um de nós estava sempre prestes a sair para o trabalho. E se ambos estivéssemos em casa, havia mil assuntos que exigiam nossa atenção: as crianças e seus deveres escolares, as dificuldades nos nossos empregos, os reparos domésticos...

Eu me perguntava: como encaixar o amor em tudo isso? Será que eu deveria anotar na agenda "Reunião às 17h; Amor às 19h"? E o que eu deveria fazer? Levar flores? Fazer refeições à luz de velas? Fez-me falta poder perguntar a outros homens como eles conseguiam inserir calor, humor e todo esse negócio de romantismo em suas vidas cotidianas de casados — mas esse tipo de assunto não seria aceitável no meu círculo profissional. Na verdade, seria impossível. A gente falava de homicídio, não de amor. E então eu continuei errando.

DR. RICHARD SHEPHERD

CAUSAS NÃO NATURAIS

17

Em algum momento o Ministério Público acabou me contatando por causa do caso Anthony Pearson. A namorada, Theresa Lazenby, tinha sido formalmente acusada de homicídio e seu julgamento estava prestes a acontecer.

Houve uma reunião prévia (um luxo do qual Simpson desfrutara ao longo de sua carreira, mas que vi desaparecer no decorrer da minha) e, antes dela, refresquei minha memória com as anotações e fotografias do caso. A promotoria também me enviou mais material, incluindo transcrições dos depoimentos de Theresa à polícia.

Enquanto lia, me lembrei de como os policiais que a interrogaram acharam difícil relacionar aquela jovem ao corpo estrangulado de um homem adulto. Do jeito protecionista como se referiam a ela. Logo comecei a entender o porquê.

Em seu depoimento, Theresa explicou que conhecia Anthony há cinco anos. Juntos tinham uma filha de quatro anos, que morava com os pais dela. Ela revezava seu tempo entre o apartamento que dividia com ele, onde costumava passar as noites, e a casa dos pais ali perto, onde passava os dias.

Na época da morte de Anthony, os pais e a filha de Theresa estavam em uma viagem de férias. Ela descreveu o fatídico dia em detalhes, e a única coisa que posso dizer é que foi um dia muito comum que terminou de maneira um tanto incomum. A justaposição dos dois era quase surreal. Thereza havia comprado um cartão de aniversário para uma amiga e gravado um programa de TV para a família ausente, depois fora à casa da avó para ter notícias de seu avô, cuja saúde estava capengando. Tentou, sem sucesso, pedir dinheiro emprestado para ajudar a pagar as férias em Tenerife que vinha planejando com amigos. Até então, tudo muito normal.

Mais tarde, encontrou Anthony no pub. Ele estava enchendo a cara e estranhamente irritado por ela ter chegado cedo. Ele não aprovava a viagem de férias ("Sua vagabunda!"), e então passou a exigir dinheiro para comprar mais bebidas e também maconha.

Theresa pegou dinheiro emprestado para Anthony com seu chefe atrás do balcão, para quem fazia uns bicos. Seguiu-se uma noite complicada com bebida, baseados e fúria. A própria Theresa tinha consumido apenas metade de uma cerveja e nenhuma maconha, e sua descrição dos eventos a ilustrava como a namorada apaziguadora de um sujeito muito errático e difícil. Quando chegaram em casa com uma pizza, seu depoimento sugeria que Anthony estava fora de controle:

> Dei pizza a ele na sala de estar, e ele disse que tinha perdido a maconha, aí eu respondi: não seja bobo. Então comecei a vasculhar pelos bolsos dele, que me empurrou contra a parede... Ele jogou dois cinzeiros de vidro na parede... E eu disse: você sempre tem que quebrar as coisas. Ele respondeu: sim, quebro mesmo.
>
> Ele simplesmente surtou e começou a tirar as fitas de vídeo da cornija da lareira e a atirar objetos ao redor, berrando, aí fez menção de pegar o toca-discos e eu corri para segurá-lo para impedi-lo de destruir mais coisas (*chorando*) e ele me deu um soco na cabeça, e eu caí e cortei a mão (*mostra a palma da mão direita com o corte*). Tinha vidro para tudo que é lado e eu estava caída perto da porta da sala, e ele tentava abrir a porta e não conseguia abrir porque minha cabeça estava no caminho, então ele ficou puxando a porta, batendo na minha cabeça.
>
> Ele foi ao banheiro e começou a me chamar, e então eu entrei e ele cortou o próprio braço com uma lâmina de barbear, de propósito mesmo... Peguei uma toalha e falei: deixa de ser bobo. Peguei

uma toalha e enrolei no braço dele, acho que foi o braço direito, acho que ele arrancou a toalha primeiro. Então ele arrancou a cordinha do soquete da lâmpada...

Entrei no nosso quarto e ele continuou a atirar mais coisas, meus enfeites. Depois foi para a cozinha. Eu tenho uma mesa de jantar de vidro, e eu disse, por favor, não quebre a mesa, aí ele pegou os frascos de sal e pimenta e foi para o quarto, aí os jogou pela janela. Depois pegou o espelho, então fechei a janela e o agarrei, e nós dois caímos na cama (*soluçando*), eu tentando segurá-lo.

Ele cortou meu braço. Não sei o que ele usou para isso, mas puxei o braço (*mostra os cortes no antebraço direito*). Recolhi o braço e ele me deu uma cotovelada na barriga. Estiquei meu braço de novo, ele cortou outra vez e deu uma mordida (*mostra cortes e hematomas no braço direito*). Peguei uma gravata que estava ao lado da cama (*soluçando*), estava na mesa de cabeceira, do lado esquerdo, e simplesmente comecei a estrangulá-lo. Eu não queria machucá-lo, só queria impedir que ele me machucasse, eu simplesmente não tinha noção de nada, eu só não queria que ele me machucasse mais. Eu estava berrando para ele me largar, para sair de cima de mim. Me solta! Me solta! Aí, quando ele parou de me bater, saí correndo do apartamento e vim pra cá.

Pergunta: Quando você estava estrangulando Tony, você estava em cima dele na cama, ou ele em cima de você, ou lado a lado, como foi?

Resposta: A gente estava meio que lado a lado. Eu estava do lado esquerdo da cama, deitada de costas. Ele estava em cima da minha perna. Eu não estava presa. Ele me socou na barriga algumas vezes, enrolei a gravata no pescoço dele... (*soluçando*)

P: Prossiga...

R: Cruzei a gravata, apertei bem para que ele parasse de me bater. Não sei quanto tempo durou aquilo, mas quando ele parou de me bater, saí correndo e vim pra cá.

P: Era sua intenção matá-lo?

R: (*soluçando*) Não, eu não queria matar ele.

P: Você achou que tivesse matado Anthony na hora?

R: Eu sabia que tinha machucado ele porque ele ficou tentando respirar. Ele ficou roxo. A boca, a língua, a língua pra fora... Eu olhei pra ele. Percebi que machuquei ele. Então vi que precisava sair de lá. Precisava chegar aqui pra conseguir ajuda para o Tony. Falei com o moço assim que cheguei, com o policial.

Theresa prosseguiu relatando que já fora agredida por Tony em outras ocasiões, mas, em meio a muitos soluços, insistiu que o amava e que sentia que ele precisava dela. Parecia uma jovem e precoce mãe — ela e Tony devem ter tido o bebê quando ainda eram adolescentes — presa em um relacionamento doméstico abusivo devido à crença de que o parceiro precisava dela.

Fiquei comovido com suas queixas, com sua insistência de que aquela havia sido a primeira vez que ela ousara retaliar, e que só ocorrera por causa da imensa ameaça física de Tony. Às vezes, os perpetradores se assemelham mais a vítimas, e Theresa tanto sofria quanto sentia remorso. Mas a promotoria planejava se fiar nas minhas provas, que por sua vez precisavam ser imparciais. Então eu estava determinado a aderir à verdade, em sua formosa simplicidade, e não permitir que a emoção, com toda sua infidelidade, turvasse essa pureza.

A audiência do caso foi realizada em uma das salas do Ministério Público, acima do Old Bailey. As salas do tribunal eram majestosas e revestidas em madeira: não há tribunal no Reino Unido que dê aos seus participantes mais senso de justiça, com sua história e importância, do que o Tribunal 1 do Old Bailey.

Mas não há nada de majestoso, no entanto, nas salas acima.

Fiquei aguardando em uma salinha com móveis gastos e janelas mal arrematadas e, de repente, entraram dois advogados, um veterano e um novato. Tinham vindo diretamente de uma audiência no tribunal abaixo, ainda vestindo suas togas, jogando suas perucas na mesa, cumprimentando-me pelo nome antes do início dos procedimentos formais. Os dois investigadores chegaram logo depois. Partilhar tempo juntos em um exame cadavérico pode ser um tanto íntimo, e assim apertamos as mãos calorosamente como amigos.

Sentamos em torno de uma mesa grande e arranhada, bebendo chá em canecas de porcelana — advogados não usam copos descartáveis — com os vários arquivos e fotografias espalhados à nossa frente. Todas as fotografias da Polícia Metropolitana ficavam em pequenas pastas com capa dura marrom presas com elástico preto.

Fiquei em silêncio enquanto todos discutiam o pleito de Theresa Lazenby. A acusação era de homicídio, mas eles achavam que muito provavelmente o advogado alegaria homicídio culposo e colocaria a violência doméstica como atenuante — o que, é claro, acarretaria uma pena muito mais curta. Os investigadores estavam ávidos para que esse argumento fosse aceito. Era óbvio que gostavam de Theresa e que acreditavam que ela agira em legítima defesa. De fato, excepcionalmente, quando a ré foi acusada de homicídio, eles sequer questionaram sua libertação sob fiança.

"Você leu o depoimento dela, dr. Shepherd?", o advogado mais experiente me perguntou.

"Sim."

"E viu as fotos do que ele fez com ela antes de ela pegar a gravata?", perguntou um investigador.

"Não, essas fotos eu não recebi."

Eles começaram a remexer na papelada, e então o advogado sacou uma pasta. As pastas da polícia que eu costumava ver continham fotos de cenas de assassinato e de necropsias. Essa pasta era diferente. Das páginas espreitava uma bela jovem, muito, muito viva.

"Então", comecei. "Esta é Theresa."

Sua juventude e saúde iluminavam as fotos. Tinha o rosto vívido e seus longos cabelos ruivos estavam recatadamente presos para trás. Sua aparência era meiga, tal como descrita pelos investigadores todos aqueles meses atrás. Um mundo de distância dos suspeitos de assassinato corriqueiros.

Examinei cuidadosamente cada foto enquanto todos os outros bebericavam o chá e papeavam. Finalmente, olhei para cima.

Comecei: "Eu acho...".

Então fiz uma pausa. Eu tinha certeza? Eu não queria me deixar cegar por quaisquer preconcepções e assim me esquecer das terríveis consequências de um erro.

Os investigadores me observavam atentamente, à espera. Os advogados franziram a testa.

A pausa estava demorando além da conta.

"Sim?", incitou o advogado sênior em um tom que insinuava que minha hesitação poderia estar arriscando a credibilidade do que eu estava prestes a dizer.

Então me lembrei daquela dúvida incômoda que eu sentira no dia da necropsia, e que tinha origem na dissonância entre o fato e o relato. E agora eu me deparava com outra enorme divergência entre a verdade e a versão de Theresa.

Sim. Eu tinha certeza.

Recomecei: "Acho que todos os ferimentos de Theresa são autoinfligidos".

"O quê?"

"Ela mesma fez todos eles."

O advogado júnior pegou as fotos.

"Aqueles cortes no braço. Você está dizendo que ela mesma os fez?"

"Creio que sim. Não acredito que ela matou Anthony Pearson em legítima defesa por estar sendo atacada por ele com vidro, navalhas, o que for."

Eles trocaram olhares.

"Você vai dizer isso no tribunal?"

"Sim. Gostaria de mais tempo para estudar o caso, é claro."

"Como...?" O investigador-inspetor estava inabalável. Mas parecia chateado. "Como você pode ter tanta certeza de que Tony Pearson não a cortou?"

Na verdade, os ferimentos nas fotos tinham todas as características clássicas da autoinflição. Quando está sendo atacado, você tende a se desvencilhar, a desviar, a se movimentar, você sempre faz alguma coisa: é um reflexo. A menos que você esteja sendo imobilizado — coisa que a própria Theresa diz que não ocorreu — ou que esteja inerte por causa de drogas ou de álcool — nitidamente não era o caso dela também —, então o natural é que você simplesmente não permita que alguém corte sua pele repetidamente no mesmo sentido e no mesmo lugar.

E havia mais evidências. Os ferimentos estavam apenas nos locais mais comuns das lesões autoinfligidas (esse padrão se dá porque geralmente são pontos de fácil acesso) e a força usada foi apenas moderada. Não é difícil usar de intensidade quando você está furioso e cortando outra pessoa. Mas muito difícil se você estiver cortando a si mesmo.

Expliquei tudo isso.

"Estas certamente não são lesões de defesa", informei.

Os dois advogados se entreolharam novamente, e então encararam os investigadores. Percebi mais uma vez que, embora os policiais tivessem dado prosseguimento à acusação de homicídio, era nítido que gostavam de Theresa. Um deles pegou a pasta com as fotos dela.

"Veja o rosto dela. Estes arranhões podem ter sido feitos por Tony", disse ele.

Balancei a cabeça.

"Não. Estes de fato são ferimentos causados por unhas."

Levei a mão ao meu próprio rosto e imitei o movimento de um arranhão, exatamente da mesma maneira, exatamente no mesmo ponto.

"Se eu bem me lembro, as unhas da vítima estavam roídas. Eram curtas demais para causar esses arranhões." Peguei a pasta da necropsia. Minhas anotações estavam anexadas ao processo e, à medida que eu as folheava, o ar ia ficando levemente perfumado com aquele cheiro de necrotério, a pungência de galhos de sabugueiro quebrados.

Folheei a pasta rapidamente até encontrar uma foto em que os dedos de Anthony estivessem indubitavelmente visíveis.

"Sim, ele obviamente roía as unhas. Elas não tinham comprimento para causar os arranhões no rosto de Theresa."

Entreguei-lhes as fotos. Os investigadores as avaliaram e repassaram para o advogado sênior, que colocou os óculos para espiar de perto antes de pousá-las na frente do outro advogado, que as olhou com desconfiança e então fechou a pasta rapidamente.

Peguei as fotos de Theresa.

"Por outro lado...", ergui uma delas, que exibia seus dedos. "As unhas dela estão em um comprimento razoável, que certamente possibilitam arranhar o próprio rosto."

Eles repassaram a foto de mão em mão. Então fez-se silêncio.

"E a marca de mordida no braço dela?", perguntou o primeiro advogado.

"Ela conseguiria alcançar o braço com a boca."

Demonstrei, embora não muito habilmente, mordendo meu próprio braço. Aí reabri a pasta de fotos.

"Olhem com atenção, o tamanho das marcas de mordida indicam uma boca pequena, pequena demais para um homem. Podemos confirmar isso facilmente tirando um molde da arcada dela, é claro, mas precisaríamos de um odontologista forense. A mordida de cada indivíduo é altamente individual."

Mais silêncio.

"Percebi em seu depoimento", falei, virando-me para o inspetor, "que quando Theresa apareceu na delegacia, você inicialmente chamou uma ambulância. E então..."

"Quando examinamos os machucados dela, cancelamos o chamado", concordou ele.

"Porque vocês viram que não eram ferimentos graves...", lembrei-o.

O advogado perguntou: "Você veio aqui hoje já esperando nos contar isso?".

"Eu não tinha visto as fotos dela. Mas eu certamente pretendia dizer que a versão de Theresa não tinha como ser verídica. Eu soube disso assim que li a transcrição do depoimento dela."

Os promotores pareciam animados, ao passo que os policiais exibiam aquela expressão cansada daqueles que desconfiam terem sido ludibriados.

Eu estava confiante, ao menos em parte, porque tinha discutido essas mesmas evidências com meus colegas no Guy's, e estávamos todos de acordo. Eu sabia, pelas marcas do sulco, que Theresa não tinha passado a gravata em volta do pescoço de Tony, cruzado as pontas atrás e apertado, tal como ela descrevera. A gravata não envolveu o pescoço dele completamente. Não foi cruzada junto à nuca. Ficou apenas na frente do pescoço dele.

Expliquei: "No início, deduzi que ela poderia tê-lo estrangulado por trás, puxando as duas pontas da gravata, mas ela deu uma descrição precisa demais do rosto dele enquanto ele estava sendo estrangulado".

"Ela disse que estava na frente dele."

"Nisso, pelo menos, eu acredito. Mas se ela fez do jeito que descreveu, um homem adulto consciente poderia tê-la impedido facilmente."

Eles aguardaram que eu continuasse. Um investigador, com o rosto perplexo, murmurou: "Então como...?".

"Tony Pearson havia consumido uma quantidade considerável de álcool. Além disso, tinha fumado maconha, o que teria potencializado os efeitos do álcool. O cenário mais provável é que ele estava deitado na cama, incapacitado. Acho que ela deve ter simplesmente segurado a gravata na frente do pescoço dele e apertado. E ele devia estar bêbado demais para resistir. Há bons indícios para afirmarmos que ele estava de bruços, que ela passou a gravata sob o pescoço dele e simplesmente puxou as pontas. Mas daí ela não seria capaz de descrever o rosto dele com tanta precisão durante a agonia."

O advogado se inclinou para a frente.

"Você está nos dizendo que não houve nenhuma briga no apartamento? Que Theresa inventou tudo para justificar o fato de que ela simplesmente...?"

"Acho que houve uma discussão, sim... Afinal de contas, os vizinhos ouviram alguma coisa... Mas nem perto da escala que ela descreve. Não há evidências de que Theresa tenha sido vítima de violência física e que seu ato tenha sido legítima defesa. Pelo contrário, acredito que ela deve tê-lo estrangulado quando Tony estava inconsciente ou semiconsciente. Em seguida, autoinfligiu seus ferimentos."

Todos se entreolharam.

"De jeito nenhum que vamos aceitar homicídio culposo aqui", disse o advogado sênior. "Isso é doloso. E também não vamos deixá-la se safar alegando legítima defesa."

Apertamos as mãos e seguimos em direções diferentes. O julgamento estava marcado para dali a algumas semanas e nosso próximo encontro seria no tribunal.

Nas minhas primeiras presenças em julgamentos, fiquei tão nervoso que só conseguia olhar para o advogado que estava me fazendo perguntas. Ou às vezes, quando eu era acometido por um teco de ousadia, eu até olhava para o juiz.

Certa vez, Iain West comparecera para observar meu desempenho no banco das testemunhas. Depois, no pub, ele disse: "Então, quem precisa acreditar em você e entender suas evidências?".

Naquele estilo característico, Iain sempre respondia à própria pergunta antes de seu interlocutor.

"Não é o advogado, com certeza. O advogado sabe o que você vai dizer, e sabe o que vai tentar fazer você dizer. Quanto ao juiz, você também não está interessado em convencê-lo."

"O júri."

Iain assentiu a cabeçorra.

"O júri, Dick", grasnou ele com o sotaque escocês. "O júri, não se esqueça do júri."

Claro que ele estava certo. No tribunal, Iain se sentia em casa. Doze cidadãos idôneos, além do público e da imprensa na galeria, eram a plateia ideal para ele, que não vacilava em lhes proporcionar um espetáculo. Eu não tenho a menor veia de ator, e minha habilidade para fazer cena no tribunal era tão eficaz quanto minha habilidade de bancar o marido emotivo e amoroso.

No entanto, fui tentando aprender com Iain. Fiquei avaliando seu estilo no Old Bailey, o jeito como ele ouvia a pergunta do advogado, como refletia por um momento, virava-se para o júri, fazia uma pausa para respirar fundo e apoiava as mãos no púlpito das testemunhas (de onde fazia gestos extravagantes), e depois respondia à pergunta como se o júri a tivesse feito. Seus olhos corriam constantemente sobre os rostos de todos os presentes. Ele pronunciava as palavras com desenvoltura. Para o júri, era como ter a companhia teatral Royal Shakespeare Company na sala de estar.

Eu jamais conseguiria imitar o desempenho de Iain, mas quando o caso Lazenby voltou à tona, tive de dar meu jeito e me conectar com o júri o máximo possível. Como estou no tribunal para oferecer provas científicas, e não para julgar, sempre fiz o possível, e ainda faço, para não ficar olhando para o réu. Mas naqueles primeiros anos, às vezes eu não conseguia controlar minha curiosidade. Eu não conseguia resistir ao ímpeto de espiar a pessoa acusada de um crime hediondo cujos efeitos eu testemunhara. Muitas vezes, eu me surpreendia ao notar como a maioria dos assassinos parecia uma pessoa comum. Muitos eram como aquele sujeito no metrô cuja presença você mal percebe, até que ele gentilmente lhe cutuca para entregar o cartão de passagem que você deixou cair.

Ao me acomodar no banco das testemunhas no caso *Coroa Britânica versus Lazenby*, me flagrei olhando furtivamente para a ré.

Vi uma jovem que, assim como nas fotos tiradas imediatamente após o assassinato, era bonita, dona de um rosto jovem e alerta. Seu cabelo ruivo estava preso em um rabo de cavalo elegante e charmoso. Quando prestei meu depoimento, os olhos dela brilhavam com lágrimas. Seu advogado lhe entregou um lenço de papel. Ela enxugou as bochechas e inclinou a cabeça. Notei membros do júri olhando para ela com compaixão.

Como é que aquela mulher pequena e delicada poderia ser uma das poucas estranguladoras do Reino Unido? Como fora capaz de cometer um ato a sangue-frio e depois ter a presença de espírito de autoinfligir ferimentos falsos antes de se apresentar toda chorosa na delegacia? Parecia impossível. Quase duvidei das minhas próprias conclusões.

No entanto, me mantive firme durante o interrogatório. E mais tarde eu soube que o patologista indicado pela defesa para revisar minhas descobertas e opiniões não contestou meu laudo: ele concordou que pelo menos alguns, ou mesmo a maioria, dos ferimentos de Theresa foram autoinfligidos.

Com base nas minhas provas, a promotoria insistiu que Theresa simplesmente estrangulara o namorado quando ele estava inconsciente ou incapacitado demais para resistir. Tudo indicava que ela jamais tivera de se defender de um Anthony extremamente bêbado. Mas era difícil acreditar que uma mulher tão doce e tomada pelo remorso pudesse ter feito tal coisa senão para salvar a própria vida. Certamente era difícil para o júri acreditar que tivesse sido diferente. Eles aceitaram a alegação de legítima defesa e a consideraram inocente.

Os advogados de Theresa conseguiram persuadir o júri de que a promotoria não fora capaz de transpor o *in dubio pro reo*. O chamado benefício da dúvida é um grande obstáculo a ser superado, mas com certeza eu acataria a esse tipo de favorecimento se um dia estivesse no banco dos réus. Apesar disso, fiquei surpreso quando Theresa saiu livre do tribunal. Eu sabia que Anthony Pearson tinha falado através de mim, mas também ficara nítido que o júri não fora capaz de escutá-lo. Tive a sensação de que eles ignoraram as evidências e de que o veredicto foi apenas um voto de empatia por uma mulher supostamente abusada.

Naquela noite, enquanto eu contava sobre o caso extensiva e apaixonadamente, Jen ergueu as sobrancelhas. Expliquei como uma mulher que eu acreditava ser uma assassina tinha acabado de se safar, desconfiando que sua juventude e beleza tivessem sido decisivas para sua absolvição, e que isso parecia muito injusto.

"Bem, é uma bela mudança o fato de uma jovem bonita não ser a vítima", observou Jen. Ela ficou bem perplexa ao ver que seu marido fleumático estava tendo uma reação acalorada. Até eu estava começando a ficar desconfortável por pisar naquela zona de raiva que eu geralmente evitava.

"É melhor eu me recompor", falei. "Não posso ficar chateado assim com todos os processos que dão errado."

E é claro que eu me recompus. O caso Lazenby provavelmente foi o último em que me permiti qualquer envolvimento emocional em relação ao resultado do julgamento. Minha função é verificar a verdade científica. E eu informo ao júri essa verdade. Eles têm o direito de fazer o que quiserem com ela — afinal de contas, eles ouvem declarações e detalhes de todos os lados, coisa que raramente faço. Agora, uma vez apresentados os fatos, eu me dispo de qualquer envolvimento.

Então é isso, chega de cargas emocionais. Chega daquelas espiadinhas no réu ou de ficar atormentando os policiais por causa do resultado de um julgamento. Muitas vezes, depois de apresentar minhas evidências, sequer sou informado do veredicto. Se eu não procurar as reportagens nos jornais, tenho de perguntar aos policiais ou a outros colegas envolvidos.

Depois do julgamento de Lazenby, decidi nunca mais perguntar. Eu ia ficar indiferente ao veredicto e ia restringir meus interesses somente às minhas evidências. Não era para levantar nenhuma cruzada para ver os perpetradores atrás das grades, e nem alimentar essa necessidade emocional de ver o júri corroborar com minhas descobertas. Que ficasse a cargo de Iain West colocar seu coração e alma em suas teatralidades no tribunal, e depois ficar pessoalmente arrasado caso o júri decidisse ir de encontro a suas evidências. De agora em diante, se tivesse de me postar no banco das testemunhas, eu ia aperfeiçoar a arte do desapego emocional que eu exercia tão bem no necrotério.

Falei isso a Jen e ela pareceu meio triste.

"Mais desapego", disse. "Essa é a sua reação para tudo."

"Eu não tenho que me importar com os veredictos. Tenho certeza de que isso é o certo a se fazer."

Ela deu de ombros. "Foi interessante ver você falar desse caso com tanta paixão. Talvez você devesse fazer isso com mais frequência."

Estremeci. Paixão. Eu certamente não queria sentir isso, muito menos com mais frequência. Era o tipo de coisa que só serviria para render um monte de encrencas.

DR. RICHARD SHEPHERD

CAUSAS NÃO NATURAIS

18

No final da década de 1980, o Reino Unido se deparou com uma série de desastres que ceifaram muitas vidas. Poucas ou nenhuma dessas tragédias poderiam exatamente ser chamadas de "acidente". Quase todas expuseram grandes falhas no sistema. Ou talvez aquele tenha sido um período em que os valores de autoconfiança do pós-guerra estivessem se transformando em interesses conflitantes entre o "eu" e o Estado. Certamente, a postura geral estava mudando à medida que a população crescia e os sistemas em que confiávamos aumentavam em tamanho e complexidade.

Em março de 1987, a balsa de carros e passageiros *Herald of Free Enterprise* virou perto do porto Zeebrugge, na Bélgica; a porta da proa fora deixada aberta: 193 passageiros e tripulantes morreram.

Em agosto de 1987, Michael Ryan atirou em 31 pessoas em Hungerford e então cometeu suicídio.

Em novembro de 1987, um fósforo aceso caiu na escada rolante da linha Piccadilly do metrô de King's Cross, em Londres, causando um incêndio que custou a vida de 31 pessoas e feriu outras cem.

Em julho de 1988, a plataforma de petróleo Piper Alpha explodiu no Mar do Norte, matando 167 homens.

Em 12 de dezembro de 1988, após um defeito na sinalização, três trens colidiram nos arredores de Clapham Junction. Trinta e cinco passageiros morreram, e mais de quatrocentos ficaram feridos, 69 deles com gravidade.

Mais tarde naquele mesmo mês, uma bomba plantada em um avião jumbo da Pan Am explodiu sobre Lockerbie, uma cidade escocesa, matando todos os 259 indivíduos a bordo e mais onze em solo.

Menos de três semanas depois, em 8 de janeiro de 1989, houve uma falha no motor de um Boeing 737 da British Midland que, agravada por um erro do piloto, fez a aeronave cair em um aterro da autoestrada M1, logo abaixo da pista do East Midlands Airport. Das 126 pessoas a bordo, 47 morreram e 74 sofreram ferimentos graves.

Em abril de 1989, 96 torcedores do Liverpool morreram pisoteados, e mais de setecentos ficaram feridos, no estádio Hillsborough, em Sheffield. Somente em 2016 um segundo inquérito concluiu que as vítimas sofreram negligência grave: tanto a polícia quanto os serviços de socorro e os padrões de segurança do estádio sofreram duras críticas.

Em agosto de 1989, uma colisão entre um barco de passeio e uma draga no Tâmisa custou a vida de 51 pessoas, a maioria delas com menos de 30 anos de idade.

Cada um desses acontecimentos chocou a nação. Cada um deles resultou em melhorias importantes de compliance depois que os ânimos se acalmaram e que as causas — muitas vezes múltiplas e interconectadas — foram desvendadas e analisadas. Os sistemas antigos foram reformulados, a cultura da saúde e da segurança desabrochou — alguns podem dizer que explodiu — e os empregadores começaram a reconhecer a importância do treinamento, a importância da postura corporativa e estatal para a prevenção de riscos e assunção das responsabilidades. A seriedade nos sistemas de gestão se estabeleceu, e de repente a segurança e a saúde já não eram mais uma reflexão gerencial de fachada, e sim uma necessidade genuína.

Participei de praticamente todos esses eventos, em alguns na fase de atendimento emergencial, em outros, no inquérito. Com eles, a patologia aprendeu muito sobre desastres em massa — e eu também aprendi. E foram as lições dessa era divisora de águas que nos permitiram lidar eficientemente com os horrores terroristas dos anos 2000.

Para mim, o primeiro caso foi o do atirador de Hungerford. Mas majoritariamente foi uma era de desastres dos transportes, e o primeiro no qual atuei foi o acidente ferroviário de Clapham. Em uma manhã de segunda-feira, às 8h10, um trem lotado de passageiros da supervia da costa sul passou por um sinal verde perto de Clapham Junction e fez uma curva — só para descobrir que o serviço de trens de Basingstoke havia parado nos mesmos trilhos.

Deu-se uma colisão inevitável. Porque o sinal verde deveria estar vermelho, mas não estava. Porque um fio estava solto. Porque o eletricista tirara um mero dia de folga nas treze semanas anteriores. E embora seus gerentes considerassem seu trabalho satisfatório, investigações posteriores mostraram que, de fato, era ruim, muito ruim, que simplesmente tinha sido descuidado durante dezesseis anos. Descobriu-se que ninguém supervisionava ou fiscalizava nada do que ele fazia porque o sujeito era considerado "confiável" e porque não havia uma cultura de vistoria. O gatilho fundamental, no entanto, foi o seguinte: todos estavam correndo para substituir a fiação de sinalização. E por que substituir a fiação? Porque datava de 1936. E havia a necessidade de garantir maior segurança ferroviária. Adentramos aqui uma lei da natureza que às vezes parece explicar a maior parte do meu trabalho: a lei das consequências imprevistas.

Na colisão, o trem da supervia fez uma curva para a direita e atingiu um terceiro trem que vinha na direção oposta, nos trilhos adjacentes. Felizmente, este trem estava vazio, voltando para Haslemere: o maquinista até viu o que estava acontecendo à sua frente, mas não teve tempo de parar. Quase houve um quarto trem envolvido na batida, ele vinha logo atrás do trem da supervia, e também viajava em alta velocidade, mas, como a corrente elétrica fora desligada automaticamente após as colisões, ele desacelerou ao fazer a curva. O maquinista conseguiu acionar os freios de emergência a tempo de evitar um desastre maior.

Os 35 mortos estavam todos nos dois vagões da frente do trem da supervia. Esses vagões foram rasgados de um lado. Mais perto do ponto de impacto, se desintegraram por completo. O primeiro oficial de bombeiros a chegar no local — inconvenientemente um trecho profundo e arborizado — olhou para baixo e de pronto solicitou mais oito carros, oito ambulâncias e uma unidade cirúrgica, além de equipamentos de corte e elevação para extrair passageiros presos nas ferragens.

Um plano de contenção de desastre é todo voltado para as vítimas, mas, à primeira vista, muito disso não parece relevante. O trânsito e o estacionamento podem parecer problemas menores, mas se não forem rapidamente controlados, os veículos de resgate não chegam nem saem do local na velocidade desejada. O acesso deve ser livre (nesse caso, árvores e trilhos foram removidos), os hospitais devem receber o alerta e a remoção dos feridos graves deve ser coordenada. Equipes médicas precisam estar no local do acidente. Também deve-se criar centros de atendimento móveis para os feridos, além de um ponto de coleta de cadáveres e um necrotério temporário. Também é preciso fazer a contagem e o registro de passageiros, e essa informação deve ser disponibilizada para os parentes ansiosos (lembrando que não havia celulares em 1988). Também são necessários maqueiros e pessoas para entregar suprimentos médicos, e toda a operação deve ser coordenada por um controlador avançado que estabelece links de rádio para que as equipes de resgate possam se comunicar.

É uma tarefa colossal, e deve ser realizada com rapidez. A velocidade só é possível após planejamento e prática. Por acaso, no dia 12 de dezembro de 1988 também aconteceu a inauguração do departamento de emergência do hospital mais próximo, o St. George's, em Tooting. A equipe que primeiramente recebeu o "alerta vermelho para desastre" teve de ser persuadida de que o acidente ferroviário tinha acontecido mesmo, e que não era uma pegadinha de colegas de outro hospital.

O número de envolvidos no resgate de Clapham foi imenso: eles vieram de toda Londres para a London Fire Brigade (corpo de bombeiros), o London Ambulance Service (serviço de socorro móvel), a Metropolitan Police (polícia metropolitana), a British Transport Police (controle de tráfego), a British Association for Immediate Care (médicos especialmente treinados, principalmente clínicos gerais, que ficam de plantão para atender em tragédias de grande porte), a British Rail (transportes ferroviários), a London Borough of Wandsworth (felizmente uma das poucas autoridades locais do país na época a ter um plano de emergência, e que entrou em ação imediata, disponibilizando 134 inestimáveis efetivos) e, claro, o Exército de Salvação, que chegou com uma cantina móvel para oferecer alívio físico em forma de bebidas e alimentos, bem como alívio psicológico aos socorristas, funcionários e familiares.

O primeiro papel dos serviços de emergência certamente é cuidar dos vivos, retirar as vítimas presas nas ferragens e colocar os acidentados em segurança o mais rápido possível. Só depois disso vêm os mortos.

A brigada de incêndio, como a primeira a chegar ao local e tendo assegurado que a energia ferroviária estava desligada, permitiu que os feridos traumatizados deixassem o trem. Eles foram levados aos centros de atendimento médico em uma escola que ficava nos arredores, a Emanuel School, e também ao pub Roundhouse, e além disso foi montado um posto de atendimento móvel no Spencer Park.

Foram usadas 67 ambulâncias para transportar os feridos até o hospital. Os 33 que morreram no local foram removidos juntamente às muitas partes de corpos encontradas ali. Inicialmente, foram todos colocados em um necrotério temporário, mas a permanência foi breve, tal como deve ser. O legista organizou uma frota de agentes funerários para recolher os cadáveres e partes de corpos. Dali, deveriam ser levados ao necrotério para identificação e necropsia. Em qualquer desastre em massa, uma das questões-chave (além de lidar com os feridos) é: onde colocamos os mortos?

Por volta de 13h, a última vítima viva fora retirada do trem. Em torno das 15h, o último corpo tinha sido removido dos destroços. Infelizmente, nenhum patologista foi enviado ao local, portanto não foram feitas fotos detalhadas dos corpos *in situ*, o que poderia ter ajudado na identificação. E certamente teria ajudado muito em nossa análise das lesões.

O necrotério escolhido para receber os mortos foi o Westminster, recém-reconstruído e com moderníssimas instalações.

Quatro de nós do Guy's Hospital fomos para lá, incluindo Iain, que obviamente estava no comando, assim como Pam, que ajudou a manter a nossa organização (e da Polícia Metropolitana). Inicialmente, não tínhamos ideia de quantos mortos esperar, então criamos um fluxograma para simular a progressão dos corpos pelo necrotério. Começamos com a numeração, etiquetagem e fotografia de cada corpo, ou parte do corpo, assim que chegava. Daí cada um era encaminhado à câmara frigorífica identificada por essa numeração exclusiva.

Nós quatro, auxiliados por funcionários do necrotério, trabalhávamos simultaneamente e, assim que um de nós ficava livre, o próximo corpo, escoltado por um policial, era retirado do refrigerador e fotografado mais uma vez. Esse processo é parte crucial da "cadeia de custódia". Tínhamos de comprovar que o cadáver que entrou no necrotério como Corpo 23 foi examinado como Corpo 23 e, por fim, quando devidamente identificado para a satisfação do legista, liberá-lo para os agentes funerários.

Inicialmente, não realizamos necropsias completas, apenas focamos em informações capazes de identificar os corpos. Descrevíamos a aparência geral, joias, roupas ou tatuagens, além de grandes lesões óbvias, como membros ausentes. A polícia preenchia os formulários de identificação. Os corpos eram limpos e eram coletadas as impressões digitais. Depois eles seriam removidos de suas geladeiras pela segunda vez para a necropsia completa e para a coleta de amostras de sangue.

A identificação era, e é, a prioridade para os patologistas — obviamente sempre há muitos parentes preocupados, desesperados por informações confiáveis. Nesse caso em especial, a imprensa divulgou o número de uma central de atendimentos para que amigos e parentes ligassem, só que o início foi confuso: não havia um sistema de espera, então quem telefonava se deparava com uma linha constantemente ocupada. Só nos resta imaginar a raiva e frustração que aquilo causava. Mas depois desse episódio a lição foi aprendida, e as centrais de atendimento foram reorganizadas e repensadas. Embora tenha havido 35 óbitos, no dia seguinte a central recebeu cerca de 8 mil ligações, e houve muitas mais para hospitais e até necrotérios.

Se os ferimentos fossem leves, a polícia dava informações por telefone. As más notícias eram dadas pessoalmente. Sem a devida cautela, haveria grandes chances de dizermos a uma mulher que seu marido estava morto quando na verdade não estava, ou vice-versa. Por exemplo, havia quatro pessoas no trem que tinham exatamente o mesmo nome. Incrivelmente, duas delas estavam no mesmo vagão — mas somente uma delas falecera.

Naquela época, Impressões digitais e registros dentários eram os únicos meios de identificação realmente confiáveis: não adiantava se fiar nos objetos pessoais soltos, como bolsas ou carteiras, que chegavam com os corpos, pois quase invariavelmente pertenciam a alguém que não o indivíduo em questão no saco mortuário. Além disso, a polícia e os bombeiros ficavam tão ansiosos para retirar todo o tecido humano do cenário, que um saco muitas vezes continha partes de três pessoas diferentes, e não de uma só, como seria presumido pelos socorristas. Havia cerca de sessenta partes corporais diferentes — cabeças, pernas, mandíbulas, órgãos internos — e todas tinham de ser combinadas entre si. A equipe do legista e a polícia inseriam os detalhes em um banco de dados e, a partir disso, aos poucos, seres humanos completos começavam a surgir no ciberespaço... O homem de cerca de 44 anos, 1,82m, sobrepeso, careca, com marca de nascença no ombro direito, viajando no vagão da frente, por fim se transformava em uma pessoa com nome. Era um grande prazer para nós chegar ao ponto de identificação positiva. Mas, é claro, nesse mesmo momento a esperança também chegava ao fim para um grupo de amigos e familiares.

Continuamos a trabalhar até as primeiras horas da manhã seguinte para dar conta dos exames externos. Depois voltamos para casa para descansar e evitar erros provenientes de fadiga, retornando em breve para as necropsias propriamente ditas. Os corpos de algumas vítimas que faleceram no hospital também começavam a chegar. Isso aumentava nossa carga de trabalho, mas, como todos esses indivíduos já tinham sido identificados por parentes enquanto estavam internados, o processo era muito mais fácil.

A maioria dos mortos que estava no vagão da frente pereceu em função de ferimentos graves, não apenas por causa do impacto inicial, mas pela ejeção forçada de seus assentos e pelo contato implacável com as superfícies rijas dentro dos vagões. Alguns morreram por asfixia traumática porque as mesas diante de suas poltronas esmagaram seus abdomens, ou porque foram esmagados por outros objetos. Aprendemos muitas lições com o relatório geral de Iain West, que foi registrando as constatações da nossa equipe, incluindo a necessidade de ancorar os assentos no chão e de redesenhar as superfícies duras a fim de diminuir sua resiliência em uma colisão. Houve também a solicitação da instalação de cintos de segurança, mas isso era impraticável e nunca foi implementado nos trens. Em geral, a British Rail, que então controlava os equipamentos de sinalização, descobriu a necessidade de muitas melhorias tanto nos sistemas de segurança rotineiros quanto nos sistemas de gerenciamento de crise. Se houve alguma fênix emergindo das cinzas de Clapham, por assim dizer, foram essas melhorias.

E, para mim, houve uma fênix pessoal também.

Depois daquela tragédia, o necrotério ficou lotado, movimentado, e eu me pus a trabalhar diligentemente. Ao olhar para cada vítima, me dei conta de que muitas tinham saído para o trabalho naquela manhã e que jamais chegaram ao seu destino. Em vez disso, terminaram esmagadas e estraçalhadas, com suas famílias enlutadas. As ramificações disso se estenderiam por anos, talvez gerações. Eu pensei nisso tudo, mas não me permiti sentir alguma coisa. Não me permiti sentir nada. Eu sabia que a intensidade de minhas emoções seria tão opressora que eu não teria dado conta e, portanto, o melhor a se fazer era manter bem cerrada a porta que as impedia de sair.

A certa altura, olhei para cima e percebi a lividez no rosto do policial que estava ao meu lado há algumas horas.

Eu disse: "Precisa de uma pausa? Você não me parece muito bem".

Ele comentou: "Doutor, acho que vou ficar bem. Porque tem uma coisa que me incentiva a continuar".

Achei que ele fosse me dizer que era uma cerveja no pub ou o abraço da namorada.

No entanto, ele disse: "Minhas aulas de voo".

Devo ter ouvido errado. Tive a impressão de que ele falou alguma coisa sobre voos...

"É isso mesmo, doutor, assim que finalizar meu turno, vou fazer uma aula de voo."

Eu o encarei.

"Você pilota aviões?", perguntei, incrédulo. "É uma coisa que eu sempre quis experimentar!" Eu não acrescentei: "Mas nunca tive dinheiro para bancar".

Bem, voar não era um desejo de todos? Mas a ideia de organizar as finanças e então encaixar as aulas na minha vida cotidiana, enfiadas ali em algum lugar entre a casa, as palestras, as reuniões departamentais, as necropsias e os testemunhos no tribunal... bem, aparentemente nem valia a pena cogitar o assunto.

O policial continuou: "Te digo uma coisa, o ar fresco lá de cima supera o cheiro do necrotério em todas as vezes".

Olhei ao meu redor, para o acervo de membros esmagados que examinávamos naquele momento. Eu precisava mesmo de alguém para me dizer que as nuvens eram um lugar melhor para se estar?

O policial deu mais detalhes: "A polícia metropolitana tem um aeroclube, é lá que eu vou. Se você estiver interessado, acho que pode ir também, já que é nosso camarada no trabalho".

Algumas semanas depois, me flagrei em Biggin Hill. Precisamente, à cabeceira da pista 2-1. Mais precisamente, dentro de um Cessna 152 de dois lugares, ao lado de um policial que também era instrutor de voo com brevê.

Ficamos sentados com nossas xícaras de café enquanto ele me passava o briefing, minha primeira aula, e então, com o coração batendo descontroladamente, os dedos tremendo de empolgação, um zumbido no estômago que parecia pavor puro e simples, empurrei o manete e a pista 2–1 se abriu diante de mim.

"Recue com cuidado quando chegarmos a cinquenta nós", disse meu instrutor. "Suavemente!"

Obedeci e o nariz do avião levantou. Houve um momento de emoção quando o ronco das rodas na pista enfraqueceu e depois parou e, de repente, tudo o que ouvi foi zunido de vento e barulho de motor. Sim! Estávamos no ar.

Decolamos. Mais alto, mais alto. O horizonte azul profundo ficou mais abaixo. Verifiquei nossa velocidade. Estávamos a 75 nós. Passamos por uma nuvem. Simplesmente passamos voando por ela, do jeito que o ônibus passava por mim de manhã segundos depois de eu chegar no ponto. Eu estava voando pelo ar rarefeito. Em uma caixinha de metal. E eu não estava caindo.

Percebi que estivera prendendo a respiração. Soltei o ar. Inspirei de novo. Ousei olhar abaixo de mim. As casas de Londres estavam lá atrás e eu via as estradas até a costa sul, até Brighton. Meus olhos pousaram na beleza estonteante do campo adiante, como um banquete, como uma mulher em toda sua graciosidade, como uma obra de arte, um piquenique de nuvens. Eu estava eufórico. Eu estava voando mesmo. E estava largando para trás a tristeza e o tédio. Necrotérios cheios de corpos inertes de pessoas desprovidas de espírito humano, os pequenos fracassos, as preocupações mesquinhas, as decepções, os silêncios em casa, a recente onda daquela concessão incômoda chamada "Causa da morte: indeterminada", as vaidades idiotas e as rivalidades frustrantes, tudo largado lá embaixo. Todas as trivialidades desagradáveis capazes de pintar a vida de cinza simplesmente desapareceram para serem substituídas por essa onda de felicidade louca.

Concentrei-me nos controles da pequena aeronave que agora sobrevoava algum lugar sobre Kent, e ali eu soube que, se voar fazia eu me sentir daquele jeito, eu não ia mais abrir mão daquilo. Nunca mais.

DR. RICHARD SHEPHERD

CAUSAS NÃO NATURAIS

19

Desisti de voar depois de cinco horas de aulas. O incêndio na nossa casa deu início a uma série de complicações e pressões que acabaram por expulsar da pauta os surtos de alegria ilimitada. Passar meu muito limitado tempo livre a sós com um instrutor no ar quando eu deveria estar com minha família começou a parecer totalmente egoísta. Então lá estava eu de volta às quarenta horas semanais no necrotério de dia, e às tarefas extras à noite: cozinhar, redigir meus laudos, telefonar para construtores para resolver coisas da casa. De volta à terra firme.

Não que a vida fosse enfadonha. Eu adorava as variações do meu trabalho — na mesma semana eu lidava com um suicídio por espingarda, com um envenenamento por monóxido de carbono, com um afogamento, com um assassinato à faca, com uma overdose de drogas, com uma variedade de causas naturais repentinas. Cada morte carregava seu fascínio particular, contanto que houvesse distância da carga emocional que a morte trazia aos vivos ao seu redor, claro. As overdoses ainda eram raras, principalmente se o usuário tivesse morrido com uma agulha no braço: algo digno de ser mostrado aos colegas (hoje, claro, casos assim são simplesmente rotineiros). Se o falecido fosse usuário de drogas intravenosas, havia uma forte possibilidade de que também fosse HIV positivo e, por conta disso, as mortes envolvendo drogas desencadeavam elaboradas precauções de segurança. A aids ainda era suficientemente nova e inexplicável, e por isso apavorante e, naquela época de pura ignorância em relação à sua transmissão, o medo rondava os corredores dos hospitais.

Iain West havia se tornado o maior especialista do Reino Unido, e talvez do mundo, em morte por projétil de arma de fogo ou por bomba: sua carreira atingiu o auge junto às atividades do IRA, e seu trabalho ganhava as manchetes regularmente. Eu gostava muito da amplitude dos casos com os quais lidava, mas em algum momento os colegas sugeriram que eu também deveria encontrar uma área para desenvolver conhecimentos específicos. Mas qual?

As mortes por drogas eram uma tendência crescente, incluindo os óbitos decorrentes da inalação de cola, mas geralmente exigiam mais a presença de toxicologistas do que de patologistas forenses.

Bebês? Não, obrigado. Creio que poucos patologistas gostariam de trabalhar em casos tão moralmente complexos e emocionalmente desgastantes, embora, na verdade, essa especialização viesse a explodir nos anos subsequentes, tanto em importância quanto em complexidade.

Minha curiosidade intelectual me atraiu para as facas, um método de homicídio tão antigo quanto a humanidade, e que eu previa ser tão duradouro neste planeta quanto o homem propriamente dito. Ou a mulher. Um dos aspectos interessantes do homicídio por arma branca é que muitas vezes é a arma de escolha das mulheres. Cada faca em cada gaveta de cozinha é um assassinato iminente. E é fácil de usar. Não exige treinamento ou conhecimento especializado. Nem mesmo muita força, na verdade, basta que você consiga se aproximar da vítima. Mas não era somente a natureza doméstica ou das ruas que me interessava nesse tipo de homicídio, e sim o fato de que, cada vez mais, analisando as incisões, eu poderia tentar reconstituir os eventos que circundavam o assassinato. E embora eu estivesse aceitando o fato de que, na era pós-Simpson, a polícia não parecesse muito interessada nas reconstituições como prova cabal e que os advogados tivessem cada vez menos tempo ou inclinação para dar atenção a elas, era impossível abandonar o motivo que me levara à patologia forense: a gana de ajudar a solucionar o quebra-cabeça da morte.

Não posso dizer que tomei ativamente a decisão de me tornar um especialista em armas brancas. Aparentemente, foi a especialidade que me escolheu. Meu interesse foi selado após um chamado em uma ensolarada manhã outonal de domingo, quando acordei cedo para ver o céu claro (e fiquei lamentando por não estar pilotando uma aeronave de pequeno porte naquela imensidão azul). Nossa casa queimada fora reformada e vendida, havíamos passado pelo caos da mudança, a nova casa já estava em ordem... Mas eu sabia que tirar uma folga do trabalho e da família para continuar minhas aulas de voo simplesmente ainda estava fora de cogitação.

Naquela manhã fria e fresquinha, as folhas já apresentavam novas colorações enquanto eu me dirigia a uma vila onde um homem idoso fora encontrado em sua cozinha com a garganta cortada. Ao me aproximar do endereço, vi uma fila de carros de polícia estacionados junto ao meio-fio. Um jovem policial tentava persuadir um grupo de vizinhos fofoqueiros a se afastar.

O idoso morava em um daqueles casarões antigos administrados pelo estado, habitações isoladas e sólidas feitas de tijolos maciços pretos e vermelhos. Os vizinhos se calaram quando me aproximei. Eles ouviram quando me identifiquei junto ao policial, e aí quando ele levantou a fita amarela que cercava a cena do crime e eu entrei, todos recomeçaram a falar ao mesmo tempo. De soslaio, vislumbrei alguém em um carro de polícia. Uma mulher, cabeça apoiada nas mãos.

"Sou o legista; obrigado por ter vindo tão rápido", disse um homem grande e de rosto corado que estava à porta, que acertadamente imaginei ser um ex-policial, como muitos legistas naquela época. Os peritos estavam ocupados com os sacos de evidências, e havia alguns investigadores mais experientes. Um fotógrafo da polícia chegou.

"Aquela ali é a filha", murmurou o legista, apontando para a mulher dentro da viatura. "Ligou para o pai e ninguém atendeu, aí veio direto para cá..."

Na cozinha, perto da porta dos fundos, com os pés estendidos em direção à entrada da sala, jazia o corpo de um idoso.

"Senhor Joseph Garland. Tinha 82 anos", disse o legista ao meu ouvido.

O sr. Garland estava deitado sobre seu lado direito, as roupas manchadas de sangue. Abaixo dele, o piso da cozinha também estava sujo de sangue. No tapete havia sangue. Nos armários e nas paredes também.

Ele usava pijama e um casaquinho de tweed por cima. As mãos estavam sangrentas. Pés descalços. Ao lado da porta dos fundos aberta havia um par de galochas ensanguentadas.

Eu ouvia os dois investigadores conversando atrás de mim.

"Então eles batem à porta, ou talvez ele os tenha visto lá fora em seu jardim. Daí ele veste o casaco, calça as galochas, vai lá e... É esfaqueado por eles, mas consegue voltar para casa, provavelmente pega o telefone para chamar o socorro..."

Olhei de novo para o sr. Garland. A mancha de sangue estava incomumente distribuída. O casaco e o pijama estavam bem manchados na frente. De maneira confusa, o sangue escorria até o alto da panturrilha. Não havia sangue abaixo dali, exceto nas solas dos pés. As galochas, no entanto, estavam sujas de sangue por fora e com uma mancha estreita no rebordo.

Era óbvio que ele estava usando as galochas no ato ou depois dele. Então ele as tirou quando entrou em casa. Elas estavam de pé, organizadas perto da porta, naquele que certamente era seu lugar habitual. O dono delas provavelmente tinha o hábito há muito consumado de tirá-las ao entrar.

"Aposto que ele já teve uma esposa que enchia o saco porque ele sujava a cozinha de lama", falei para ninguém em particular.

Olhei para o quintal nos fundos, que agora estava sendo vasculhado por vários policiais. Vi um rastro de sangue que levava à estufa. Perto dela, os vasos do sr. Garland estavam empilhados. Espiei pelas janelas sujas e vi alguns tomateiros. Eles estavam marrons, morrendo com a aproximação do outono.

Para além da estufa havia uma garagem e um pequeno estacionamento extra. Havia uma poça de sangue visível no estacionamento: obviamente a ferida fora infligida ali. Um carro vermelho estava próximo, em um ângulo estranho, a porta do motorista mal fechada, como se alguém tivesse saído com pressa.

"É da filha", explicou o legista.

O fotógrafo havia terminado seu trabalho inicial e eu retornava ao corpo. Rolei o sr. Garland e vi um enorme ferimento na lateral do pescoço, logo acima da gola do casaco, o corte aberto para mim. Uma faca tinha cortado os músculos e a veia jugular direita, e danificado parcialmente a artéria carótida. Havia vários outros ferimentos horizontais na garganta, mas nenhum tão profundo quanto o corte que certamente o matara.

Senti seus braços e pernas. O rigor mortis havia se estabelecido, mas não totalmente nas pernas. Medi a temperatura dele.

Outro policial ouvia atentamente seu rádio.

"Van suspeita... dois homens, vinte e poucos anos, abordaram um aposentado esta manhã. Perguntaram se ele tinha trabalho de jardinagem para oferecer. A van era um Ford branco, a placa provavelmente incluía as letras T e K..."

"Mandem uma viatura para fazer as buscas", disse uma voz experiente, que então se apresentou a mim como superintendente de investigações.

Eu estava agachado ao lado do corpo e agora me levantava.

"Você pode perguntar à filha dele se ele era canhoto?"

O superintendente olhou para mim por um momento e então foi até o carro da polícia. Pela porta aberta, ouvi a filha chorosa do sr. Garland confirmar que ele era canhoto. Ela sabia o que essa pergunta significava, talvez tenha sacado antes mesmo do investigador, pois começou a chorar.

"Não creio que isso seja uma investigação de assassinato", falei quando o superintendente voltou.

Os policiais, ocupados com o cenário, dentro e fora da casa, pareceram congelar.

"Foi um ferimento autoinfligido. Receio que o sr. Garland tenha se matado."

O superintendente balançou a cabeça.

"Foi o que imaginamos primeiro. No entanto, procuramos por uma faca de alto a baixo e simplesmente não encontramos."

"Tem que ter uma por aí."

O sujeito começou a ficar irritado: "Não dá para se matar e depois se desfazer da arma. Não tem arma branca aqui. Isto foi um homicídio".

"Talvez ele tenha deixado a faca cair nos arbustos."

O superintendente gesticulou para sua equipe de policiais, que imediatamente passou a vasculhar nos canteiros de flores.

"Esta é a segunda varredura do jardim. Não é um lugar tão grande assim, não achamos faca nenhuma."

Eu tinha certeza de que a faca estava lá. Eu tinha certeza de que o velho tinha se matado. Fiz uma pausa e repensei. Qual era o tamanho da minha certeza?

O superintendente estava me olhando feio. "Você só tem como saber depois que fizer a necropsia, doutor."

As pessoas sempre pensam que, ao abrir os corpos dos mortos, vou encontrar seus segredos trancafiados lá dentro, como se estivesse arrombando um cofre. Mas nesse caso já dava para saber muita coisa só com a análise cuidadosa da aparência externa do corpo.

Não fazia sentido discutir, pois eu teria de fazer a necropsia de qualquer maneira. Voltei-me para o legista. "Você pode providenciar para que ele seja levado ao necrotério agora?"

Ele assentiu e chamou dois policiais uniformizados.

"Muito bem, vamos levá-lo para o Royal Surrey."

Voltei-me para o superintendente. Eu estava confiante.

"É claro que farei a necropsia, mas tenho certeza de que isto foi um suicídio."

"O que faz você ter tanta certeza?", perguntou, e de um jeito nem um pouco agradável. Era um tom que eu já conhecia, mas que raramente encontrava na cena de um crime, onde geralmente se estabelecia um tom de camaradagem tranquilo e bem-humorado. Não, aquele escárnio pertencia ao tribunal, sempre empregado por um advogado de defesa pronto para humilhar o patologista cuja evidência é um obstáculo para seu cliente.

Respondi com a voz mais clínica possível.

"Primeiro, o local da lesão. Garland se cortou várias vezes, e os pontos escolhidos são típicos de incisões autoinfligidas. Quase sempre são no pescoço ou nos pulsos. Ele cortou o lado direito do pescoço, o que seria muito improvável se ele fosse destro. Mas você acabou de confirmar que ele era canhoto. E veja os ferimentos menores. Eles são paralelos."

O investigador deu uma olhada relutante no pescoço do velho. Apontei as linhas finas e superficiais com sangue em ambos os lados do corte grande e expliquei sobre os ferimentos causados pela hesitação. "Não sabemos exatamente por que as pessoas fazem isso: talvez só estejam criando coragem. Preparando-se para a dor. Ou tentando encontrar o lugar certo. Mas lesões por hesitação são fortes indicativos de suicídio."

O investigador ainda parecia cético.

"Esses cortes *sempre* significam que foi suicídio?"

"Pela minha experiência, geralmente é o caso." Minha experiência naquela época não era tão extensa, mas eu não pretendia dizer isso ao investigador.

"Se ele se cortou lá fora...", o investigador apontou a poça de sangue espesso no estacionamento, "... e morreu aqui mesmo, quanto tempo ele teria para se desfazer da faca?"

Pensei brevemente.

"Mais ou menos um minuto."

Não que ele teria sido capaz de esconder a faca depois de perder tanto sangue. Ele poderia tê-la arremessado, mas é quase certo que a deixou cair.

O investigador, que realmente parecia estar atrás de um homicídio para alegrar seu domingo, disse: "Alguém pode tê-lo esfaqueado e fugido com a arma".

"Bem..."

"É possível, você admite a possibilidade de que o ferimento tenha sido infligido por outra pessoa?"

Hesitei. Claro que era possível, tudo era possível. Mas meu trabalho era coletar e apresentar evidências, não especular sobre todas as teorias malucas possíveis.

Retruquei: "É improvável. Mas é possível".

O investigador pareceu triunfante.

"No entanto, acredito que a faca deva estar por aqui", insisti. "E em algum lugar bastante óbvio."

A equipe que procurava a faca ouviu minha frase. Todos pararam. Alguns colocaram as mãos nos quadris, outros ficaram aprumados, me olhando. Já estavam procurando há algum tempo e não ficaram felizes por ouvir que tinham deixado passar algo óbvio.

Saí pela portinhola dos fundos, passei pelas galochas ensanguentadas, pela estufa, pelos velhos vasos de barro, por uma bacia de estanho antiga que jazia de lado, seguindo o rastro de sangue até sua origem.

"Ele perdeu muito sangue e estava perdendo cada vez mais enquanto retornava até a casa, e acho que ele simplesmente deixou a faca cair em algum lugar no trajeto, ele não a jogou por aí", falei. "Talvez a filha...?"

"Ela disse que não tocou em nada."

Em casos de suicídio, muitas vezes um parente ou amigo do suicida já tem alguma desconfiança do ocorrido. Talvez o sr. Garland tivesse ameaçado se matar, ou talvez parecesse muito deprimido. Tentei imaginar a filha de meia-idade chegando rapidamente em seu carro vermelho, o coração acelerado, com medo do que poderia encontrar. A primeira coisa que ela teria visto seria a poça de sangue, pois parou o carro bem ao lado dela, daí deixou o veículo estacionado todo torto, desceu, bateu a porta de qualquer jeito e correu para dentro de casa para encontrar seu pai.

"Sem faca, sem suicídio", afirmou o investigador convictamente.

"Vocês podem dar ré no carro dela, por favor?"

Todos se entreolharam, e o investigador foi pedir as chaves à filha do falecido, depois entrou no carro dela e deu ré lentamente.

Abaixo da posição original da roda havia uma faca de pão com cabo de marfim ensanguentada.

O investigador não tem ideia do alívio que senti por ter minha teoria confirmada. Eu provavelmente soei muito seguro. E eu estava seguro. Mas no fundo eu reconhecia (desde a infância, na verdade) que a vida é formada por uma série de reviravoltas inesperadas. Essa noção me escraviza. Embora seja meu dever ter certeza, naquele dia fui incapaz, e ainda sou, de escapar de uma certeza maior: de que sempre há outras possibilidades.

DR. RICHARD SHEPHERD

CAUSAS NÃO NATURAIS

20

A essa altura, eu estava começando a desconfiar de que minhas tentativas de reconstituir homicídios a partir do rastro das facadas poderiam ser eclipsadas por uma técnica recente que vinha dando as caras em torno do trabalho forense. As pessoas estavam começando a falar sobre os tais testes de DNA. O DNA , diziam, seria um meio muito mais eficaz de identificação do que a impressão digital ou qualquer outro de nossos métodos atuais. Certa vez esse assunto foi discutido no pub, em um de nossos barulhentos almoços de sexta-feira, o debate vazando tarde afora, as secretárias e os técnicos todos participando. O DNA era o futuro? Ou era só um daqueles avanços tecnológicos que seriam praticamente inviáveis por anos e anos?

Esse novo desenvolvimento me fez questionar se meu interesse especial no rastreamento de facadas logo viria a se tornar tão antiquado que não serviria a ninguém. Embora meu fascínio pela ideia não tivesse diminuído, por acaso, naquela mesma época, outra especialização parecia estar vindo ao meu encontro. A princípio tentei ignorá-la, mas de algum modo ela conseguiu me acertar em um ponto vulnerável que eu mal sabia ter: minha consciência social. Eu pensava já estar sendo de grande ajuda para a sociedade, afinal de contas, os patologistas forenses auxiliavam as famílias e o Estado a compreender os mortos e assim encontrar justiça, não é mesmo? Demorei bastante para aceitar a ideia de que, pessoalmente, eu poderia desempenhar um papel ainda mais direto na realização de mudanças sociais.

A estreita colaboração com a polícia na cena de um crime era parte da minha função. O profissionalismo e camaradagem deles faziam com que o caos, o sangue, a sujeira e a tragédia humana de um homicídio fossem muito mais palatáveis. Quando meu relacionamento com os policiais envolvidos era bom, eles às vezes me mantinham informado sobre o andamento das investigações, e eu valorizava isso.

Como era difícil, então, quando eu me deparava com um outro tipo de policiamento. Um que tinha pouco em comum com os homens e mulheres dignos e sérios que conheci.

Certa noite, ao chegar ao necrotério de um hospital para uma necropsia, as informações iniciais que recebi foram um tanto rasteiras. Logo entendi o porquê. O paciente falecera sob a tutela do sistema prisional. De cara percebi que não houve brincadeira ou bate-papo enquanto nos trocávamos e entrávamos na sala de necropsia para examinar o corpo.

O falecido era um nigeriano de 28 anos. Um exame externo revelou escoriações na frente do nariz e em torno dos lábios. Notei que ele tinha hematomas recentes nos braços e, particularmente, ao redor dos pulsos, bem como no abdômen.

Comentei: "Então ele usava um cinto de transporte quando morreu?". Eles assentiram de maneira taciturna.

Um cinto de transporte é uma engenhoca nada atraente que consiste em um cinto de couro grosso e pesado com algemas passando por uma argola de cada lado da cintura. O cinto, é claro, circunda o abdômen, e os pulsos ficam presos nas algemas.

Quando fiz o exame interno, descobri que ele tinha ateromatose grave (degradação das artérias), mas somente em um local: dentro de uma artéria carótida, a principal artéria do pescoço que leva sangue ao cérebro. Muito incomum em um sujeito de 28 anos. Em alguns anos, esse problema poderia ser uma ameaça à vida dele. Mas não causara sua morte.

Outros exames mostraram que ele também tinha traço falcêmico (ou traço falciforme).

A anemia falciforme é a doença genética que mais cresce no Reino Unido. Seus genes estão presentes em milhões de pessoas no mundo todo, principalmente aquelas de origem africana ou caribenha, e os indivíduos que apresentam essa alteração são mais propensos a sobreviver à malária (algo não muito útil na região metropolitana de Londres). Mas as boas notícias acabam aqui. A anemia falciforme é causada por uma mutação no gene da hemoglobina, e a função vital da hemoglobina é transportar oxigênio pelo corpo. Em indivíduos saudáveis, ou seja, com a hemoglobina normal, esses glóbulos vermelhos são gordos, redondos e com uma covinha no meio — bem parecidos com uma bala soft. E o mais importante: são flexíveis. A mutação genética que torna a célula falciforme troca um aminoácido, o que faz com que a hemoglobina se recurve de maneira diferente. Na maioria das vezes, isso não é um problema, mas quando a molécula de hemoglobina não segura a molécula de oxigênio, ela pode se tornar rígida e fixa de um jeito incomum. Nesse caso, os glóbulos vermelhos ficam parecendo umas bananas esquisitas — ou foices, daí o nome da doença. A consequência dessa rigidez e desse formato estranho é que, em vez de fluir suavemente pelos vasos sanguíneos, as hemácias tendem a se acumular, então travar e bloquear os vasos — deixando órgãos vitais carentes de oxigênio.

Dores abdominais e nas articulações, e muitas vezes anemia, são só o começo dos problemas que esses bloqueios podem causar. A vida curta dos pacientes é praticamente uma sentença confirmada, porém o conhecimento cada vez mais crescente sobre a doença e os tratamentos medicamentosos mais modernos estão mudando esse quadro, e talvez muito em breve a terapia genética esteja disponível para ajudar ainda mais.

Se a doença se manifesta em sua versão completa e grave, isso significa que o indivíduo herdou o mesmo gene defeituoso de ambos os pais. Ele então apresenta o gene chamado de homozigoto e, como resultado, só vai conseguir produzir a hemoglobina defeituosa. No entanto, se o indivíduo herda o gene defeituoso de apenas um dos pais (e o gene normal do outro), o gene resultante será chamado de heterozigoto. Nesse caso, é possível produzir hemoglobina normal, mas também hemoglobina defeituosa. A doença vai se apresentar em sua forma menor e, não surpreendentemente, em um distúrbio genético desse tipo, ela acaba sendo mais disseminada do que a doença falciforme completa, já que o portador muita vezes desconhece sua condição. Esse indivíduo que tem o gene heterozigoto, portanto, tem o traço falcêmico.

Durante muito tempo pensou-se que o traço falcêmico não tinha qualquer impacto significativo sobre seus portadores (a menos que contraíssem malária). Somente nas últimas décadas, ele foi reconhecido como um fator de risco importante em determinadas circunstâncias. Quais? Circunstâncias em que existe algum tipo de privação de oxigênio. Portanto, se um sujeito tem traço falcêmico, ele pode esquecer a ideia de escalar o Everest. Na verdade, ele deve evitar todas as situações de possível escassez de oxigênio, tipo: escalar montanhas altas, mergulho, paraquedismo... e contenção por uso de força. Claro, as primeiras circunstâncias são uma questão de escolha. Mas a última certamente não.

Esse foi meu primeiro caso (embora tenha havido outros depois) em que um paciente negro morreu sob contenção e no qual encontrei algumas células falciformes nos tecidos ao analisá-los no microscópio. Era um indicativo de que ele não tinha anemia falciforme, e sim o traço falciforme, e isso poderia ser confirmado por exames especializados de hemoglobina. Infelizmente, muitos deles provavelmente sequer chegaram a saber que eram portadores do gene.

Esse paciente em particular também apresentou sinais de hipóxia, que é a falta de oxigênio. Ele fora contido à força, mas nenhum de seus ferimentos representara de fato uma ameaça à vida. Obviamente, então, as ações da polícia devem ter ido além do que apontavam os hematomas (todos devidamente registrados no meu laudo).

Só mais tarde eu soube a história completa. Ele estava detido em uma prisão de Londres, aguardando julgamento por conspiração visando fraude. Não sei bem o que ele fez para que seu comportamento fosse descrito pelos médicos como "estranho" o suficiente a ponto de providenciarem sua transferência para a ala hospitalar da prisão de Brixton. Acho que com base nisso eu presumiria problemas de saúde mental, embora nenhum dos prontuários dissesse isso especificamente. Não creio que esse comportamento estivesse relacionado a drogas, pois, embora houvesse cocaína em sua urina, eram apenas traços.

Durante o transporte para a ala hospitalar em Brixton, ele ficou "agitado ou agressivo, e então não responsivo". Esta descrição estava nas anotações feitas pelo médico do pronto-socorro para onde o paciente foi encaminhado posteriormente. De acordo com os próprios registros da polícia, na chegada à ala hospitalar da Prisão de Brixton "percebeu-se que ele parecia não estar respirando".

Então ele foi colocado na traseira de uma van e levado para o pronto socorro. Foi feita a tentativa de ressuscitação cardiopulmonar durante o trajeto, todavia sem o resultado esperado. Na verdade, as anotações do médico acrescentaram: "dedos *rijos*!".

Pareceu-me que ele pode ter sido contido de um jeito que restringiu sua respiração e seu suprimento de oxigênio — possivelmente de bruços, ou talvez alguém tivesse ajoelhado sobre seu peito. Mas a necropsia mostrou que a morte foi causada principalmente pelo fato de ele estar com uma pneumonia grave.

Isso foi o suficiente para tirá-lo da categoria de morte suspeita. Ele morrera de causas naturais — uma combinação de pneumonia e traço falcêmico. Embora eu tivesse a sensação (e falei isso para as autoridades) de que ele poderia ter sobrevivido à pneumonia caso tivesse recebido tratamento adequado imediatamente, se não estivesse usando o cinto de transporte e não tivesse sido contido de bruços — ou qualquer outra posição que dificultasse ainda mais sua capacidade respiratória.

O falecido não tinha residência fixa e, portanto, provavelmente vivia em condições precárias, tendo contraído pneumonia antes de sua prisão, ou pode ter adoecido sob custódia. De qualquer modo, foi instaurado um inquérito e o veredicto foi morte por causas naturais *agravadas por negligência*, disse o legista abusando do eufemismo.

Essa história aconteceu há menos de trinta anos, mas naquela época — importante frisar que isso não vale para todos os grupos sociais — boa parte dos cidadãos achava que os criminosos mereciam seu fim, e que a polícia sempre, ou quase sempre, estava certa. Assim, mesmo que não houvesse os fatores naturais e atenuantes do traço falciforme e da pneumonia, a morte daquele prisioneiro não receberia nenhum tipo de clamor. E lamento dizer que, sendo as coisas como eram, essa indiferença era especialmente verdadeira se o prisioneiro fosse uma pessoa negra.

A indiferença do público e da polícia significava que praticamente não havia treinamento e compreensão sobre como e quando conter um indivíduo com segurança. Esse tipo de treinamento não era considerado relevante ou útil para o dia a dia de um policial ou agente penitenciário, então era perfeitamente aceitável que os agentes simplesmente atacassem os indivíduos, saltando em cima deles, entrando em luta corporal, fazendo o que fosse necessário para mantê-los sob controle — e por "controle" entenda-se "imóvel".

A polícia e os agentes penitenciários tinham o voto de confiança para fazer o que era "correto", e a nação estava pouco ligando para a possibilidade de estarem se equivocando. Eu, no entanto, não poderia partilhar de tal postura. Em minha carreira vi uma série de mortes sob custódia ou sob contenção. Muitos dos mortos eram negros. E isso não tinha nada a ver com o traço falcêmico, embora tenha sido a célula falciforme o que me chamara atenção inicialmente no caso do rapaz. Eu sentia que precisava fazer alguma coisa. Mas o quê? Eu trabalhava com a Polícia Metropolitana, e as boas relações eram essenciais na cena do crime e após. Eu gostava e respeitava muitos policiais. E uma relação de trabalho amigável com eles era essencial para mim, por isso eu não sabia como alertá-los sobre aquele comportamento nocivo. Mas eu sabia que precisava fazê-lo, e como as mortes sob contenção vinham sendo mais do que fortuitas, percebi que precisava me concentrar nisso. Eu só não sabia ainda como usar meu conhecimento para melhorar a situação. Afinal de contas, os patologistas examinam os corpos e entendem a causa da morte. Nossas descobertas podem contribuir para salvar outras vidas ou para ajudar no estabelecimento da justiça. Mas não era minha função mudar o mundo. Era?

DR. RICHARD SHEPHERD

CAUSAS NÃO NATURAIS

21

Não dava para ignorar o problema da morte causada pelo cinto de transporte, mas, intelectual e analiticamente, continuei empenhado em estudar os assassinatos à faca. Assim como Iain West, o homem das balas e bombas, se especializara em uma área comparativamente descomplicada. Quando um perpetrador quer que determinada pessoa morra e atira nela, é o fim da história. Já as facadas exigem que perpetrador e vítima sejam íntimos. As facadas geralmente envolvem uma mistura de motivações, podem estar mais relacionadas a certa teatralidade do que ao desejo exato de causar a morte — principalmente no caso de ferimentos autoinfligidos. Mas o que realmente me interessava nisso tudo era minha teoria de que cada ferimento contava uma história. Eu ainda tinha certeza de que a trajetória exata de uma faca em um corpo — e frequentemente as vítimas são esfaqueadas repetidas vezes — poderia fornecer uma espécie de fotografia do homicídio em si caso houvesse informações suficientes sobre cada ferimento.

A cada assassinato à faca, eu ficava ansioso para aprender qualquer coisa possível com as lesões. Logo após o suicídio do idoso com a faca de pão, apareceu outra morte com uso de faca. Foi um homicídio rotineiro, mas me mostrou que todas aquelas experiências com o assado de domingo estavam me levando a um novo patamar.

Aquele dia outonal ensolarado rapidamente foi substituído pelo inverno, e logo veio a primeira geada. Certa manhã, fui chamado para ver um corpo encontrado perto de um canal ao Norte de Londres. Cheguei ao meio-dia e lá estava um rapaz usando calça jeans e casaco, deitado de bruços em uma área gramada, os braços debaixo do corpo. A temperatura estava em torno de 2°C e isso não ajudava naqueles problemas de sempre para determinar a hora da morte. A temperatura corporal do sujeito tinha caído para 20°C e as fotografias da polícia mostravam que havia gelo no corpo ao ser encontrado. O rigor mortis estava estabelecido, mas não totalmente fixado.

A única informação que consegui dar à polícia a partir daquela cena foi que a morte ocorrera em algum momento entre a meia-noite e as seis da manhã — e ganhei aquela reação de frustração velada de sempre.

A grama ao lado dos pés do cadáver estava manchada de sangue e, ao lado dele, havia uma faca de cozinha suja de sangue também. Virei-o e vi que a boca, o nariz, as mãos e o peito estavam ensanguentados.

Nós o levamos para o necrotério para uma necropsia completa, onde confirmei que uma única facada havia penetrado primeiro em suas roupas, depois na cartilagem de três costelas adjacentes. A cartilagem desviara a lâmina sutilmente, mas o pequeno desvio infelizmente resultara na morte, pois a lâmina atingira a aorta, lesionando não só a aorta como a traqueia atrás dela. O ferimento terminava no esôfago. O comprimento total do corte a partir da superfície da pele era de 12 cm. A incisão seguia horizontalmente, da fronte para as costas, e ligeiramente da direita para a esquerda.

A faca de cozinha de cabo preto encontrada nas proximidades certamente teria o tamanho e formato exatos para causar o ferimento. A força usada provavelmente fora mais do que moderada, pois cortara tanto a roupa quanto as três costelas. O cadáver apresentava também pequenas escoriações no rosto e várias no braço esquerdo.

Aparentemente fora uma facada direta. A polícia estava tentando ver se o ferimento era compatível com o depoimento do réu. O réu e a vítima, ambos na casa dos vinte anos, tinham bebido juntos e depois saído para dar uma volta. Eram bons amigos, mas, conforme revelado durante o depoimento, o acusado estava secretamente chateado com seu camarada:

P: Sobre o que vocês conversaram?

R: Nada de relevante.

P: Você estava armado?

R: Não.

P: Ele estava?

A: Sim, ele sempre carregava uma faca.

P: Em ocasiões anteriores, vocês dois costumavam andar com facas?

A: Sim, mas a minha estava em casa naquele dia.

P: Devo lembrá-lo de que este ainda é um depoimento formal. Você sabe como ele morreu?

R: Acho que sim.

P: Por favor, conte-nos.

R: Chegamos ao canal e ele disse que estava passando mal. Então eu fiquei lá, esperando por ele, aí olhei para baixo e vi que o cadarço do meu tênis estava desamarrado, então me abaixei para amarrar, e ele disse, o que você acha de eu sair com sua irmã?

P: Mary?

R: Isso.

P: Quantos anos ela tem?

R: Treze.

P: E o que você disse?

A: Eu disse que não gostava da ideia porque Mary só tinha 13 anos. Olhei para ele e ia questionar por que ele estava me perguntando isso, mas não tive tempo, ele sacou alguma coisa de dentro da roupa. Achei que fosse me atingir. Então entrei em pânico e dei um empurrão nele, aí me virei e corri. Olhei para trás e notei que ele estava cambaleando. Continuei a correr. Eu não sabia que ele estava machucado, senão eu teria voltado para ajudar.

Outras perguntas revelaram como o rapaz estava chateado com a possibilidade de seu amigo estar mantendo relações sexuais com Mary, de apenas 13 anos. Depois de um dos muitos intervalos, durante os quais o réu conversou com seu advogado, veio uma nova informação: "Se é a faca que acho que é, então eu vi essa faca no apartamento dele. Tinha caído do escorredor de pratos, com um monte de outras facas, e eu peguei e coloquei na bancada".

Mais tarde, o advogado pediu mais uma vez para ficar a sós com seu cliente que, ao ressurgir, confessou ter causado a morte — mas insistiu ter sido um acidente: "Ele era meu melhor amigo e jamais foi minha intenção machucá-lo, é isso".

Eu tinha certeza de que a versão do réu era falsa. Meu instinto dizia que não seria possível virar uma faca empunhada por outra pessoa e fazer com que penetrasse no peito daquela forma — o ferimento era reto e horizontal. E certamente não daria para cravar tão alto no peito estando de uma posição agachada.

Considerando que o réu era inocente até que se provasse o contrário, tentei reencenar o crime em casa. Agachei-me fingindo estar amarrando o cadarço (com a mão direita), olhei para cima e desviei da régua do pretenso agressor que se aproximava (a régua que eu segurava com a mão esquerda fazia o papel de faca), virando-a então para o agressor (um travesseiro sobre uma cadeira) e causando uma ferida horizontal e reta. Eu tinha acabado de enfiar a régua no travesseiro quando percebi que havia mais alguém no cômodo.

Eu me virei. Chris tinha entrado no escritório. As crianças tinham sido ensinadas a bater para não correrem o risco de se deparar com algum material perturbador. Eu devia estar tão absorto que não ouvi. Agora ele me olhava meio sem jeito.

"Sim?", eu disse, tentando fazer parecer que aquilo tudo era perfeitamente normal.

Ele estava segurando um livro escolar.

"O que você tá fazendo?", perguntou-me com uma voz que exigia explicações. Naquela época Chris estava com 9 anos, e era uma criança tranquila e de temperamento sereno, bem diferente do bebê imperador gritalhão que nos torturara por noites a fio.

Levantei-me. Provavelmente a honestidade era a melhor política.

"Bem, estou tentando ver se um homem que amarrava o cadarço... No caso sou eu, aqui, com a mão direita... se outro homem que o atacou com uma faca... também sou eu, o outro homem é minha mão esquerda e a régua é a faca... se o primeiro homem teria como virar a faca e enfiá-la no segundo homem, e se teria como fazer isso estando agachado."

Chris analisou a situação sabiamente.

"Sim", disse ele por fim. "Acho que sim."

"Só pensar na situação não resolve. O primeiro homem pode ficar muito tempo na prisão por causa disso, então preciso ter certeza."

"O primeiro homem matou o segundo?"

"Bem... sim."

"Você viu ele?"

"O primeiro homem? Não."

"O segundo homem."

"Sim, Chris, eu o vi no necrotério. Examinei seus ferimentos e sei que a faca o atingiu em um determinado ângulo, de uma determinada maneira. Estou tentando ver se o primeiro homem conseguiria reagir quando foi atacado enquanto amarrava o cadarço."

Chris assentiu. Eu não tinha certeza se ele realmente entendia o que eu estava dizendo. Ele simplesmente aceitava que seu pai fazia algumas coisas estranhas.

"Vim mostrar meu livro de biologia. Eu tirei a nota mais alta da turma."

É claro! Meu filho estava ali por um motivo. E eu estava tão absorto que o atropelei falando do meu trabalho sem nem perguntar por que ele queria me ver. Examinamos o livro de biologia juntos e exclamei com grande orgulho paterno sobre seu monte de notas máximas, e por fim Chris saiu parecendo alegre, e dei continuidade ao meu experimento. Embora tivesse feito várias simulações, eu simplesmente não conseguia vislumbrar um jeito de um indivíduo agachado se desvencilhar ou cravar a faca segurada pelo agressor no peito do próprio agressor — não formando aquela trajetória de corte horizontal tão alta no travesseiro. Quero dizer, corpo. Tal como eu suspeitava veementemente, aquele caso tinha sido de lesão direta (em ambos os sentidos), uma facada limpa e precisa.

Houve uma pequena batida à porta do escritório.

"Papai, nós dois achamos que ele fez, sim", disse Anna, entrando sem cerimônia.

"Quem fez o quê?"

"Bem, Chris interpretou o primeiro homem, amarrando o cadarço, e eu fui o segundo homem, chegando com uma faca e..."

"Vocês não usaram uma faca de verdade, não é?"

"Não, eu usei minha caneta. Mas assim, Chris conseguiu virar a caneta e me acertar com ela, então a gente acha que o primeiro homem é um assassino."

"Certo. Muito bem. Obrigado."

"A gente pode mostrar? Ou, se quiser, você pode ser o primeiro homem, e eu sou o segundo homem, sou melhor nisso do que o Chris."

Senti que Anna, que tinha 7 anos na época, não deveria estar me ajudando a reconstituir um homicídio. Se ela me flagrasse com uma faca, poderia tender a considerar a arma uma brincadeira. Ela reagia à ideia dos cadáveres como algo repulsivo, mas o significado pleno da morte ainda lhe escapava, e ela certamente jamais tinha visto um cadáver, nem mesmo em fotografias. As crianças não apenas eram ensinadas a bater à porta do escritório, eu também sempre escondia cuidadosamente qualquer foto da polícia em uma prateleira alta.

"Que brincadeira é essa com as crianças?", perguntou Jen, vindo da sala de estar, a expressão furiosa.

"Não tem brincadeira nenhuma, Chris entrou, então tive de dizer a ele o que eu estava fazendo."

Jen revirou os olhos.

"Sempre deixo meu trabalho lá no hospital", ralhou ela incisivamente.

Em algum momento Chris e Anna iriam entender o que o meu trabalho implicava, mas, ao menos por enquanto, eles eram instruídos a informar a quem perguntasse que eu era médico, só isso. Eles já tinham captado que eu era um tipo específico de médico, que ajudava a polícia e que meu nome aparecia nos jornais, mas não tinham a menor ideia do que era um patologista forense. No entanto, por volta daquela época, começaram a perceber que minha especialidade não "curava" as pessoas. Em nossa casa, era bastante normal papai enfiar réguas e facas em travesseiros e pedaços de carne e, até então, Chris e Anna pareciam não ter percebido que os outros pais não faziam coisas semelhantes.

Hoje, a equipe de defesa naquele caso de esfaqueamento no canal poderia oferecer com sucesso uma alegação de homicídio culposo sob forte emoção. Um júri pós-Savile* poderia decidir que "ficar louco de raiva" porque seu amigo estava expondo sexualmente sua irmã de 13 anos era justificável. Havia muitas declarações de membros da família que confirmavam o quanto o irmão ficara chateado e furioso com o possível abuso por parte do amigo.

Para a defesa moderna, no caso de crime sob forte emoção deve-se comprovar que uma pessoa da faixa etária e gênero do réu, com um grau razoável de tolerância e autocontrole, seria capaz de perder o controle de maneira semelhante. Creio que o rapaz teria uma boa oportunidade de mostrar isso. Mas para que esse argumento seja válido, a defesa também deve provar que não houve premeditação. A armadilha para esse réu seria que o assassinato poderia parecer premeditado se ele tivesse levado a faca para o canal naquela noite. Ele conseguira explicar por que suas impressões digitais estavam no cabo, mas teria de convencer o júri de que a vítima teria pegado a faca na cozinha antes de saírem para passear.

Esse homicídio aconteceu muito antes das reformas jurídicas ocorridas no Reino Unido em 2010, em uma época menos esclarecida. Estar sob forte emoção não foi uma estratégia de defesa suficiente, portanto não houve esperança para o rapaz tão ávido por proteger sua irmã. Selou-se a acusação de assassinato e ele foi considerado culpado: um caso rapidamente decidido na década de 1980.

Um homicídio rotineiro, mas foi um caso em que o ângulo preciso e a trajetória da facada forneceram provas importantes. E isso acontece frequentemente. Não somente com a trajetória do ferimento, mas, uma vez que a faca está no corpo, seu movimento subsequente dentro de um órgão pode oferecer o mapeamento dos respectivos movimentos da vítima e do agressor. À medida que meu acervo de casos engrossava, eu ia ficando cada vez mais convencido de que ferimentos à faca podiam nos

---

* Jimmy Savile (1926-2011) foi uma personalidade da mídia inglesa; era conhecido por suas excentricidades e respeitado por seu trabalho de caridade. Recebeu o título de cavaleiro em 1990. Ao final de 2012, quase um ano após sua morte, surgiram relatos de que Savile abusara sexualmente de centenas de pessoas.

contar tudo, bastava que déssemos atenção ao que eles estavam dizendo. Meu desejo era compilar uma análise abrangente de trajetórias, ângulos, contusões causadas pelo cabo... Eu estava sempre fuçando a cozinha de casa, caçando uma nova faca para cravar em um pedaço de carne. Na verdade, comprei tantas facas de diferentes formatos e cabos que, se a polícia tivesse o hábito de parar e revistar homens brancos de classe média, eu poderia ter sido preso inúmeras vezes por porte de arma branca.

Para o desgosto contínuo da minha família, eu agora usava barrigas de porco ou rins de vaca para meus exercícios de esfaqueamento. Era extremamente difícil reproduzir a sensação de cravar a lâmina na pele humana, no músculo e depois em um órgão interno — talvez porque a carne do supermercado raramente seja fresca. Na verdade, as pessoas que já mataram alguém com uma faca geralmente ficam surpresas com a facilidade do ato. Uma vez que a lâmina cortou a roupa e a pele, os tecidos internos do corpo oferecem pouca resistência. Basta o uso de força moderada para penetrar órgãos importantes, como o coração ou o fígado, sendo assim, mesmo criminosos dotados de pouca força física podem matar por esfaqueamento. Muitos assassinos dizem: "Não tive a intenção de matá-lo!", e o que eles estão realmente dizendo é: "Eu não achava que o que eu estava fazendo fosse matá-lo". E isso é mais verídico quando dito por assassinos que usaram facas. Elas dão ao atacante imensa vantagem sobre a vítima, mesmo que esta seja muito mais forte. Não é à toa que as mulheres recorrem às facas com tanta frequência.

Será que depois de todos aqueles experimentos, eu fui capaz de provar que era possível decifrar um assassinato apenas lendo as facadas como um livro, tal como eu esperava? Bem... não. Mas descobri que facas podem dizer muito sobre um homicídio. Desenvolvi a habilidade de esboçar uma arma do crime com uma boa precisão apenas com base na trajetória do ferimento no corpo. E quando a polícia me oferece uma série de possíveis armas do crime, consigo excluir a maioria, e se a arma certa me for apresentada, geralmente é ela que escolho de imediato.

DR. RICHARD SHEPHERD

CAUSAS NÃO NATURAIS

22

Apenas oito meses após o desastre ferroviário de Clapham, recebi uma ligação no início de uma manhã de domingo informando sobre um novo acidente. Era agosto e Iain estava de férias, por isso eu era o patologista forense encarregado pela Grande Londres e pelo Sudeste da Inglaterra. Nessa fase inicial de uma tragédia, ninguém sabe quantos corpos vão haver, mas uma coisa era certa: haveria corpos.

Dessa vez, a catástrofe não tinha sido na ferrovia, e sim no rio Tâmisa. Esperei mais algumas notícias antes de sair de casa, e minha primeira parada foi no píer da polícia em Wapping. Um barco de passeio afundara em algum lugar perto de Southwark e os corpos recuperados da embarcação estavam ali. Era a única informação que eu tinha.

Um sargento veterano da polícia me cumprimentou e, para minha surpresa, ele estava à beira das lágrimas.

"Tenho quase trinta anos de casa, doutor. E agora tem 25 mortos no rio, 24 no barco, mais um encontrado esta manhã em Vauxhall, oito pontes rio acima. Nunca pensei que veria algo desse tipo. São todos garotos. Jovens na casa dos vinte anos."

Provavelmente a embarcação acidentada era um daqueles barcos de festa, aqueles que as pessoas contratam para subir e descer pelo Tâmisa. Eu já tinha visto (e ouvido) aquele tipo de barco muitas vezes. Jovens no convés, roupas esvoaçando sob as luzes como mariposas gigantes. Risadas e música discerníveis de ambas as margens do rio. Pelas janelas, as sombras, as cores e o movimento de uma pista de dança.

O sargento acrescentou: "Doutor, o cirurgião da polícia já veio e declarou todas as mortes". E agora ele desatava a chorar, saindo e balançando a cabeça. Ouvi quando ele assoou o nariz antes de abrir a porta e voltar à recepção para enxotar a imprensa.

O posto policial do píer de Wapping é uma delegacia da época vitoriana que fica bem ao lado do rio. Nos fundos, reservaram uma área para ser o necrotério temporário. Era só uma salinha, na verdade. O piso de concreto estava quase tomado por sacos cadavéricos, todos abertos e guardando o corpo de um jovem. Todos com roupa de festa, muitas de cores vivas. Olhei para a cena arrasadora e notei algo estranho. Suas roupas tinham sido reviradas. Vestidos levantados, calças abertas...

Imediatamente voltei ao sargento. Ele fez uma careta.

"O cirurgião da polícia abriu todas as roupas. Provavelmente verificando o gênero das vítimas."

Não gostei daquilo, mas não havia muito que eu pudesse fazer naquele momento. Provavelmente eles estavam sobrecarregados com a ocorrência e precisavam sentir que estavam agindo, fazendo algo de útil: verificar a pulsação, ouvir os batimentos cardíacos. Eu já tinha presenciado esse tipo de reação — mesmo profissionais altamente treinados querem "fazer alguma coisa", sendo que sabem muito bem que a coisa certa a se fazer é absolutamente nada.

Dali segui para o necrotério de Westminster. Eu sabia que os cadáveres não ficariam no necrotério temporário por muito tempo, então fui até lá para garantir que tudo estaria preparado para receber o grande número de corpos que estava prestes a chegar de uma tacada só.

Ah, não. De repente me lembrei que o gerente, Peter Bevan, estava de férias também. Seu representante estava no comando, porém nunca consegui considerar o sujeito tão organizado ou eficiente quanto seu chefe, nem de longe. A tranquilidade e habilidades organizacionais de Peter eram exatamente aquilo de que precisávamos ao administrar uma tragédia em massa. Enfim, pelo menos a equipe já estava ocupada se preparando para a chegada, e todas as mesas de necropsia e equipamentos necessários estavam a postos. Pela primeira vez, a visão daqueles preparativos me causou uma sensação de pavor semelhante à náusea. Foi passageira, mas intensa.

Com outro patologista sob minha supervisão, concordei em retornar no dia seguinte, quando os corpos já tivessem sido trazidos de Wapping.

Aos poucos, os fatos foram surgindo. Naquela noite tranquila de verão, perto da ponte Southwark, houve uma colisão entre uma enorme draga e um pequeno barco de passeio chamado *Marchioness*.

A draga *Bowbelle* havia despejado sua carga de cascalho em Nine Elms e estava voltando para o mar, para dragar em busca de mais. O *Marchioness* havia sido contratado para a comemoração de um aniversário, e uma multidão de jovens de diversas nacionalidades festejava a bordo.

Inicialmente, a *Bowbelle* atingiu a popa do pequeno *Marchioness* a estibordo. O choque fez o barco balançar e tombar: uma testemunha disse que a *Bowbelle* então "subiu em cima dele, forçando-o para debaixo d'água como se fosse um barquinho de brinquedo". Na verdade, a âncora da draga atravessou o convés superior do barco antes de um segundo impacto forçar a traseira do *Marchioness* para estibordo, fazendo-o virar.

Eis algumas declarações de sobreviventes:

> Senti um tranco... então notei a popa virando para estibordo... Vi a água entrar pela janela aberta. Senti o barco virar... Lembro-me de correr em direção às janelas para fugir... enquanto a água entrava... Eu sabia que o barco ia afundar. Em questão de segundos, as luzes se apagaram. Tudo ficou na escuridão... Aí fui jogado para a frente por uma parede de água. O barco inteiro encheu instantaneamente... Quando emergi, tinha conseguido ganhar distância do *Marchioness*, que estava parcialmente submerso...

> Eu... senti o lado direito do barco... afundar de repente... Quando o barco virou, a água inundou as janelas abertas do lado direito. Todo mundo que estava na pista de dança perdeu o equilíbrio, e eu e as cadeiras e tudo o que estava solto foi escorregando para a direita, imerso na água que estava tomando a pista de dança incrivelmente rápido. Eu fui para debaixo d'água...

De repente, o barco virou de lado e o banheiro começou a se encher de água. Tentei destrancar a porta e sair. Quando consegui abrir a porta, o barco estava completamente submerso.

Senti o barco balançar, então de repente deu uma guinada e perdi o equilíbrio. Acho que caí contra uma mesa... Vi um casco atravessando o barco, a âncora chegando, os vidros começaram a quebrar, todas as janelas quebraram e nos cobriram de vidro, a água começou a entrar...

Uma provação terrível para os jovens a bordo. As chances de fuga de todos os passageiros foram prejudicadas pela enorme velocidade da rotação repentina da embarcação, móveis soltos, escuridão, água fria e turva e, para alguns, a ausência de saídas de emergência acessíveis. O resultado foi que, para fugir, era necessário esforço e força físicos. E isso certamente comprometeu as chances de sobrevivência de muitos.

Uma declaração muito posterior sobre o acidente feita pelo dr. Howard Oakley, um especialista em sobrevivência e medicina térmica, afirmava: "O emborcamento repentino é conhecido por ser uma experiência chocante, e as reações individuais variam do pânico à determinação serena de escapar e sobreviver... As reações fisiológicas a esse choque provavelmente reduziram o tempo de apneia das vítimas, o que, por sua vez, dificulta as chances de uma fuga bem-sucedida".

Dentro de trinta segundos depois do impacto, o *Marchioness* estava no fundo do Tâmisa. Catorze embarcações ajudaram a resgatar os sobreviventes. Mas os mortos só foram resgatados horas depois, muitos deles provavelmente ficaram presos no barco, outros devem ter sido lançados ao mar. O Tâmisa é um rio traiçoeiro, profundo e escuro, com uma rica mistura de correntes e marés conhecida por esconder corpos por dias e até semanas antes de permitir que venham à tona. Na verdade, levou cinco horas até que fosse encontrado o primeiro corpo do *Marchioness*. E quase duas semanas até o Tâmisa nos entregar o último.

Um corpo afogado — ou um corpo que fica imerso na água depois de morrer de alguma outra forma — primeiro vai desenvolver uma pele opaca e enrugada. Qualquer um que já tenha passado tempo demais no banho tem ideia de como é isso. Muitas vezes chamamos esse fenômeno de "mãos de lavadeira", que é quando as espessas camadas de queratina nos dedos, palmas e solas amolecem e a pele fica muito branca e enrugada, independentemente da etnia do falecido. Depois de alguns dias, se o corpo permanecer na água, essa pele amolecida vai começar a se desprender e, por fim, descascar.

Outra informação que vale citar, porque é relevante para o que aconteceu a seguir, é que o tempo que um corpo leva para flutuar até a superfície depende da quantidade de gases no corpo inchado e em decomposição. Geralmente os obesos chegam à superfície mais rápido.

O *Marchioness* afundou pouco antes das 2h da manhã de domingo, 20 de agosto. Ao final daquele dia, embora eu tivesse visto e organizado os cadáveres junto a um colega do Guy's Hospital, nós ainda não fazíamos ideia de quantos passageiros haviam morrido no total. Mas nitidamente havia muitos sobreviventes, então estávamos nutrindo esperanças de que poderia haver poucos corpos além daqueles encontrados.

Por lei, o legista fica responsável por esses corpos, sendo assim, o legista de Westminster, Paul Knapman, voltou de suas férias em Devon e se encontrou comigo e com as autoridades policiais para conversar sobre o processamento dos cadáveres. Como legista, ele deveria estabelecer a identificação de cada um, e então discutimos como ele gostaria de fazer isso.

Na gestão de desastres em massa, a identificação equivocada de um corpo é um dos maiores temores. Obviamente é horrível para todos os envolvidos, principalmente se depois uma família começar a suspeitar que possa ter enterrado o corpo errado. O legista queria, com razão, adotar os métodos de identificação mais seguros e precisos possíveis. Hoje em dia temos a opção de análise do DNA, mas, embora esse fosse um assunto muito discutido nos nossos encontros nos pubs, a identificação via DNA simplesmente não estava disponível para nós naquela época. Os dois meios mais seguros ainda eram as impressões digitais e a comparação da arcada dentária com os registros odontológicos.

O problema com os registros dentários é que você, obviamente, precisa saber o nome da vítima antes de começar a procurar pelo dentista dela, e somente depois de saber quem é o dentista é possível solicitar seus dados. E essa solicitação pode levar muito tempo para ser atendida. Isso é especialmente verdadeiro se a papelada estiver em outro país. E agora já sabíamos que os foliões do *Marchioness* eram uma multidão viajante, tinha gente do mundo todo. Isso obviamente causaria problemas e atrasos.

Sendo assim, a impressão digital foi a primeira escolha para identificação. A impressão digital e os registros odontológicos seriam o ideal. Quando se deseja precisão absoluta, o processo pode ser bem demorado, mas naquele caso o legista considerou que a precisão era mais importante do que a velocidade. E ele estava correto, embora eu consiga entender o quanto isso seja frustrante para parentes ansiosos e à espera.

Aqueles que estão tentando lidar com a possibilidade de luto repentino após uma grande tragédia muitas vezes não conseguem entender por que os parentes não são simplesmente convidados ao necrotério para percorrer as fileiras de vítimas fatais para reivindicar seu ente querido. Muitos parentes das vítimas do *Marchioness*, acreditando que a identificação deveria ser simples, de fato sugeriram que, tendo acesso ao necrotério, poderiam apontar seu familiar. Compreendo a necessidade e a lógica disso, mas é um tanto equivocada. E teria sido totalmente desumano permitir tal coisa.

As pessoas acham difícil acreditar que, nos acidentes em massa, a identificação visual não seja confiável, principalmente quando a morte foi traumática ou o corpo ficou imerso na água. Mas mesmo os mortos ilesos e não decompostos muitas vezes simplesmente ficam irreconhecíveis para aqueles que os viam como indivíduos animados. Quando desprovidos de vida, expressão facial, movimento, roubados de nosso eu essencial, nossos corpos podem parecer muito diferentes. E esse certamente é o caso quando os cadáveres passaram horas ou dias no Tâmisa.

O fato é que parentes, mesmo os mais próximos, quando estão sob grande estresse, ficam muito propensos a cometer erros. Com isso, podem acabar identificando um corpo que na verdade não é de seu familiar. Ou podem não identificar corretamente o corpo do ente querido. Essas identificações são conhecidas como falso positivo ou falso negativo, e acontecem com mais frequência do que você imagina. Mais tarde, talvez muito mais tarde, os parentes que fizeram a identificação às vezes se perguntam se estavam equivocados. E então mudam de ideia. Isso pode ocorrer muito tempo após o enterro ou cremação, quando nossa capacidade de revisar a identificação já está perdida. Acrescente aí o imenso trauma emocional de ter que olhar muitos, muitos corpos no necrotério para encontrar aquele que você *acha* ser de um parente. Mesmo com toda a minha experiência em torno da morte e do ato de morrer, sei que jamais conseguiria andar entre as fileiras de vítimas e identificar com segurança minha esposa, filhos ou pai.

Devo dizer que ser convocado para ver um corpo para fins de identificação é bem diferente de ver uma vez aquele corpo que a polícia e os patologistas já identificaram corretamente. Pessoalmente, acredito que todo parente tem o direito absoluto de ver o corpo de um ente querido se assim o desejar. É cruel negar a uma família — por qualquer motivo que seja — essa chance de se despedir. Mas a realidade é que os corpos podem estar muito lesionados, decompostos e malcheirosos. É possível melhorar muita coisa com reconstrução, mas não fazemos milagres. Então pode ser que a gente leve muitas horas conversando e discutindo, mostrando fotografias do corpo, antes de finalmente adentrarmos com os parentes na sala onde o corpo se encontra. Daí pode ser que também leve ainda mais tempo até que os parentes olhem e examinem o corpo. Passar esse tempo com as famílias é crucial. É desse jeito quando existe cuidado e compaixão. Não devemos fazer nada que possa aumentar o trauma.

Tão pouco confiável quanto a identificação visual é o uso de objetos "decorativos" ou objetos móveis, tais como roupas, joias ou carteiras. Estes podem ser tratados somente como pistas de identidade, afinal de contas, as pessoas podem trocar bijuterias entre si ou estar guardando a carteira para um amigo. E no caso das roupas, precisaríamos saber exatamente o que as vítimas estavam usando na noite de sua morte, confiando em descrições de terceiros quando estas raramente são precisas ou estão disponíveis.

Apesar disso, no caso do *Marchioness,* o legista estava inclinado a aceitar a identificação visual e os objetos móveis — mas somente os dos corpos recuperados dos destroços do barco, e apenas enquanto não apresentassem nenhum sinal de decomposição. Em todos os outros casos, o legista concluiu que os meios móveis de identificação não seriam confiáveis.

Enquanto discutíamos as questões da identificação, a conclusão do legista foi que a impressão digital de cada corpo era essencial. À medida que a lista dos pretensos desaparecidos era compilada, a polícia era enviada às respectivas residências (a menos que por acaso já tivessem impressões digitais no banco de dados) para coletar itens pessoais em que impressões digitais pudessem ser encontradas, para assim serem combinadas àquelas coletadas no necrotério.

Nosso problema era que eram corpos afogados. Eles provavelmente estariam danificados, fosse por predadores aquáticos ou pelo contato com rochas, pontes, barcos ou outros obstáculos submarinos. Corpos afogados exibem toda a descoloração e inchaço da decomposição normal, além de algumas mudanças na pele que ocorrem muito anteriormente. Mesmo se retirados da água dentro de algumas horas, as inevitáveis "mãos de lavadeira" podem dificultar a coleta de impressões digitais, e quando há uma perda completa da pele das mãos — elegantemente chamada de "desluvamento" —, bem, então pode ser extremamente difícil ou quase impossível coletar as digitais das camadas mais profundas da pele, a derme.

A princípio, essa tragédia parecia mais simples do que a do acidente ferroviário em Clapham por não ter havido mutilação grave dos corpos. Com o passar do tempo, no entanto, os cadáveres começaram a chegar em condições cada vez piores, e a decomposição tornou-se nosso principal inimigo.

Mais uma vez, cada corpo passava por um sistema. Primeiro, descrevíamos detalhadamente as roupas, adereços e aparência geral. Então eu ajudava a tirar a roupa do cadáver e fazia um exame externo, descrevendo tatuagens, cicatrizes e qualquer coisa incomum que pudesse ajudar na identificação. Os policiais faziam anotações e o corpo era fotografado e refrigerado.

A segunda fase era a necropsia completa, cuja finalização se dava com os órgãos internos sendo recolocados em suas cavidades e o corpo sendo costurado e tornado apresentável para ser visto pelos parentes.

Por fim, eu apresentava para o legista um laudo sobre cada um dos falecidos, concluindo com a causa da morte: afogamento. Se ficasse satisfeito com a coisa toda, principalmente com os processos de identificação, então ele abriria um inquérito e liberaria o corpo.

O primeiro corpo boiando no Tâmisa foi encontrado antes das 7h da manhã daquele domingo. Não encontraram mais corpos naquele dia, mas à tarde o *Marchioness* foi içado e, quando cheguei à delegacia de Wapping, deparei-me com os 24 cadáveres encontrados a bordo e deixados no necrotério provisório naquele calorento dia de agosto. Todos foram etiquetados antes de serem levados para o necrotério de Westminster.

Esse necrotério é administrado pela Câmara Municipal de Westminster. Na época, contava com seis refrigeradores que comportavam, no total, sessenta corpos, além de mais seis unidades para corpos extragrandes. Havia também instalações de congelamento para dezoito corpos.

Independentemente da temperatura externa, os corpos são refrigerados a uma temperatura de 4°C, que retarda o processo de decomposição, mas não o interrompe por completo. E os corpos só são encaminhados para congelamento depois que a necropsia está totalmente concluída.

Durante uma tragédia coletiva, trabalhamos em um mundo de informações que mudam o tempo todo, e muitas vezes ajudamos a revisá-las, e depois revisá-las outra vez. O principal problema para os gestores da tragédia do *Marchioness* era que ninguém tinha ideia exata de quantas pessoas estavam a bordo, e nem da identidade delas. Então, dentro de algumas horas, enquanto a operação de resgate ainda estava em andamento e antes que o primeiro corpo fosse encontrado perto da ponte Vauxhall, foi instalada uma agência telefônica para processar as informações de amigos e parentes que poderiam nos ajudar na identificação das vítimas. Assim, naquela tarde, enquanto o necrotério de Westminster se preparava para a afluência de mortos, parentes de alguns indivíduos a bordo começavam a aparecer nas delegacias com fotos de seus entes queridos e descrições das possíveis vestimentas.

Ao final daquele primeiro dia, a polícia acreditava haver 150 pessoas no *Marchioness*, sendo que 65 delas, incluindo os 24 corpos retirados dos destroços, eram consideradas desaparecidas.

No dia seguinte, eu estava de volta ao necrotério para iniciar o longo processo de identificação e necropsia. Fomos informados que 87 sobreviventes haviam fornecido seus dados, e tínhamos 25 cadáveres, então sabíamos que, se as estimativas da polícia sobre o número de pessoas a bordo estivessem corretas, haveria muito mais corpos por vir.

Já esperando tantas outras chegadas, trabalhamos tão rapidamente quanto a precisão permitia. Foi uma semana extremamente intensa. Ver tantos jovens daquele jeito não era apenas incomum, era chocante. Eu estava ciente, como se estivessem na minha visão periférica, da intensa tristeza dos pais que temiam o pior, à espera por notícias. Os corpos eram colocados um de cada vez nas seis mesas da sala de necropsia e trabalhávamos obstinadamente de um a outro, sentindo que o maior serviço que poderíamos prestar aos enlutados era fazer nosso trabalho da maneira mais eficiente possível.

Por volta das 20h daquela mesma noite, havíamos completado as necropsias de todos os 25 cadáveres disponíveis no necrotério, e destes, treze já haviam sido identificados. No dia seguinte, terça-feira, 22 de agosto, soubemos que o departamento de acidentes havia recebido 4.725 ligações de parentes ansiosos, e já havia juntado mais de 2 mil documentos sobre as pessoas que se acreditava estarem a bordo. Enquanto esperávamos, mais alguns corpos iam sendo encontrados em vários pontos do Tâmisa, tanto a montante quanto a jusante da tragédia, e assim a polícia ia revisando sua estimativa do número de passageiros do *Marchioness*, concluindo serem 136.

Ao final do dia, havia trinta corpos no necrotério e a polícia estimava haver mais 27 para serem encontrados. Só que agora o tempo de imersão no Tâmisa estava cobrando seu preço. A pele encharcada estava caindo dos dedos e os policiais já não conseguiam obter impressões digitais usando o processo padrão com tinta da papiloscopia. O legista então começou a solicitar registros odontológicos para ajudar a confirmar a identidade nos óbitos restantes, mas isso levaria tempo, e os parentes obviamente estavam ávidos por notícias. Assim, as tentativas de coleta de impressão digital foram mantidas, mas, com o passar das horas, o método tradicional estava nos deixando na mão.

Fazia-se necessário usar uma técnica especializada e equipamentos mais sofisticados. E o equipamento que tínhamos ficava em um laboratório em Southwark — que não dispunha de instalações para o manejo completo de cadáveres.

O processo de rotina para os corpos que não puderam ter as impressões digitais coletadas no necrotério seria remover suas mãos, levá-las para coleta de impressão digital no laboratório em Southwark e então devolvê-las aos seus respectivos corpos. Daí elas seriam costuradas de volta para não chatear nenhum parente, de modo que, quando o corpo estivesse devidamente arrumado, dificilmente daria para ver os pontos. O legista permitiu que fosse feito desse modo, e assim o procedimento foi seguido. Dezessete pares de mãos foram removidos.

Naquela noite, mais corpos foram encontrados entre Westminster e a London Bridge, e depois mais um, muito à jusante de Wapping. No dia seguinte, mais oito corpos foram localizados. Um deles, no píer de Cherry Garden, no lado sul do rio, em Bermondsey; usava uniforme, por isso havia fortes suspeitas de que fosse o capitão do *Marchioness*, Stephen Faldo. Havia outro naquela região, e depois mais quatro foram encontrados perto do HMS *Belfast*, não muito longe da London Bridge. E mais dois estavam do outro lado de onde ocorrera o naufrágio, à montante, nos arredores de Westminster.

E assim tínhamos um total de 44 corpos. Àquela altura, havíamos identificado positivamente 24 deles. Claro, isso supondo-se que todos os corpos encontrados no rio eram do *Marchioness*, mas até isso era improvável: suicídios e outras mortes ocorriam quase semanalmente no Tâmisa, e tínhamos que estar cientes disso.

No dia seguinte, havia 48 corpos e, embora estivéssemos trabalhando em ritmo máximo, seis ainda aguardavam a necropsia. A polícia agora dizia acreditar haver 140 pessoas a bordo do *Marchioness*: 84 sobreviventes e 56 perdidos ou desaparecidos. Foram solicitados os registos dentários de todas as vítimas conhecidas, bem como os dados dos estrangeiros através das respectivas embaixadas. Naquela noite, quarta-feira, o departamento de acidentes encerrou as atividades, alegando já ter reunido todas as informações possíveis sobre os desaparecidos.

No entanto, corpos ainda estavam sendo encontrados, obrigando a polícia a revisar suas estimativas mais uma vez. Agora achavam haver 83 sobreviventes e 56 perdidos ou desaparecidos. As novidades é que pela primeira vez mencionavam uma vítima que não tinha sido citada até então: uma mulher de 54 anos, responsável pela administração da boate do barco; e também havia surgido um relato sobre uma mulher que pulara no Tâmisa nos arredores do barco-museu HMS *Belfast* (investigado depois que uma bolsa cheia de tijolos foi encontrada na margem do rio). Enquanto realizávamos nossas necropsias, alguns órgãos começaram a reclamar sobre a brusquidão com que o departamento de acidentes fechara, sendo que tantas investigações ainda estavam pendentes. E na noite de quinta-feira houve um novo desenrolar que voltou a alterar as estimativas da polícia sobre o número de pessoas a bordo: um grupo de penetras da festa se apresentara para dizer que havia sobrevivido ao naufrágio — porém um amigo ainda estava desaparecido.

Enquanto isso, de volta ao necrotério, um pedido era enviado ao laboratório para que os dezessete pares de mãos fossem devolvidos o mais depressa possível para serem recosturados aos seus donos. Outros oito pares de mãos foram entregues ao laboratório.

Não havia muito mais que pudéssemos fazer agora senão esperar. Era a sexta-feira anterior ao recesso bancário de agosto. Nos arredores do necrotério, pessoas deixavam a Londres calorenta para aproveitar o fim de semana nas cidades costeiras. Estávamos aguardando a chegada de registros odontológicos, de informações sobre impressões digitais dos laboratórios ou simplesmente de mais corpos: cinquenta já haviam sido resgatados. Depois de toda aquela atividade frenética, o necrotério parecia quase assustadoramente silencioso.

Nenhum corpo novo chegou ao necrotério durante o fim de semana prolongado. Na quarta-feira, a polícia ainda tentava identificar pessoas desaparecidas. Uma delas era o anfitrião da festa, Antonio Vasconcellos, que comemorava seu 26º aniversário. Outra era um cidadão francês. E ainda havia um corpo não identificado no necrotério, um homem de vinte e poucos anos: talvez ele não tivesse nada a ver com o *Marchioness*. Ou ele poderia ser o tal penetra sumido.

Ao final da semana, 46 dos cinquenta corpos no necrotério haviam sido identificados positivamente, e os outros parcialmente identificados, o que significava que ainda precisávamos de mais informações para dar a identificação como positiva. Exceto pelo jovem anônimo. Quem era ele? Ninguém fazia ideia. Ele não se encaixava em nenhuma descrição.

Como ele carregava um chaveiro diferenciado, a polícia fotografou o objeto e resolveu divulgar a foto para a imprensa. Então ainda tínhamos uma pessoa sem qualquer identificação e dois desaparecidos: o francês e Antonio Vasconcellos. Porém, já não precisávamos mais nos preocupar com o penetra faltante: ele havia aparecido são e salvo.

Na sexta-feira houve um grande avanço na identificação do homem misterioso. O chaveiro distinto fora levado ao apartamento do francês e a chave nele abrira a porta. Agora só faltava o anfitrião da festa. Naquela noite, o corpo de um jovem tinha sido encontrado à jusante do naufrágio, entre a London Bridge e Bermondsey, em algum lugar na região amplamente conhecida como Thames Upper Pool. Estávamos bastante confiantes de que era Antonio Vasconcellos, mas, depois de duas semanas na água, sabíamos que seria trabalhoso para identificá-lo positivamente. Também estávamos confiantes de que os outros corpos no necrotério não tinham nada a ver com o *Marchioness*, e a polícia agora tinha certeza de que não havia mais mortos. O número de mortos era 51 entre 137 pessoas a bordo.

Tínhamos trabalhado com afinco e, eu sentia, servido bem às vítimas e a seus familiares. Só muito depois compreendi que enquanto eu estava imerso no meu trabalho no necrotério, a agitação dentro e fora dele era muito maior do que eu imaginava.

Quando uma emergência acontece, todos a atendem rápida e comprometidamente. Cada um faz o melhor que pode naquele momento. Assim, embora todos (não importa quão bem-intencionados) devam ser responsabilizados pelos resultados, é sempre difícil receber críticas posteriores por ações muitas vezes tomadas sob extrema pressão durante uma crise. Ao longo dos muitos desastres da década de 1980 que já citei aqui, os serviços de emergência e acompanhamento frequentemente eram alvo de críticas muito fervorosas. É essa raiva que muitas vezes alimenta a mudança. E em nenhum lugar isso foi mais pontual do que após o naufrágio do *Marchioness*.

Fiquei sabendo que, embora alguns parentes tenham identificado seus mortos bem no início, em uma salinha especial de visualização no necrotério, muitos outros foram informados que não poderiam ou não teriam autorização para ver seus entes queridos (basicamente devido à recuperação tardia do corpo e à extensão da decomposição). Os tristes reencontros entre vivos e mortos não costumam acontecer no necrotério: mais frequentemente o corpo é transferido para a funerária primeiro. Mas os agentes funerários, assim como a polícia, mais tarde alegaram terem sido instruídos de que tais exibições deveriam ser fortemente desestimuladas e, mesmo que houvesse protestos, os parentes não deveriam ter acesso aos seus mortos.

Eu não sei quem deu essa ordem ou por quê. Quando soube disso, presumi que fosse resultado de uma compaixão mal orientada, provavelmente porque alguém achava traumático ver um filho ou filha em estado de decomposição. No entanto, essa pessoa claramente não compreendia que *não* vê-los é ainda pior.

Um parente escreveu posteriormente:

> Na verdade, nunca fomos proibidos de ver [nossa filha], mas em todas as etapas fomos convencidos a não fazê-lo... quando fui ao agente funerário esperando vê-la, o caixão já estava lacrado... Eu não queria ficar em uma salinha com uma caixa de madeira, então saí da funerária. Sinto com todas as minhas forças que deveria ter tido a oportunidade de passar um tempo a sós com ela. [A mãe dela]... viu fotografias [de nossa filha] depois do acidente, e pelas fotografias não parecia haver nenhum motivo forte para não podermos vê-la pessoalmente.

Outro escreveu:

> Na sexta-feira, 25 de agosto, o legista disse que meu filho não estava reconhecível como um ser humano. Na quinta-feira, 31 de agosto, o agente funerário me ligou para dizer que haviam recolhido [o

corpo dele]. Fui à funerária imediatamente e pedi que o caixão fosse aberto. Eu queria ter certeza de que tinha encontrado meu filho. O agente funerário me disse ter recebido ordens para não me deixar ver o corpo. Isso me deixou extremamente chateado. Nunca tive a oportunidade de vê-lo, de tocá-lo e de me despedir dele. O agente funerário mencionou que estava na função há 25 anos e que jamais lhe disseram que parentes não podiam ver um corpo. "Disseram-me que o caixão está lacrado e que deve ser mantido lacrado", informou ele. Como são os agentes funerários que colocam um corpo no caixão, e são eles que o lacram, aquilo nitidamente era uma mentira.

Ainda me pergunto se foi de fato meu filho que enterramos. Acho que a raiz dessa preocupação é que eu nunca tive permissão para vê-lo... há uma preocupação extra de que os corpos possam ter sido trocados... [Mais tarde] vi fotos do corpo dele. Estavam muito menos desagradáveis do que eu esperava... Não consegui evitar o desconforto com a forma como as coisas foram organizadas... Minhas preocupações sobre termos recebido o corpo certo resultaram em um pedido de exumação em determinado momento.

Eu não fazia ideia de por que os parentes das vítimas do *Marchioness* não puderam ter acesso aos corpos de seus entes queridos: essa parecia uma decisão cruel e desnecessária. Demorou mais alguns anos até que surgissem mais informações para todos nós — os parentes e aqueles que trabalhamos no caso — sobre uma possível razão pela qual os corpos não puderam ser vistos e os caixões jamais foram abertos.

DR. RICHARD SHEPHERD

CAUSAS NÃO NATURAIS

23

Início do outono de 1992. Jen agora era médica. Ela se formara no ano anterior e comemoramos no bar da faculdade de medicina dela, onde me senti um tanto geriátrico. E então resolvi curtir dançando com ela. Eu estava imensamente orgulhoso de Jen, mas provavelmente não demonstrei. E talvez ela estivesse grata a mim por todo o apoio — nossos filhos, a casa, as contas —, mas também não demonstrou. Como era difícil cruzar o abismo entre nós. Era bem mais fácil ignorá-lo, principalmente agora que ela era uma médica júnior, trabalhando em todas as escalas possíveis, e eu estava extremamente ocupado no Guy's Hospital.

Hoje, pela primeira vez, eu estava trabalhando de casa. As crianças estavam na escola, a babá de folga, Jen no hospital. As ruas durante o dia eram silenciosas, muito mais tranquilas do que o escritório. O cômodo estava confortavelmente caloroso: nossos dois cachorros dormiam sobre cada um dos meus pés. E a mesa estava coberta de fotos de um homicídio no qual eu estava completamente absorto.

Sobre a pilha de fotos da necropsia e de um álbum de fotos das roupas da vítima, estavam as fotos da cena do crime. Jamais me esqueci daquele dia bastante cinzento de julho. A selva urbana de um grande parque ao Sul de Londres. Um caminho tomado pelas sombras das árvores, iluminado pelos troncos das bétulas prateadas. A fita de contenção, POLÍCIA – NÃO ULTRAPASSE, esticada de árvore a árvore.

Vi algo branco no gramado, em meio às árvores, algo que, de longe, poderia muito bem ser confundido com um lenço descartado. À medida que eu me aproximava do "lenço" — escoltado por dois investigadores, um de cada lado —, ele ia crescendo e ficando mais dissonante do ambiente, até que, quando cheguei bem perto, veio o contraste gritante entre o ambiente verdejante e o corpo humano que jazia ali, pálido, seminu sob as folhas das bétula cintilantes. Uma jovem. O corpo enroscado em uma postura defensiva. Esfaqueado muitas vezes. Nua da cintura para baixo. Abusada sexualmente.

Fiquei aguardando que os fotógrafos da polícia terminassem o trabalho antes de medir a temperatura do corpo e fazer a coleta em busca de sêmen. Eu a apalpei para sentir o rigor mortis e constatei que apenas sua mandíbula estava rígida. Depois examinei a cena, registrando os locais onde o solo tinha sido revolvido, os inspetores apontando as manchas de sangue na grama, notando folhas esmagadas e galhos quebrados nos pontos com sinais de luta. O processo todo levou muitas horas. Depois o corpo finalmente foi levado para o necrotério, onde, escoltado pelos mesmos investigadores, pude fazer a necropsia. Agora, no conforto do meu escritório, eu me lembrava daquela longa, longa noite. Da chegada do amanhecer enquanto eu terminava de medir e documentar cada uma das 49 facadas, cada trajetória nos órgãos internos, por onde a lâmina penetrara.

Olhei para cima. O relógio tiquetaqueava na casa silenciosa. Peguei o laudo cadavérico e reli a conclusão. Nenhuma causa natural tinha contribuído para a morte da vítima. Ela morrera devido a múltiplas punhaladas profundas infligidas por uma faca (ou facas) de cerca de 9 cm de comprimento, cerca de 1,5 cm de largura no punho. Ela fez o possível para resistir, e foi esfaqueada na mão esquerda ao tentar se defender. Uma vez morta, seu agressor continuou a golpeá-la. E uma vez morta, foi agredida sexualmente.

O assassinato brutal de Rachel Nickell causou imensa revolta pública. Ela era uma linda mãe de 23 anos que tinha levado o filho pequeno para passear em Wimbledon Common. O choque da nação colocou pressão na polícia para resolver o crime, e resolver logo. Tão imensa foi essa pressão, que a Polícia Metropolitana saiu de sua caixinha habitual. Os policiais conversaram até com psicólogos forenses para delinear o perfil do assassino. E conversaram comigo para reconstituir o caso.

Àquela altura eu praticamente já tinha perdido as esperanças de desempenhar meu papel em uma investigação policial — desde que minha primeira reconstituição cuidadosa de um crime, aquele assassinato à faca no quarto, fora solenemente ignorada pelo investigador do caso. E agora, pela primeira vez, a polícia vinha até mim e *pedia* uma reconstituição. Especificamente, eles queriam que eu montasse a provável sequência de eventos daquele dia com base nas evidências presentes na cena do crime e nas minhas descobertas na necropsia.

Eu estava muitíssimo inspirado por uma convenção de patologistas forenses estadunidenses da qual eu havia participado recentemente. Há algum tempo eu sentia que, como profissão, a patologia forense não vinha evoluindo muito: todos nós corríamos para nossos casos e depois os discutíamos à mesa de bar, mas isso não é o mesmo que evolução, seja ela pessoal ou profissional. Então comecei a frequentar algumas convenções nos Estados Unidos em busca de uma perspectiva diferente, e constatei exatamente esse nosso atraso ao perceber que os patologistas estadunidenses vinham sendo incentivados a serem um pouco mais como Keith Simpson durante as investigações.

Então me pus a avaliar meu próprio (e denso) laudo cadavérico sobre Rachel Nickell. Os detalhes sobre as lesões ocupavam páginas e páginas. Três ferimentos, no peito e nas costas (que eu tinha numerado 17, 41 e 42), se destacavam do restante. Eram as únicas feridas superficiais em uma vítima que havia sido esfaqueada profundamente repetidas vezes. Teriam sido os primeiros cortes?

Há um momento, bem no início da cadeia de eventos e que leva a um homicídio como esse, em que o perpetrador precisa se aproximar o suficiente da vítima para ganhar o controle. Sabemos que estabelecer o controle é crucial na maioria dos homicídios envolvendo violência sexual. Nesses casos, muitas vezes encontramos lesões que não são profundas o suficiente para machucar gravemente, porém assustadoras o bastante para impelir a vítima a cumprir as exigências do agressor: é o que chamamos de "ferimentos de punção". Seriam 17, 41 e 42 ferimentos de punção? Apenas um deles era nas costas — o número 17 —, enquanto os outros estavam no peito. Analisei os três cortes mais uma vez. Eu me perguntava se ela havia sofrido o primeiro golpe nas costas... e então se teria se virado para encarar seu agressor...?

Nas fotos da cena do crime, as manchas de sangue mais significativas eram fáceis de discernir. Elas não estavam debaixo das árvores, mas em um trecho onde a grama de verão estava longa e cheia de sementes, como um prado. Ficava a cerca de cinco metros do local onde o corpo foi encontrado no final da tarde por uma mãe chocada que passara por ali com o filho, o cachorro e o carrinho de bebê.

Havia uma segunda área manchada, bem menor, muito mais próxima da posição derradeira do corpo: era adjacente à bétula bifurcada sob a qual a mulher fora abandonada. E, claro, havia manchas de sangue sob o corpo. Era seguro supor que o ataque inicial tinha ocorrido no local mais sangrento, que a vítima fora deslocada para o local sob a árvore e depois arrastada mais um metro para a posição final.

Examinando a lista interminável de lesões, era difícil decidir qual tinha sido feita primeiro, mas as feridas no pescoço certamente ocorreram no início, pois teriam sangrado mais. Isso também explicaria por que a vítima aparentemente não gritara. Seu pescoço foi atacado com força, e a dor nessa condição seria extrema. E se isto não fosse um impedimento para gritar, certamente o dano causado nos músculos ao redor da laringe seria.

As fotos das roupas de Rachel Nickell me contavam mais um trecho da história. Sua camiseta estava ensopada de sangue, é claro. Mas a calça jeans estava enlameada na frente, ao redor e abaixo do joelho. E salpicada de sangue nas costas. Com certeza um indicativo de que ela estava ajoelhada no início do ataque, quando os ferimentos iniciais em seu pescoço foram infligidos.

Obviamente que, com tais ferimentos, ela jamais conseguiria ter permanecido ajoelhada. Ela deve ter caído. E provavelmente caíra para a frente, e depois seu agressor a esfaqueara nas costas — dezoito vezes ao todo.

Independentemente da posição em que ela caísse, mas especialmente se caísse para a frente, seu pescoço teria sangrado profusamente no solo. Seria por isso que o assassino a deslocara para o segundo trecho debaixo da árvore? Ou tinha feito isso porque agora ela estava morta? Ou porque temia que pudesse ser visto com muita facilidade caso continuasse ali em campo aberto?

As fotos mostravam menos sangue sob a árvore, mas a distribuição era mais ampla. Provavelmente uma indicação de que ela ficara deitada inerte ali. Verifiquei as fotos do corpo na necropsia. Sim, terra úmida nas costas. Ali devia ser, de fato, o local onde ele a esfaqueara pela frente. Se ela já não estava morta quando ele a deslocou, deve ter morrido logo depois. Mesmo assim, ele continuou a esfaquear seu corpo. Em particular, esfaqueou o coração e o fígado após a morte. Eles foram penetrados, mas não sangraram. Os mortos não sangram.

Em seguida, notei que a terra úmida em suas costas também estava presente nas nádegas. Então ali, debaixo da árvore, foi quando ele deve ter arrancado a calça jeans dela. E durante ou depois disso, seu corpo foi arrastado para ser agredido sexualmente em sua posição final e complacente.

Ele continuou a esfaqueá-la depois? Ou fugiu a seguir?

"Na minha opinião, o tempo mínimo necessário para infligir todos os ferimentos seria de três minutos", dizia meu laudo.

Eu sabia disso porque, como sempre, tinha reencenado os movimentos em casa. Se o assassinato durou apenas três minutos, certamente deve ter sido um acesso furioso. E de fato tinha toda a aparência de um ataque frenético. Até o legista usou essa expressão, e os jornais certamente não resistiram a ela.

Passei horas analisando os ferimentos a faca — alguns exibiam as marcas do punho quadrado na pele porque a lâmina fora mergulhada até o final. E pela primeira vez, fiz uma ressonância de uma parte do corpo. A ressonância magnética mostrou o trajeto exato dos ferimentos no fígado. Todos os exames serviram para comprovar o modelo de arma utilizado; embora a polícia já tivesse me apresentado uma variedade de facas possíveis, eu sempre lhes dizia com confiança que *não, de acordo com os ferimentos, esta não foi a arma do crime.*

Quando terminei de listar a sequência dos últimos acontecimentos na vida de Rachel Nickell, uma jovem cujo nome é amplamente conhecido pelo pior dos motivos, eu estava esgotado. Cansado do mundo.

Olhei para o relógio. Estava quase na hora de buscar as crianças na escola e passear com os cachorros.

Desliguei o computador e escutei o zunido fraco do aparelho arrefecendo. Os cães conheciam bem aquele som e por isso acordaram simultaneamente, bocejando e se espreguiçando. Daí ficaram observando enquanto eu trancava as fotos do crime no meu armário, onde ninguém, muito menos uma criança, poderia dar de cara com elas.

A oportunidade de fazer uma reconstituição realmente capaz de ajudar a polícia a encontrar o assassino daquela jovem me trazia grande satisfação. Eu estava prestes a completar 40 anos de idade, e aquele nível de trabalho representava o tipo de contribuição que eu sempre acreditara ser possível para os patologistas forenses nas investigações dos homicídios.

Os cachorros abanaram o rabo, esperando para sair. Mas eu mesmo não me mexi do lugar. Eu não queria abandonar aquele trabalho tão interessante e retornar ao aqui e agora, pois tinha uma coisa muito importante que eu precisava fazer antes. Mais importante que os cães e as crianças.

Relutante, peguei o telefone e fui discando os números da lista que eu já havia levantado a partir das Páginas Amarelas.

"Olá, estou falando com o agente funerário responsável?"

"Sim, senhor, como posso ajudar?"

Meu pai estava morrendo em um asilo em Devon. Estava com câncer em estado avançado e já recebendo os cuidados paliativos dos doentes terminais. Alguns dias antes, eu havia me despedido pesarosamente dele, sendo obrigado a voltar a Londres rapidamente por causa de todos os processos judiciais e outros compromissos. Minha irmã Helen também fora vê-lo, e depois meu irmão Robert. E agora eu dava esse telefonema tão necessário, já ciente de que provavelmente nenhum de nós seria capaz de fazê-lo quando chegasse a hora.

A voz do outro lado soou confusa.

"Desculpe... Acho que entendi errado. Você disse que seu pai ainda está vivo?"

"Receio informar que em breve ele não vai estar mais, por isso pensei em organizar as coisas já de uma vez."

"Compreendo." O tom foi de choque ou censura? Fiquei um pouco envergonhado pela minha decisão.

"Na verdade, sou patologista forense, então... Eu trabalho com a morte o tempo todo e estou ciente dos... dos aspectos práticos da coisa toda."

"Ah, sim." Meu apelo por compreensão foi aceito.

E então as formalidades foram resolvidas e, quando recebi a ligação informando que meu pai havia partido, fui liberado dos detalhes mundanos e me permiti sofrer. Não chorar. Claro. Mas ao menos de sentir a imensa perda do meu muito amado e generoso pai. De algum modo, ele vivera aos trancos e barrancos sua longa aposentadoria em Devon, com Joyce estranhamente ao seu lado. Minha vida jamais girara em torno dele, mas ainda assim ele era uma presença constante. Eu telefonava todo domingo, ele me escrevia quinzenalmente. Sempre presente. Só que agora não estava mais. Algo vasto e incognoscível parecia se exibir embasbacadamente para mim, a imensidão da morte, da qual sempre consegui fugir no decorrer do meu trabalho, agora me engolia e me deixava desnorteado.

Mais ou menos um dia depois, fui a Devon e peguei toda a documentação importante do asilo para levar ao cartório de registros de nascimentos e óbitos, para concluir as formalidades. O envelope dizia: *Confidencial. Não abra.*

Naturalmente, ignorei o aviso. Uma vida inteira lidando com detalhes confidenciais dos mortos, e agora os detalhes se referiam ao meu pai. Enquanto aguardava no cartório, abri o envelope e analisei o conteúdo sem qualquer escrúpulo.

A mão fria de alguém puxou o envelope de repente.

"O que pensa que está fazendo?"

"Bem, eu estava lendo o..."

"Se você sabe ler, então deve ter visto que esta documentação é confidencial. Você não tinha absolutamente direito algum de abri-la."

Esporro devidamente dado, seguimos para uma salinha maltrapilha para finalizar a burocracia. Só que eu já tinha visto na papelada que o médico registrara a causa da morte como "Carcinoma de próstata". Nos rabiscos mal ajambrados parecia "Carcenoma de próstata".

Fiquei observando a escrivã, ainda impassível, redigir laboriosamente a certidão de óbito.

Falei: "Desculpe-me... Carcinoma é com 'i', e não com 'e'...".

Ela me fuzilou com o olhar.

"Eu... Sou patologista forense. Por isso quis ler o registro do meu pai e... Bem, eu escrevo a palavra carcinoma o tempo todo, e posso garantir que se escreve com 'i'."

A mulher me olhou feio.

"O médico escreveu com 'e'. É meu trabalho escrever a causa da morte exatamente como está aqui. Portanto, vou escrever *carcenoma* porque é assim que o médico escolheu escrevê-la."

Assim, a certidão de óbito do meu pai, cuja cópia tive de mandar para um monte de lugares, sempre tomado por um calafrio de profunda irritação ao ler cada uma delas, nos oferecia uma causa mortis nova e totalmente desconhecida chamada *carcenoma*. Ele teria ficado tão aborrecido com isso quanto eu, embora também fosse achar o máximo ter um status único nas estatísticas do governo.

Dois dias antes do meu aniversário de meia-idade, os Shepherd se reuniram em Devon para um evento muito mais importante. O enterro do nosso pai. E lá estava Helen, que atualmente morava no Norte da Inglaterra com sua família. E lá estava Robert, que morava na França com sua esposa. Apesar da geografia, todos nós mantivemos a proximidade afetiva.

Na noite anterior ao funeral, jantamos em família com todas as crianças, mas, lamento dizer, sem Joyce. Espero que não tenha sido indelicado de nossa parte. Mantive contato com ela pelo restante de seus dias e assumi a responsabilidade de cuidar para que ela tivesse onde morar e ficasse bem assistida. Mas naquela noite em especial, não queríamos ter de censurar nenhuma história sobre nosso pai anterior a ela; queríamos estar livres para trocar anedotas sobre aquele homem maravilhoso e sua figura pitoresca. Nem tudo o que partilhamos era favorável a ele, mas todos os casos certamente teriam sido endossados e aprovados por ele. Rimos muito e bebemos à sua saúde, e de fato foi um evento para honrar sua vida.

Morrer admirado por seus filhos não é tarefa fácil. Ele era o filho mais velho de uma família numerosa e, quando o dinheiro para a educação das crianças se provava insuficiente, e talvez o amor se revelasse insuficiente também, ele se virava e se punha a criar ambos, tanto para si quanto para sua família.

Imersos em uma sensação de perda, mas também de harmonia e apoio entre os Shepherd, retornamos para Londres, as crianças no banco de trás, eu ao volante, Jen ao meu lado, aproveitando para dormir um pouco, afinal de contas, médicos em início de carreira precisam abocanhar todas as oportunidades possíveis de um cochilo. Outra família, outra geração.

Na verdade, senti certa relutância em deixar Devon e voltar ao trabalho. O Guy's Hospital era um lugar sempre movimentado, estimulante e amigável, e eu adorava minha rotina. Mas, infelizmente, nos últimos tempos eu vinha me deparando com águas turbulentas. Primeiro, fui duramente atacado pelos meus colegas por ter atendido ao pedido da polícia na reconstituição do assassinato de Rachel Nickell.

"Você está saindo do seu escopo", acusaram eles.

Salientei que, na verdade, eu me baseara totalmente no meu expertise para fazer a reconstituição. "E é desse jeito que a patologia forense está se desenvolvendo nos Estados Unidos", acrescentei.

Eles não se impressionaram muito com o jeito como a patologia forense estava se desenvolvendo nos Estados Unidos. Simplesmente balançaram a cabeça e disseram: "Quando eles prenderem alguém, e a promotoria usar sua reconstituição, o advogado de defesa vai massacrar você no banco das testemunhas".

A essa altura, eu já tinha passado por uma boa quantidade de humilhação pública como testemunha para saber que a ameaça deles provavelmente era verdadeira.

Minha outra preocupação era o caso do *Marchioness*.

O naufrágio tinha ocorrido três anos antes, mas de alguma forma os destroços da embarcação continuavam vindo à tona. Claro, a dor daqueles que tinham perdido alguém no desastre seria infinita — e agora essa dor estava se transformando em raiva.

Nós, profissionais, podíamos achar que a história tinha chegado ao fim: alguns momentos do resgate e suas consequências certamente tinham sido bem turbulentos, mas agora a grande questão era a atenção concentrada nas causas do acidente. Muitos dos sistemas de segurança que deveriam estar ativos no Tâmisa naquela noite não estavam, e a crença geral era que o desastre acontecera porque uma embarcação não visualizara a outra a tempo — porque nenhuma delas tinha um sistema de sinalização adequado. No entanto, qualquer que fosse o motivo do desastre, o fato é que a gigantesca draga *Bowbelle* nitidamente atropelara o pequenino *Marchioness*, e com isso vários processos criminais foram abertos contra o mestre náutico da *Bowbelle*.

Os parentes das vítimas ficaram furiosos ao saber que o mestre havia ingerido grande quantidade de bebida alcoólica na tarde anterior ao acidente, enquanto aguardava a mudança na maré para que a draga pudesse descer o rio. Mas especialistas — que não consideravam válida para o meio marítimo a antiga regra da RAF (Royal Air Force, a força aérea e espacial do Reino Unido), que atestava oito horas de intervalo entre o consumo de álcool e a pilotagem — alegaram que o comandante dormira e com isso aliviara substancialmente o porre antes de partir naquela noite. Sendo assim, a acusação contra ele se concentrou em sua falha em manter uma vigilância adequada.

O dirigente principal do Ministério Público obrigou o legista a adiar os inquéritos sobre as mortes até que o julgamento criminal terminasse — mas nunca houve um resultado de fato. Dois júris não conseguiram chegar a um veredicto sobre a culpabilidade do mestre do *Bowbelle*, e uma tentativa posterior de processar os proprietários da draga também falhou.

Após o veredicto do *Bowbelle*, ou da ausência de um, o legista decidiu que não era do interesse público reabrir os inquéritos, pois já tinha havido um exame minucioso das causas da colisão, e desde então a segurança no Tâmisa melhorara substancialmente. No entanto, essa decisão só fez aumentar a dor dos parentes: alguns consideraram a decisão tendenciosa, principalmente depois que o legista fez alguns comentários imprudentes sobre um deles à imprensa, os quais foram publicados. Os parentes não queriam só um inquérito completo: eles queriam um inquérito público completo. Ambos os pedidos foram deferidos, e é um mérito que a determinação deles não tenha vacilado diante de tantos obstáculos. Eles recorreram a instâncias judiciais mais altas para conseguir a reabertura do inquérito.

Para completar, uma nova descoberta aumentou mais ainda a revolta dos parentes das vítimas — e infelizmente muitos deles fizeram essa descoberta por meio dos jornais dominicais: que as mãos de alguns corpos tinham sido removidas para ajudar na identificação. Ainda mais perturbador: tinha vazado a informação de que as mãos foram enviadas de volta ao necrotério, mas, imperdoavelmente, algumas jamais foram recosturadas aos seus respectivos corpos. A partir daí, algumas famílias passaram a desconfiar que a razão pela qual lhes fora negado o acesso a seus entes queridos antes do funeral não tinha nada a ver com o fato de os corpos estarem muito decompostos para serem vistos, e sim porque estavam sem as mãos.

Assim, todos começaram a voltar sua fúria para o patologista responsável pelo caso. E o patologista era eu. No lugar deles, eu também teria ficado furioso. Mas é claro que era lamentável ser o foco dessa fúria. E não adiantava dizer às pessoas desoladas e enlutadas que a remoção das mãos era rotineira em tais circunstâncias, não adiantava explicar que a impressão digital de um afogado em decomposição invariavelmente requeria uma tecnologia laboratorial impossível de ser executada no necrotério. E agora era tarde demais para questionar se essa remoção das mãos — um procedimento padrão naquela época — era de fato um método aceitável.

Na verdade, eu não me envolvi na decisão de cortar as mãos de algumas vítimas, nem na remoção delas e nem na falha ao devolvê-las. No entanto, minhas negações foram ignoradas e meus protestos, de algum modo, foram considerados incriminadores. Minha foto (sempre meio puída, a gravata voando de uma forma sinistra) continuava a aparecer nas reportagens impressas, sempre em tom acusatório ou sarcástico. Jornalistas me ligavam a todas as horas do dia e da noite. A todo momento tinha alguém me esperando e forçando a barra para conseguir uma entrevista. Em determinada ocasião, um picareta apareceu, como por mágica, no meu escritório. Flagrei-o sentado ao lado da minha mesa, a expressão solene e um bloco de anotações aberto de forma ameaçadora.

Quanto aos meus colegas, aquela mesma reprovação em relação à minha contribuição no caso Rachel Nickell se estendeu ao modo como administrei os percalços do caso *Marchioness*. Eles ficavam perguntando se eu não poderia ter impedido a remoção das mãos das vítimas, especialmente considerando que, na maioria dos casos, havia outras formas de identificação prontamente disponíveis. Afinal de contas, a polícia não relatara que vinha sendo inundada com registros dentários do mundo inteiro? Então certamente eu deveria ter intervindo naquela idiotice da amputação das mãos.

Meus colegas concordaram, no entanto, que todos estavam palpitando sem ter qualquer experiência em tragédias em massa, e certamente nenhuma experiência em naufrágios. E também concordaram que estavam palpitando sob a vantagem da análise tardia, assumindo que eles mesmos provavelmente não teriam intervindo nos procedimentos padrão da polícia — principalmente porque o legista autorizara a coisa toda.

Iain, o chefe do departamento, manteve um silêncio sepulcral sobre o assunto, tal como fazia em todos os casos importantes dos quais não pudera participar (e ele ficava bem chateado com isso). Eu me senti totalmente solitário diante da cólera da imprensa e dos familiares das vítimas do *Marchioness*, uma posição bem complicada, por mais que eu compreendesse toda aquela revolta.

Pam, que poderia ter sido um ponto de apoio, não era mais nossa assistente. Já bem tarde na vida, ela acabou se apaixonando por um viúvo e assumiu o papel de esposa e madrasta. Ela sequer tentou conciliar a patologia e as tarefas domésticas, pois percebera que as exigências da administração familiar não tinham espaço para as complexidades da interface patologista/homicídios. Despedimo-nos dela com muito pesar, remanejamos os outros assistentes e acolhemos uma novata em nosso mundinho sombrio de assassinatos; e assim a competente Lorraine foi colocada no comando.

Ah, e havia uma nova patologista.

Um dia, uma mulher alta, loira e de longas pernas entrou no escritório. Ela usava uma saia curta e um sorriso amigável, e suas maçãs do rosto pareciam esculpidas com um cinzel muito bem amolado. Os outros membros da equipe mal tiveram tempo de levantar os olhos de suas mesas antes que Iain, como o mais alfa naquele escritório de machos alfa, disparou de sua cadeira e a reivindicou — sim, como um Neandertal, porque no século xx o gênero masculino era muito menos evoluído.

Vesna Djurovic era o nome dela, meio sérvia, meio croata, oriunda do país que naquela época era a Iugoslávia. Ela era aquela combinação cinematográfica: a mulher de parar o trânsito e altamente competente, algo meio incomum para aqueles tempos cheios de preconceitos estereotipados. Vesna vinha atuando em Belgrado e agora buscava um emprego em Londres. Ela não apenas encontrou um emprego no Guy's Hospital, mas também algo que talvez não esperasse: um marido. Iain já era casado, e os ardis resultantes disso foram intrincados e penosos, mas não demorou para que ele e Vesna formassem uma espécie de casal-celebridade, ao menos até onde nossa paisagem sombria de homicídios permitia.

Jen e eu jamais conseguiríamos ser esse tipo de casal. Com Vesna e Iain juntos na patologia forense, os eventos sociais envolvendo cônjuges aumentaram consideravelmente, mas minha esposa e eu estávamos ocupados demais para participar da maioria deles. Jen tinha acabado de concluir sua residência. Seus turnos eram de 36 horas, o que significava longos dias e noites alternados no hospital. No entanto, essas longas horas começavam a diminuir, já que ela estava iniciando na função de clínico geral, ao mesmo tempo em que descobria sua área de interesse: a dermatologia.

Eu sabia que, naquela fase da carreira, ela precisava de muito apoio. Eu precisei também, e ela sempre se fizera presente, por isso eu tentava retribuir na mesma medida. Tornar-se médica foi uma bela conquista, ainda mais considerando que ela fora para a faculdade depois dos 30 anos. Provavelmente jamais consegui expressar meu orgulho com frequência suficiente; espero ter conseguido fazê-lo algumas vezes. Quero dizer, ao menos uma vez, pelo amor de Deus!

Agora a gente raramente conseguia se encontrar e, quando acontecia, quase sempre resultava em algum tipo de discussão. Simplesmente parecia não existir um mecanismo capaz de nos ajudar a encontrar o caminho de volta a um lugar mais seguro e feliz. Eu sabia que alguns casais conseguiam se reconciliar de maneira amorosa e gentil, mas jamais tinha testemunhado isso — certamente essa gentileza fora inexistente no relacionamento entre meu pai e minha madrasta —, e eu não ia, ou talvez não soubesse, jogar o jogo. E a minha maravilhosa esposa foi ficando um tanto exasperada com seu marido ocupado e distraído.

"Por que você não me deixa te amar?", queixava-se Jen. "Por que você é sempre tão calado?"

Buscamos uma terapeuta. Fui de bom grado, mas ao mesmo tempo eu sentia como se Jen estivesse me botando na frente de um juiz.

"A mãe dele morreu quando ele tinha 9 anos", disse ela em um tom expressivo. E a terapeuta assentiu, de um jeito expressivo também, me pareceu. Seriam aquelas mulheres velhas amigas, ou todas as mulheres estavam sempre em algum tipo de conspiração?

"O que você gostaria que Dick fizesse por você, Jen?", perguntou a terapeuta.

"Eu só queria que ele me abraçasse e dissesse que me ama! Isso não é pedir muito, é?"

"Dick? O que você gostaria que Jen fizesse por você?"

Pensei um pouco. Só um pouco.

"Que ela fizesse o jantar."

A terapeuta se recostou na poltrona, as sobrancelhas levantadas.

A falta de habilidade culinária de Jen meio que sempre foi uma piada nossa.

"Que preparasse e servisse uma refeição. Isso seria um ato de amor. Mas eu sempre estou ocupado demais cuidando de todos para receber, e Jen está sempre ocupada demais para servir."

"Então, Dick, você sente que cuida de todo mundo?"

"Eu não estou reclamando. Meu pai também fazia isso, ele me criou. Sinto prazer em cuidar das crianças, e cozinhar, e me fazer presente para elas, isso soa muito natural. É só que..."

Meu pai tinha feito todas aquelas coisas. Mas também era um sujeito estourado. O jeito como ele ocasionalmente explodia, não se importando com o efeito colateral que causava ao redor. Agora eu começava a me perguntar se aquilo não teria sido a manifestação de uma enorme dose de infelicidade. Meu pai fora um homem infeliz. Talvez eu também estivesse infeliz. Pela primeira vez, me ocorreu que meu casamento poderia melhorar se, assim como ele, eu às vezes perdesse o controle e permitisse que meus sentimentos explodissem. Mas, se eu armazenava esse tipo de sentimento, decerto estava firmemente enterrado em algum lugar inacessível. E se eu não era capaz nem de chorar, como poderia entrar em erupção?

"Sim?", incitou a terapeuta. Eu tinha me esquecido de que estava sentado naquela salinha em Clapham, com sirenes de ambulâncias ressoando lá fora, sendo observado pela minha esposa e pela terapeuta, ambas esperando que eu falasse.

Ela instigou: "Você cozinha e cuida muito das crianças, mas é só que... o quê?".

"Eu gostaria que Jen demonstrasse que me ama fazendo algumas coisas às vezes."

As consultas com a terapeuta não duraram muito. De alguma forma a coisa toda arrefeceu, ou talvez simplesmente tenhamos ficado ocupados demais para aquilo. Nossos filhos ainda estavam em idade escolar, eram felizes e saudáveis, e sempre nos esforçamos muito para criar um lar amoroso. Muitas vezes havia barulho, às vezes música, às vezes risadas. Jen e eu estávamos totalmente absortos em empregos que amávamos. Tínhamos uma vida financeira confortável. Eu havia entrado para o coral de pais na escola das crianças, tornando-me um cantor ruidoso, desavergonhado e, temo, quase sempre desafinado. Jen, Chris, Anna e eu cantávamos no trajeto para nossas férias lotadas de areia, piscinas naturais, montanhas e pântanos na Ilha de Man, onde éramos recebidos por anfitriões generosos e carinhosos. Nossa vida certamente era boa.

DR. RICHARD SHEPHERD

CAUSAS
NÃO
NATURAIS

24

Meu aniversário de 40 anos foi tão próximo à morte de meu pai que foi inevitável começar a contemplar minha própria morte. Eu não temia a morte, mas daí também não era muito fã daquilo que a antecedia, a senescência, o processo pré-programado de envelhecimento. Àquela altura eu já tinha visto tantos corpos que estava um tanto familiarizado com o progresso da senescência, e fazia uma boa ideia de como deveriam ser alguns dos meus órgãos vitais.

Aos 40 anos, eu sabia que minúsculos pontos pretos já se enfileiravam nas superfícies lisas dos meus pulmões, formando um desenho semelhante a árvores. À sua maneira, aqueles desenhos podiam ser bem bonitos, mas não passavam de pura sujeira: a poluição fuliginosa de Londres, que por si só já me assegurara certo grau de enfisema — mesmo se eu não considerasse os vinte e tantos cigarros que fumava por dia. Eu não era o único fumante, é claro. Meus colegas também fumavam, e assim trabalhávamos sob uma névoa opaca perpétua. Em casa, Jen também fumava. Na Ilha de Man, seus pais fumavam. Em todos os lugares, nossos amigos fumavam. Em 1992, todos nós fumávamos, fumávamos em bares, em restaurantes, em trens, em nossas escrivaninhas e nos ônibus. Sabíamos que fazia mal, sabíamos que os cigarros continham mais de 4 mil substâncias, muitas delas tóxicas, desde cianeto de hidrogênio, passando pelo cádmio, ao benzopireno, mas tolerávamos tudo isso por causa de apenas um ingrediente: a nicotina. Até então, considerávamo--nos jovens o suficiente para sermos invencíveis. Mas agora eu sabia que deveria parar de fumar, e que assim poderia ser recompensado com mais uns dez anos de sobrevida. Muito embora, talvez, a estrutura dos meus pulmões já estivesse irremediavelmente danificada; e, era inevitável, esse dano só faria crescer com o tempo.

Bombear sangue através de pulmões danificados é um trabalho árduo para o coração; eu tinha esperanças de que o lado direito do meu coração já não estivesse aumentado devido a esse esforço extra. Quanto ao lado esquerdo, eu sabia que se não aprendesse a controlar minha reação ao estresse, minha pressão arterial aumentaria e meu ventrículo esquerdo ficaria mais espesso para tentar segurar as pontas. O coração é um órgão que cabe perfeitamente na palma da mão. Tão pequeno, porém tão firme, um pequeno punho abrindo e fechando setenta vezes por minuto, dia e noite, ano após ano, trinta bilhões de vezes ao longo de sua vida útil. Um amigo fiel. Até que um dia ele para. Cabia a mim retribuir sua fidelidade administrando minha dieta, exercícios, tabagismo e níveis de estresse. Assim como eu sabia que às vezes deveria dar uma trégua ao meu fígado reduzindo o álcool caso eu quisesse que ele continuasse seu trabalho mágico de desintoxicação do organismo.

Boas resoluções, todas elas. E rapidamente esquecidas. Vez ou outra, beber um uísque com refrigerante parecia uma boa maneira de relaxar, e era muito mais fácil acender mais um cigarrinho do que perder tempo pensando no quanto eu queria um, mas não deveria. Apaziguadores do estresse, ambos. E pensando bem, nem havia como abrir mão deles naquele ano, ou mesmo no seguinte, pois 1993 anunciaria um período repleto de casos importantes.

Em abril, realizei uma necropsia rotineira em um jovem negro da Zona Sul de Londres que fora esfaqueado. Havia muitos desses esfaqueamentos na época, e essa morte era bem semelhante a tantas outras. Muitas vezes, esses cadáveres eram relacionados a gangues ou drogas. Naquela época, os ataques raciais não eram a suspeita imediata. A única informação que me fora dada era que o jovem havia se metido em uma briga; e nada era indicativo de que se tratava de um caso incomum, nem que o nome do paciente viria a se tornar tão conhecido, ou que eu teria de testemunhar em seu caso tantas vezes.

Stephen Lawrence era um jovem de 18 anos, brilhante e ambicioso, que de forma alguma se encaixava nas percepções públicas gerais sobre a juventude negra de 1993. Justo ou não, o fato de ele ser socialmente reconhecido como um estudante perspicaz com futuro promissor foi vital para mudar as posturas e preconceitos em relação ao episódio. Enquanto simplesmente aguardava pelo ônibus junto a um amigo, Stephen foi esfaqueado duas vezes por um grupo de jovens brancos que, mais tarde soubemos, estavam disparando comentários racistas. Stephen tinha uma incisão superficial no queixo, uma facada profunda no pulmão e outra ferida profunda no ombro. Sangrando profusamente, ele de algum modo conseguiu se levantar e correr mais de cem metros com seu amigo antes de finalmente desabar.

Nos meses que se seguiram, a polícia me apresentou dezesseis modelos de faca, sendo que, destes, sete entravam no rol de possível arma do crime. Uma delas parecia particularmente provável. Em julho, me pediram para testemunhar mais uma vez e eu disse que, pessoalmente, achava que Stephen estava de pé ao levar a facada na clavícula direita, mas provavelmente já tombava quando a segunda facada foi infligida no ombro esquerdo. Embora tivesse analisado com cuidado, não fui capaz de dizer com total confiança se o agressor era destro ou canhoto. Escolher um ou outro teria feito de mim um sujeito perspicaz, mas as evidências eram frágeis demais para arriscar exonerar o agressor.

Essa foi a extensão do meu envolvimento com a investigação da morte de Stephen naquela época. Eu não tinha consciência da indiferença e do racismo que dificultavam a situação. A família Lawrence, no entanto, tinha. Eles entendiam que havia testemunhas, provas e até mesmo suspeitos. Mas nenhuma acusação foi formalizada mesmo assim.

Quatro meses depois, fui convocado pela polícia para acompanhar uma necropsia coronária, ao Norte de Londres. O procedimento seria realizado por outro patologista, e minha função ali seria observar, coletar quaisquer amostras relevantes e possivelmente participar caso convidado a fazê-lo, mas, por insistência do meu colega, permaneci como ouvinte. Estava nitidamente óbvio para mim que a mulher que estávamos examinando tinha morrido de consequências cerebrais adversas devido a asfixia, mas poderia haver outras causas de morte reveladas por mais especialistas convidados a emitir suas opiniões sobre órgãos específicos — especificamente cérebro e coração.

A falecida obviamente se envolvera em uma luta feroz e terminara algemada com um cinto de transporte — aquele cinto abdominal acoplado com algemas sobre o qual já falei. Ela estava coberta de cortes e hematomas, e além disso tinha sido atada com contenções nas coxas e tornozelos. Será que, na verdade, ela sofrera um traumatismo craniano...? O patologista cerebral poderia confirmar isto para mim.

Esse caso também foi socialmente relevante. Joy Gardner era uma jamaicana de 40 anos que morava com o filho de 5 anos. O fato de ela estar com o visto vencido e ter permanecido no Reino Unido ilegalmente não está em discussão aqui. Sua mãe e um grande número de parentes estava no país, e eram sua rede de apoio enquanto ela estudava, e por isso ela não queria voltar para a Jamaica.

Certa manhã, bem cedo e sem aviso, oficiais de imigração bateram à casa dela para deportá-la. Havia policiais também, talvez já esperando algum tipo de resistência. E Joy Gardner de fato resistiu. Em sua cabeça, ela imaginava estar lutando contra eles para resguardar seu estilo de vida. Ela talvez não imaginasse que na verdade estava lutando por sua vida.

Inexperientes, destreinados e determinados a cumprir as ordens, os oficiais lutavam para prender Joy com um cinto de contenção enquanto ela resistia distribuindo mordidas, observada por seu filho pequeno. Em reação às dentadas, eles enrolaram quase quatro metros de Elastoplast* — uma fita cirúrgica adesiva de 2,5 cm de largura — ao redor de sua boca e rosto. Equivocadamente, acreditaram que ao deixar o nariz livre, não estariam causando nenhum impedimento respiratório. Isso é um mito. O bloqueio da boca pode ser fatal. Não é só uma questão respiratória — é uma questão de inalação suficiente de ar, principalmente naquele caso em que a luta corporal causara estresse e esforço, aumentando consideravelmente a necessidade de absorção de oxigênio. Em tais circunstâncias, um indivíduo simplesmente não consegue absorver o oxigênio requisitado pelo organismo, geralmente uma quantidade maior do que o normal.

O amordaçamento também pode causar vômito e, com a boca bloqueada, os fluidos obviamente não têm por onde escapar, e com isso se dirigem às vias aéreas. Além disso, a mordaça pode empurrar a língua, forçando-a para o fundo da boca e assim bloqueando a parte de trás das vias nasais. As secreções também se acumulam na boca e na garganta, e isto inibe ainda mais a capacidade de levar ar aos pulmões. Em suma, amordaçar uma mulher angustiada que passara por bons minutos de esforço físico foi o que bastou para lhe causar uma parada cardíaca.

Joy Gardner não foi estrangulada. Não houve traumatismo craniano. Ela também não tinha inalado o próprio vômito. Joy foi asfixiada pela mordaça. Uma equipe de paramédicos ainda conseguiu ressuscitá-la, ou seja, seu coração foi reiniciado e depois ela foi levada às pressas para o hospital, onde foi colocada no respirador mecânico. Infelizmente, seu cérebro sofreu danos graves devido à ausência prolongada de oxigênio e ela faleceu quatro dias depois.

Havia muitos envolvidos nesse caso — hospital, polícia, familiares — e, consequentemente, o corpo de Joy Gardner passou por tantas necropsias e tantas análises de tecidos que as reuniões sobre seu caso às vezes pareciam convenções de patologia. Dentre os profissionais mais relevantes estavam os neurologistas, uma vez que o primeiro patologista (aquele cuja necropsia eu acompanhara) alegara que ela morrera em decorrência de traumatismo craniano. Por fim, houve um consenso geral de que ela morrera por asfixia causada pela mordaça.

Redigi um laudo detalhado examinando todas as possíveis causa mortis e, como de costume, ele passou por vários rascunhos e revisões. Ao mesmo tempo, estava se formando um clamor crescente de organizações de direitos humanos e afins. Parecia a muitos, principalmente aos membros da comunidade negra, que os policiais consideravam a deportação um trabalho a ser cumprido a qualquer custo, e que haviam matado Joy Gardner ao restringi-la impensadamente.

Você deve se lembrar de que a primeira morte causada por contenção que analisei me deixou desconfortável com o veredicto do legista. O outro paciente tinha pneumonia e traço falciforme e, portanto, estabeleceu-se que ele morrera de causas naturais agravadas por negligência.

Desde aquele dia, comecei a me incomodar com os métodos usados pelos executores da lei: era óbvio que alguns simplesmente não sabiam como conter as pessoas com segurança.

E a contenção — na verdade, a morte por contenção — definitivamente vinha aumentando. Joy Gardner fora contida para que pudesse ser deportada. E outras mortes semelhantes vieram a seguir, principalmente nos casos em que as vítimas apresentavam traço falciforme. Mas a maioria das mortes causadas por contenção também vinha sendo influenciada por outro fator: o uso desenfreado de uma droga. Essa droga, claro, era a cocaína.

A cocaína bloqueia a captação de transmissores neurais pelo cérebro, e esse bloqueio pode causar uma estimulação contínua e prazerosa: dá confiança, euforia e energia. Os usuários de cocaína são capazes de falar por horas, têm respostas aumentadas a estímulos físicos, então o sexo fica ainda melhor, e há redução na necessidade por comida ou bebida. Mas também pode levar ao estímulo da frequência cardíaca, agitação e psicose. Assim, quando a contenção se faz necessária para um usuário de cocaína, geralmente é porque ele parece estar na fase da psicose incontrolável.

Minha primeira morte decorrente de uso de cocaína ocorreu por volta dessa mesma época, e foi um marcador precoce do crescente consumo na Grã-Bretanha. Um traficante de drogas (também viciado) muito grande e musculoso foi preso, pego em flagrante ao comprar uma grande quantidade de pó, e imediatamente começou a socar os dois policiais que tentavam levá-lo. Na tentativa de conter o grandalhão, um dos policiais passou o braço em volta do seu pescoço, mas esta foi apenas uma das manobras em meio a uma enorme confusão. A contenda terminou com a morte do traficante. Mas qual fora a causa da morte de fato?

Um neuropatologista altamente conceituado confirmou não ter havido ferimentos na cabeça do traficante durante a luta, de modo que a morte não foi associada a lesões cerebrais. Aventou-se a possibilidade de ele ter sido asfixiado pelo mata-leão, no entanto, ele exibira apenas um dos três sinais clássicos da asfixia, tornando o diagnóstico insuficiente para confirmar a causa mortis. Ele também tinha consumido cocaína pouco antes, mas sua amostra de sangue mostrara que a quantidade estava abaixo dos níveis fatais, então uma overdose foi descartada.

Finalmente, ofereci uma combinação de causas: o estresse no coração gerado pela luta com a polícia, juntamente ao estresse natural atrelado ao uso da cocaína. Embora jovem, ele apresentava uma inflamação no músculo cardíaco. Hoje esse quadro é reconhecido como característico dos usuários desse psicotrópico, e por isso às vezes é chamado de "miocardite da cocaína".

As acusações contra os dois policiais acabaram retiradas. Mas esse foi outro caso que me deixou com uma sensação de desconforto difícil de ignorar. Simplesmente estavam acontecendo mortes demais nos casos de contenção policial. Os oficiais da lei acreditavam estar apenas cumprindo seu dever, e certamente não tinham a intenção de matar ninguém. Mas as pessoas estavam morrendo mesmo assim. Eu sabia que precisava fazer alguma coisa, mas ainda não compreendia muito bem de que forma poderia interferir naquele quadro inaceitável.

Enquanto aguardávamos para ver se alguém seria preso pela morte de Joy Gardner, as manchetes alardeavam uma prisão pelo assassinato de Rachel Nickell. Aquilo não me surpreendeu, pois eu estava ciente de que a polícia já tinha um suspeito, um homem chamado Colin Stagg. Eu já estava sabendo que, devido à ausência de provas forenses, eles tinham montado uma armadilha a partir das coordenadas de um especialista em perfis psicológicos. Eles tinham gravado conversas sexuais íntimas entre Stagg e uma policial à paisana, esperando que o sujeito confessasse o assassinato de Rachel. Ele não o fez, mas o Ministério Público considerou suas palavras suficientemente incriminadoras. A equipe responsável pela captura de Colin Stagg me fez várias perguntas sobre o caso, e minha reconstituição dos eventos em Wimbledon Common foi usada como prova para a acusação. Também era esperado que eu me apresentasse como testemunha no julgamento, no ano seguinte.

Com o assassino mais famoso da Grã-Bretanha em prisão preventiva e aguardando julgamento, fiquei surpreso quando, no outono seguinte, fui chamado para analisar o corpo de outra jovem. Ela fora vítima de um ataque ainda mais insano do que o de Rachel Nickell.

Jack, o Estripador, que matara ao menos cinco mulheres no leste de Londres em 1888, ainda é assunto de filmes, fábulas e inúmeros turismos guiados diários pelo distrito de Whitechapel. Desconfio que a fascinação do público por seus crimes horrendos só se dê porque eles aconteceram há muito tempo. Os nomes de Samantha Bisset e de seu assassino são pouco conhecidos, creio eu, porque ela foi vítima de um assassinato aos moldes de Jack, o Estripador, e foi tão genuinamente chocante que, pela primeira vez, a imprensa relutou em oferecer aos leitores as descrições repugnantes que ainda não tinham sido filtradas pelas lentes do tempo. Sinto essa mesma relutância e por isso não vou descrever aqui os detalhes desse homicídio.

Vou relatar apenas o resumo do caso: não apenas Samantha foi morta e agredida sexualmente naquela ocasião, mas também sua filha de 4 anos, cujo corpo foi enfiado na cama com seus brinquedos para que os primeiros policiais no local ainda alimentassem esperanças (logo frustradas) de que ela permanecera dormindo a salvo durante o assassinato de sua mãe.

Fui chamado pelo legista — meu interesse por crimes a facas agora era amplamente reconhecido — para realizar o segundo exame nos corpos de Samantha Bisset e sua filha. A documentação desta segunda necropsia não foi para a defesa, já que não houve um suspeito formalmente acusado pelo assassinato, mas sim para o legista, para que os corpos pudessem ser liberados.

Coube a um colega visitar o apartamento de Samantha Bisset, o local dos crimes. Sendo assim, vi a cena apenas pela lente do fotógrafo. Fui capaz de imaginar o silêncio terrível no ambiente, sem a camaradagem de sempre, as trocas de gentileza comuns, perguntas sobre familiares ou feriados, as coisas cotidianas que usamos para nos lembrar da vida normal quando somos confrontados por um homicídio, supondo que nem mesmo isso deve ter sido possível para todos os investigadores presentes em uma casa que fora cenário de tais atos de crueldade e mutilação.

Enquanto eu fazia a necropsia, ficou evidente que o assassino era, assim como Jack, o Estripador, uma espécie de caçador de troféus.

Falei aos policiais presentes: "Se eu já não soubesse que Colin Stagg está preso, eu poderia achar que isto aqui foi feito pelo mesmo cara que matou Rachel Nickell".

O policial sênior deu de ombros.

"De jeito nenhum; já pegamos Stagg e ele praticamente confessou."

"Não é tão parecido assim", apontou o colega. "Ninguém mutilou Rachel Nickell."

"Talvez ele não tenha mutilado porque não teve tempo. Talvez ele tivesse a intenção de aproveitar o momento enquanto a esfaqueava, mas estava em um lugar público e simplesmente não tinha como demorar sem ser pego. Matar uma mulher lentamente dentro de casa provavelmente teria sido o próximo passo dele."

"Sim, bem, ele está preso e lá vai ficar pelo resto da vida", disse o oficial. E logo a mesma coisa poderia ser dita sobre o homem que matara Samantha Bisset. Robert Napper era um almoxarife de 28 anos, com histórico de violência e doença mental. Ele frequentemente atraía a atenção da polícia, mas — talvez devido aos registros parcos daquela época, quando os computadores não eram largamente utilizados — ele sempre passava despercebido. Agora suas impressões digitais no apartamento de Samantha Bisset o ligavam ao crime.

Quando ele foi preso, a polícia ficou confiante de que havia tirado das ruas dois assassinos implacáveis, Stagg e Napper. Portanto, foi um choque muito grande quando, em setembro de 1994, Colin Stagg foi absolvido.

O caso foi arquivado, o juiz alegou que a operação policial não passara de uma armadilha e que, como Stagg fora atraído a falar com a policial à paisana, qualquer coisa dita por ele seria invalidada como prova devido ao caráter irregular da circunstância. Fiquei tão surpreso quanto todo mundo: a polícia tinha envolvido muitos profissionais naquele caso e jamais me ocorrera contestar a convicção de que Colin Stagg havia matado Rachel Nickell.

Colin Stagg foi solto — mas se viu em um novo tipo prisão, bastando pisar na rua para ser submetido a um imenso sofrimento. A polícia, a imprensa e, acima de tudo, a população ainda estavam convencidos de que ele havia assassinado Rachel Nickell e que, de alguma forma, conseguira se safar sob alguma brecha legal. Essa crença foi tão difundida que jamais me ocorrera apontar a semelhança entre o assassino de Nickell e o de Bisset. Eu já havia aprendido que a opinião de especialistas normalmente é marginalizada pelo sistema, e apesar da minha breve incursão na reconstituição criminal, eu agora estava resoluto a retornar ao meu mundinho de patologista.

DR. RICHARD SHEPHERD

CAUSAS NÃO NATURAIS

25

Desde o naufrágio do *Marchioness*, os parentes das vítimas continuavam a insistir obstinadamente pela abertura de um inquérito. Agora tinham a primeira vitória. Quando suas tentativas de persuadir o legista a reabrir o caso não deram em nada, eles recorreram a uma instância superior, que concordou que, ao recusar a reabertura do inquérito, o legista apresentava um "risco real" de afirmar um viés injusto, ainda que inconscientemente. Como resultado, um novo legista finalmente foi colocado no comando. Em 1995, seis anos após a tragédia, o júri votou, por nove contra um, que as vítimas foram "mortas devido a ilegalidades".

Não havia um "alguém" para ser processado, já que duas tentativas de acusação contra o mestre do *Bowbelle* haviam falhado, mas o veredicto alimentou a confiança dos familiares envolvidos de que deveria haver uma investigação pública. Uma associação continuou a fazer pressão, porém seus esforços foram frustrados pelas autoridades porque, como resultado do acidente, houve uma revisão completa da segurança do rio Tâmisa, e a partir daí argumentou-se que uma investigação pública não levaria a nada de útil. A associação não concordou. Embora essa luta tivesse sido muito custosa, os parentes das vítimas insistiam que havia mais a se aprender com o sofrimento que vinham enfrentando, e que uma investigação pública era o foro adequado.

Ninguém nunca se esqueceu do caso das mãos desaparecidas das vítimas, e eu continuava sendo apontado como responsável. Então, ao mesmo tempo que eu concordava com as motivações dos parentes para manter a investigação, eu também a temia, pois todo o assunto, incluindo a polêmica das mãos, viria à tona outra vez.

A pressão de baixo sobre as autoridades intransigentes também foi evidente em outros casos importantes da época. Haviam se passado dois anos desde as mortes de Joy Gardner e Stephen Lawrence, e estas investigações também pareciam estar fracassando. Exceto pelo fato de que havia muitas pessoas dispostas a não deixar isso acontecer. Primeiro os parentes das vítimas, e depois comunidades inteiras, começaram a mobilizar a opinião pública para mostrar que, no caso de Stephen Lawrence, o racismo da Polícia Metropolitana vinha interferindo demais na investigação. E no caso de Joy Gardner, o objetivo era mostrar que alguém, que não um tribunal, vinha influenciando diretamente a isenção dos policiais envolvidos.

No início, a investigação do caso Lawrence não foi muito longe. No entanto, houve uma surpresa no caso de Joy Gardner: os promotores acusaram três policiais de homicídio culposo, para espanto da Polícia Metropolitana, que insistia que sua equipe só estivera cumprindo com suas funções.

Nesse julgamento, o advogado de defesa me encurralou em um interrogatório que jamais esquecerei. Alguém tinha vazado uma cópia de um rascunho inicial do meu laudo sobre o caso, e aí ele apontou que meu laudo definitivo computava mais de setenta modificações em relação ao primeiro esboço. E então ele foi me arrastando por todas elas, uma por uma, solicitando que eu justificasse cada mudança de palavra, cada vírgula apagada ou cada ponto e vírgula extra. Eu considerava que minhas pequenas revisões (por exemplo, trocar "provavelmente" para "possivelmente", ou "velozmente" para "rapidamente") pouco acrescentavam ao caso de modo geral, mas era inútil explicar que cada mudança no rascunho era só um jeito de refinar e esclarecer melhor as descrições. A implicação clara do advogado de defesa era que eu trabalhava em estreita colaboração com a polícia e por isso havia sido induzido a fazê-los parecer menos culpados pela morte de Gardner.

Nossa interação foi mais ou menos assim (e estou escrevendo de memória, já que nenhuma transcrição desse caso parece ter resistido ao tempo):

Advogado de Defesa: Vejamos a página 36... por que você revisou a palavra "grave" para "moderado", dr. Shepherd? Essa certamente é uma revisão brusca.

Eu: Depois de pensar bem, me pareceu uma descrição mais adequada.

AD: Mas por que foi mais adequada?

Eu: Bem, eu analisei todos os fatos mais uma vez com muito cuidado e revisei minha opinião.

AD: Tem certeza de que a revisão não foi baseada na chegada de mais informações?

Eu: Foi totalmente baseada na minha análise do caso.

AD: Mas por que você faria uma mudança tão extrema se não tinha novas informações?

Eu: Achei mais correto assim.

AD: Então... você está dizendo que você... *mudou de ideia*?

Eu: De fato, mudei de ideia.

AD: Você simplesmente mudou de ideia! Mudou de ideia por um... por um... por um mero *capricho*?

Entendo as desconfianças dele. Claro, eu trabalhava regularmente com policiais, e seria compreensível supor que eu estivesse tentando agradá-los. Na verdade, ninguém se fiava em mim. Nem eu tentava agradá-los. Sim, poderia ser esquisito continuar a trabalhar com a Polícia Metropolitana caso eu me tornasse peça fundamental na condenação de três de seus policiais, no entanto, sempre imaginei que esse tipo de dilema poderia cruzar o caminho de um patologista forense vez ou outra. Mas eu esperava ser capaz de enfrentar a pressão corajosamente e tratar a verdade como minha maior aliada, como sempre.

Para o escândalo de muitos, todos os três policiais foram absolvidos. Pessoalmente, muito embora eu não tolerasse suas ações, estava nítido para mim que os policiais de certa forma também eram vítimas: vítimas de um sistema totalmente falho. Eles jamais receberam treinamento adequado ou informações sobre a forma segura de se realizar contenções de detidos, jamais foram alertados sobre as possíveis consequências danosas de suas ações. Eles não conheciam os pormenores da deportação de

Joy Gardner, simplesmente estavam cumprindo fisicamente as ordens dos burocratas que tomavam suas decisões em nome do povo britânico. Eles achavam que, ao reprimir Joy Gardner, estavam simplesmente desempenhando aquele trabalho desagradável que eram pagos para fazer. O fato de o fazerem de maneira tão desastrosa, eu achava, era só um reflexo das práticas conturbadas de seus empregadores.

A triste morte de Joy Gardner foi um catalisador da mudança. Para mim, foi a gota d'água. Foi quando eu soube qual caminho deveria tomar. Assim, me tornei parte ativa e entusiástica, e às vezes até mesmo o instigador, de diversos órgãos criados não apenas para revisar os procedimentos de contenção, mas também para treinar adequadamente qualquer indivíduo cuja função exigisse algum tipo de litígio físico: principalmente policiais, agentes penitenciários e de imigração.

É impossível saber qual vai ser o impacto disso, se é que haverá algum, sobre a vida em si: eu gostaria de pensar que, no meu caso, fica meu pedaço de contribuição para a mudança. Basicamente tenho procurado me tornar um estorvo para o sistema, ministrando cursos de treinamento, organizando conferências, redigindo laudos, participando de comitês, mas, acima de tudo, educando.

Os detratores da polícia podem se surpreender com o fato de eu ter me deparado com uma maioria de policiais extremamente interessada em aprender a fazer uma contenção correta e humana: eles, mais do que ninguém, estavam cientes das deficiências em seus métodos. Eles, mais do que ninguém, sabiam que não eram somente os familiares e amigos das vítimas que sofriam, mas também a vida e a carreira dos agentes da lei, que poderiam sofrer mudanças radicais em virtude de acontecimentos de minutos. Todavia, foi preciso muitos anos antes que todas as organizações autorizadas a fazer contenções legais, desde a Alfândega ao Conselho de Justiça da Juventude, finalmente endossassem o conjunto de princípios e normas que conseguimos apresentar no treinamento da Polícia Metropolitana após o caso Joy Gardner.

Tornei-me membro do Independent Advisory Panel to the Ministerial Board on Deaths in Custody (Painel Consultivo Independente do Conselho Ministerial de Mortes sob Custódia), órgão patrocinado conjuntamente pelos Departamentos de Saúde e Justiça, bem como pelo Ministério do Interior. Isso lhe soa como um monte de baboseira burocrática? Não é. Isso representava o quanto de apoio precisávamos para garantir que o conjunto de diretrizes por mim criadas fosse aprovado e devidamente seguido.

Essas diretrizes reconhecem que a contenção física pode ter um efeito psicológico significativo em todos os envolvidos, incluindo aqueles que a testemunham. Elas estabelecem o princípio de que a contenção deve ser adotada somente quando estritamente necessário, justificável e proporcional à ameaça percebida. E reconhecem a possibilidade de que a contenção inadequada pode levar à morte. Sendo assim, apenas técnicas aprovadas devem ser utilizadas, e somente por pessoal treinado e autorizado.

Uma vez que um incidente ocorre, o gerenciamento é essencial. Gosto de pensar que essas diretrizes foram diretamente influenciadas pela minha experiência de voo. Quando há dois pilotos em um avião, somente um deles está no controle total e, quando o controle é passado de um para outro, ambos devem reconhecer isso verbalmente.

PILOTO 1: Estou no controle.

PILOTO 2: Você está no controle.

Essa rotina traz clareza durante uma crise. Assim eu tive a ideia de transferir o modelo da aviação para a crise na situação de contenção. Nessa crise, a pessoa responsável pela cabeça, pescoço e respiração do detento é quem está no controle. Não importa se é o oficial de menor patente ali, essa pessoa deve assumir o controle dizendo: "Agora estou no controle deste incidente". E os outros devem reconhecer respondendo: "Agora você está no controle deste incidente". Fundamentalmente, o controle confere autoridade para ordenar uma libertação imediata e ser obedecido.

Há mais detalhes, é claro, os quais envolvem monitoramento médico, filmagem, registros e prestação de contas. Mas o objetivo geral era transformar a balbúrdia da detenção compulsória em algo usado somente quando indispensável, de maneira bem administrada e segura. O resultado, creio, foi uma redução drástica no número de mortes por contenção física. Na verdade, hoje em dia é muito mais perigoso ser contido por um concidadão ou por um segurança de uma loja ou boate.

Após a absolvição dos policiais no caso Joy Gardner, houve pedidos para uma investigação pública, a qual foi resolutamente rejeitada. Quanto ao caso Stephen Lawrence, ficou evidente que a polícia tinha nomes e suspeitos, mas nenhuma acusação se seguiu, e por isso os pais e amigos de Stephen deram início a uma batalha digna e heroica por justiça. Eles avançaram com um processo particular contra três dos cinco supostos assassinos.

Fui convocado como testemunha nesse julgamento. O advogado de defesa, Michael Mansfield, estava atuando pela família na função incomum de promotor particular. Mas foi tudo em vão. O mundo assistiu ao colapso do processo praticamente antes de começar por falta de provas válidas, na concepção do juiz. Pior: à época, o Reino Unido contava com uma lei que garantia a vedação da dupla punição pelo mesmo fato (o chamado *double jeopardy*); na prática, isso significava que os três indivíduos indiciados jamais poderiam ser julgados novamente pelo mesmo crime. E assim parecia que toda a possibilidade de justiça estava perdida.

No entanto, nada disso foi aceito pela família Lawrence. As exigências por uma investigação permaneciam, e aparentemente a opinião pública parecia respaldá-los. Muitos já ficaram chocados com a absolvição dos policiais do caso Joy Gardner, e agora as pessoas estavam começando a acreditar que a investigação do caso Stephen Lawrence também estava sendo prejudicada pelo mesmo tipo de racismo que incitara sua morte, e até mesmo uma investigação pública — estabelecida somente a pedido de um ministro do governo e algo consideravelmente maior em escala, e muito mais poderoso no âmbito jurídico do que o inquérito de um legista — começou a parecer uma possibilidade real.

A paciência e persistência da família Lawrence finalmente levaram a um processo na justiça. Os cinco suspeitos foram solicitados a comparecer. E compareceram mesmo, no entanto se recusaram, tal como a lei permitia, a responder a quaisquer perguntas. O legista, que não estava legalmente autorizado a citar nominalmente nenhum assassino, ficou impotente diante daquele silêncio insolente. No entanto, o júri encontrou um jeito de contornar esse obstáculo e habilmente concluiu que "em fevereiro de 1997, Stephen Lawrence foi morto por cinco jovens brancos em um ataque racista deliberado". Eles poderiam muito bem ter dito "... pelos cinco jovens brancos sentados ali". E o jornal *Daily Mail* meio que fez isso, publicando fotos dos cinco, citando-os e convidando--os a processar o veículo caso houvesse algum equívoco na reportagem.

O escárnio público pelo fracasso inicial na prisão dos assassinos de Stephen atingiu tal ponto que, finalmente, começou a parecer que as exigências por uma investigação aberta sobre as falhas da Polícia Metropolitana seriam atendidas. Fiquei pessoalmente encantado com aquele movimento por mudança que agora nos obrigava a repensar a cultura da polícia e dos órgãos oficiais. E não me passou despercebido o fato de tantas mortes sob custódia ou contenção serem de pessoas negras — e a vulnerabilidade potencialmente aumentada de alguns indivíduos devido ao traço falciforme certamente não explicava essa disparidade. Antigamente, eu via que a mudança se fazia urgente, mas tinha dificuldade para definir como poderia acontecer. Quando examinei o corpo de Stephen Lawrence, jamais me ocorrera que aqueles ferimentos a faca seriam, ao longo dos vinte anos subsequentes, o fator desencadeante dessa mudança.

DR. RICHARD SHEPHERD

CAUSAS NÃO NATURAIS

26

Depois de cerca de oito anos no Guy's Hospital, o bichinho da necessidade de mudança me mordeu. A ala de Iain West tinha se tornado mais sufocante do que acolhedora e, apesar de nossa amizade e de suas muitas promessas de uma promoção, ele nunca cumpria minhas expectativas. Pelas costas de Iain, cheguei a me candidatar diretamente ao reitor da faculdade de medicina para um cargo de professor sênior, e fui logo aceito. Mas Iain não queria que eu, ou talvez qualquer outra pessoa, se tornasse seu vice. Quanto à sua possível aposentadoria antecipada para abraçar plenamente seu estilo de vida de fidalgo campestre, o qual se resumiria a caçar, praticar tiro ao alvo e pescar, bem, Iain deixou claro que isso não ia acontecer tão cedo.

A partir daí, fui dando continuidade ao meu trabalho e procurando outras brechas aqui e ali. Àquela altura, já chegando a meados da década de 1990, meus dois filhos estavam no Ensino Básico e, ocasionalmente, eu vislumbrava em seus rostinhos os adultos que iam se tornar em vez dos bebês que haviam sido. Sempre foi muito difícil realizar necropsias em crianças da mesma idade que meus filhos: provavelmente a única vez que minha mão vacilava — momentaneamente — sobre um corpo. E agora que eles estavam crescendo, parecia haver ainda mais casos envolvendo crianças. Será que era eu que sempre fizera tudo para evitá--los? Ou estariam mesmo em ascensão?

Um dia fui chamado para examinar um bebê que havia morrido nos braços da mãe, aos 10 meses de idade. Achei-o bem nutrido e bem desenvolvido. Obviamente ele apresentava sinais de tentativas de ressuscitação, mas não havia nenhuma outra marca, e certamente nenhum sinal de violência ou trauma. O exame interno também não revelou nada de incomum: não havia um único indicativo de anormalidade.

Fiquei aguardando pelos resultados dos exames de toxicologia, vírus e bactérias, mas concluí que, se estivessem todos limpos, eu teria de registrar a Síndrome da Morte Súbita Infantil (SMSI) como a causa da morte. A polícia não ficou muito feliz por eu estar cogitando a SMSI e prontamente me entregou um calhamaço de anotações. Ah. Agora o caso tinha um contexto, e o que estava escrito ali parecia mudar as coisas.

Os policiais chegaram ao apartamento depois que a mãe telefonou para o serviço de emergência. Era uma jovem de 22 anos e tinha ido morar sozinha depois de ser ameaçada de morte pelo pai do bebê. Essas ameaças — mas também os hábitos alcoólicos da mãe — colocavam o bebê de dez meses no registro de crianças sob risco. Para proteger a mãe e a criança do pai, foi instalado um alarme na casa.

Quando a mãe ligou para a emergência por volta das 21h, parecia bêbada e se referia a uma "morte na família". O alarme também tocou, mas só quando a polícia já estava a caminho do apartamento.

As autoridades estavam preocupadas porque, apenas um mês antes, essa jovem mãe havia sido condenada por estar bêbada enquanto cuidava do filho. No Reino Unido, esse delito é punido com multa e raramente gera algum tipo de pena privativa da liberdade: seu objetivo parece ser humilhar as mães até o rumo da sobriedade ou alertar os serviços sociais para a possibilidade de negligência ou abuso.

Ao chegar, apenas sete minutos depois da ligação da mãe, a polícia tocou a campainha. Ninguém veio até a porta. Espiaram pela fenda da caixa de correio e notaram a mãe andando de um lado a outro no corredor, com o bebê nos braços.

Ela não estava em pânico e não havia nenhuma ameaça óbvia, então a porta não foi arrombada. Os policiais gentilmente persuadiram a jovem a abrir a porta, e ela o fez com muita dificuldade porque estava muito bêbada. Quando finalmente a polícia conseguiu entrar, constatou que o bebê que ela ninava estava morto.

Foram feitas todas as tentativas de reanimação. A mãe estava brava, agressiva e, claro, chateada. Algumas horas depois, uma amostra de sangue finalmente foi coletada da genitora e, a partir daí, foi possível medir seu nível de álcool no sangue no momento da morte do bebê: ou seja, quando ela ligou para a emergência. O nível era de 255mg/100ml de sangue. Na Inglaterra e no País de Gales, é ilegal dirigir se você apresenta mais de 80mg/100ml de álcool no sangue. Na Escócia, o limite é 50mg/100 ml. Para um indivíduo que não costuma beber, 255mg/100ml pode ser uma dose fatal. Portanto, podemos concluir que, embora estivesse claramente acostumada ao álcool, a mãe estava embriagada.

A amostra não revelou nenhuma evidência de uso de drogas. No entanto, a mãe estava alcoolizada demais para explicar se a criança tinha morrido em seus braços ou no berço ou no sofá ou na cama. Ela fora incapaz até mesmo de dizer onde estava quando acontecera.

Talvez sua compaixão pela mãe enlutada esteja meio flexível agora, caro leitor. Talvez a minha também estivesse. Realizei exames de sangue no bebê para álcool e drogas. Àquela altura, sabíamos que pais ébrios ou usuários de drogas, para manter seus filhos quietos enquanto enchem a cara ou se dopam, também costumam administrar a eles as substâncias que estão usando. E às vezes administram uma dose fatal. No entanto, quando o laudo toxicológico chegou, revelou que essa não tinha sido a causa da morte do bebê.

Assim como acontece com a maioria das coisas, as doenças também têm seus modismos. A popularidade delas aumenta e diminui de acordo com nossas percepções. A Síndrome da Morte Súbita Infantil, situação em que um bebê aparentemente saudável morre sem motivo evidente, foi entrando gradualmente na consciência popular durante as décadas de 1970 e 1980 e, no início da década de 1990, tornou-se estatisticamente significativa, chegando a duas mortes por mil nascidos vivos.

A SMSI foi um diagnóstico bem-vindo para muitos patologistas, pois parecia explicar o inexplicável e isentava os pais ou cuidadores de qualquer tipo de culpa. A SMSI basicamente diz que o bebê não morreu de causa não natural e, portanto, a suposição deve ser de que ele morreu de causas naturais. Mas a SMSI não era universalmente aceitável — alguns policiais e médicos legistas permaneciam céticos.

Nesse caso que eu estava analisando, a polícia suspeitava que tivesse um dedinho da mãe bêbada na morte do bebê. Uma desconfiança perfeitamente razoável considerando as circunstâncias, exceto pelo fato de que simplesmente não havia nenhuma evidência para apoiá-la. Sendo assim, tendo excluído todas as outras possíveis causas de morte, mantive o diagnóstico de SMSI. Minha vida passou por muitas mudanças imediatamente depois desse caso. Apenas um ano depois dele, eu viria a reanalisar a causa da morte daquela criança, e junto viria certa surpresa.

Esse foi, na verdade, meu último caso no Guy's Hospital. Fiquei sabendo da aposentadoria iminente do dr. Rufus Crompton na instituição onde estudei, o Hospital St. George's, em Tooting. Ele fora meu ex-professor e mentor, e agora chefiava um departamento onde era o único membro da equipe. A oportunidade de substituí-lo foi realmente empolgante. O St. George's estava disposto a ampliar o departamento e, se eu aceitasse o cargo, poderia fazer a expansão sob os moldes gerenciais que eu sempre sugerira a Iain sem sucesso.

Em um dia cinzento, perguntei a Lorraine se Iain estaria disponível, e então entrei no escritório dele, tenso. Era uma sala grande, tomada pelo caos extremo. Pilhas de arquivos e outros papéis oscilavam sobre a mesa, em todas as prateleiras, no chão e na enorme mesa de reuniões no centro da sala. Sempre que uma reunião era agendada, Lorraine se punha a tirar todas as pilhas de papel da mesa, sempre encontrando um cantinho no chão para elas, e ao final ela recolhia os cinzeiros transbordando e os maços de cigarro vazios. Toda vez que uma reunião terminava, a bagunça recomeçava. A julgar pela desordem sobre a mesa, calculei que provavelmente havia se passado mais de uma semana desde nossa última reunião.

Iain estava sentado à sua escrivaninha e não virou suas enormes papadas para mim assim que entrei. Talvez aquela não fosse a melhor hora para falar com ele, eu sabia que ele estava cansado. No dia anterior ele fora visto aos berros, o que sempre significava que o alvo de sua raiva não era seu interlocutor, mas ele mesmo, e isso geralmente acontecia quando Iain achava que tinha falhado em alguma coisa. Embora, é claro, ele culpasse Lorraine: ela não o lembrara de apresentar o tal relatório a tempo. O relatório quase certamente fora sugado para o vórtice de outras pastas em seu escritório, mas o tribunal se mostrara inflexível e ordenara a apresentação até aquela manhã, no mais tardar. Então ele e Lorraine ficaram no escritório até tarde da noite anterior, ele ditando, ela abandonando seu bloco de taquigrafia e digitando diretamente no computador.

Agora ele estava sentado com um cigarro mentolado entre os dedos. E mais outro, esquecido, queimando no cinzeiro ao lado do microscópio. E um terceiro jazia, a fumaça ainda espiralando dele, em um canto da sala, ao lado da tela bruxuleante do trambolho que era seu computador de mesa.

Comecei: "Iain, você provavelmente já soube que Rufus Crompton está se aposentando...".

Ele ergueu as sobrancelhas. Há muito que Rufus, eu e Iain tínhamos ciência de que um dia eu gostaria de voltar para o St. George's.

"Estou planejando me candidatar à vaga", informei.

Ele acendeu outro cigarro, usando a guimba daquele que estava terminando de fumar, daí procurou um cinzeiro, ou ao menos um que já não estivesse abarrotado, não encontrou, e por fim apagou o toquinho de cigarro no maço.

"Acho que você vai precisar de uma referência", disse ele.

Ele estava fumando ainda mais furiosamente do que de costume, mas suas emoções não o traíram de nenhuma outra forma. Ele se manteve cordial e me desejou boa sorte na minha candidatura, e concordamos que, se ambos fôssemos dirigir departamentos, não seríamos rivais, e sim altamente cooperativos. Não tenho certeza se estávamos sendo sinceros, no entanto. Já éramos rivais, e agora que seríamos iguais em hospitais diferentes, a rivalidade dificilmente ia ter fim.

Deixar toda a agitação do Guy's Hospital, com seu famoso chefe de departamento e uma infinidade de casos fascinantes, para saltar rumo ao desconhecido foi assustador. Naquele verão, quando me mudei para o St. George's e comecei a montar o novo departamento, fiz uma pausa das necropsias. Era essencial que a polícia reconhecesse nosso trabalho e nos chamasse, então, por mais chato e burocrático que fosse, tive de criar uma estrutura administrativa e financeira muito sólidas.

Depois de alguns meses nessa, fiquei surpreso ao sentir falta do necrotério, onde eu podia usar as habilidades aperfeiçoadas ao longo de tantos anos. Quando um amigo patologista da costa sul saiu de férias, concordei em substituí-lo em suas necropsias coronárias de rotina. E enfim chegaram as férias escolares de verão. Anna e Chris eram adolescentes agora. Anna ainda estava na escola, mas Chris tinha acabado de terminar o GCSE,* e por isso estava em casa, então o chamei para me acompanhar. Ele poderia me aguardar enquanto eu fazia os exames cadavéricos rotineiros — nada de homicídios aqui, apenas mortes repentinas e naturais que exigiam uma explicação mínima — e aí depois poderíamos dar um passeio pelas falésias. Chris era um garoto descontraído, que topava qualquer coisa, então ele ficaria feliz lendo no carro enquanto eu estivesse no necrotério.

Vesti o uniforme. A equipe do necrotério tinha alinhado os corpos nas mesas e deixado tudo pronto para mim. Naquela época, isso significava que os corpos ainda estavam abertos, sem as costelas e com os crânios expostos também.

Houve a habitual conversa fiada com o legista, e por acaso mencionei que meu filho estava me esperando, lendo no carro.

O legista claramente considerou aquilo uma negligência limítrofe.

"Vou trazê-lo para o escritório, ele vai ficar mais confortável lá", ofereceu. "Ele pode beber uma xícara de chá."

Eu estava ocupado sobre um corpo aberto, a PM40 na mão, quando, de soslaio, vi Chris chegando. Ele estava andando pela sala de necropsias com o legista. Parecia imperturbável. Eu, no entanto, fiquei bastante incomodado. Minha vontade foi de gritar: "Tire ele daqui!".

Mas eu sabia que isso faria o necrotério parecer ainda mais chocante para um adolescente desprevenido, então, com um esforço supremo, dei uma piscadela para ele por trás da minha máscara e acenei minha PM40 alegremente. Para falar a verdade, me senti desmascarado. Tantos anos

---

* Sigla para *General Certificate of Secondary Education*, uma espécie de qualificação do sistema educacional britânico voltada para estudantes no Ensino Médio; é altamente valorizada por escolas, faculdade e empregadores.

protegendo meus filhos da realidade do meu trabalho, mas sem nunca mentir para eles ou enganá-los, e agora Chris estava sendo inesperadamente exposto à coisa toda.

Mais tarde, enquanto caminhávamos pelas falésias, houve uma espécie de murmúrio entre pai e filho.

"Hum... você ficou bem com o que viu no necrotério?"

"Não me incomodou", disse ele. "Mas o legista era um idiota."

Para Chris, o assunto sobre o qual eles discordavam (futebol, acho) foi mais memorável do que as imagens e sons de uma sala de necropsia ativa. Ele e Anna chegaram a ir ao necrotério comigo em algumas ocasiões, portanto estavam familiarizados com os cheiros, sons e o clima geral do lugar. Quando a sala de luto estava vazia, eles se esparramavam nas cadeiras, fazendo os deveres de casa sob o aquário enquanto funcionários radiantes os enchiam de chá e biscoitos. Eles nunca perguntaram o que eu ficava fazendo lá, fora de vista.

E tinha esperanças (mas não as verbalizei) de que Chris não ia mencionar uma palavra em casa sobre sua expedição pela sala de necropsia. Mas daí, é claro, ele contou para Anna.

"Posso ir a uma necropsia?", exigiu ela. "Não é justo que Chris tenha ido e eu não."

"Eu não diria exatamente que ele esteve em uma necropsia...", respondi.

E agora Jen tinha me ouvido.

"Você esteve no *quê*?", perguntou ela a Chris, me lançando um olhar acusador.

"Vou ter que me acostumar com esse tipo de coisa se eu quiser ser veterinário", retrucou Chris corajosamente. "Vou ter que cortar coisas mortas o tempo todo."

"Bem, eu também vou ser veterinária", disse Anna. "Ou médica."

Nossa casa era formada por médicos, e por isso incidentes e casos eram discutidos o tempo todo, muitas vezes com plena franqueza, embora eu ainda escondesse as fotos dos casos. Quando perguntadas sobre o que seus pais faziam, as crianças ainda respondiam: "Eles são médicos". Se quisessem saber detalhes, elas completavam: "Papai corta cadáveres" — o que geralmente bania mais perguntas. Mas, em geral, era muito mais fácil dizer que a mãe estava se especializando em dermato-logia do que explicar que o pai era um patologista forense.

Dentro de poucos anos, Chris e Anna estariam na universidade. Era difícil imaginá-los como pessoas independentes, levando vidas indepen-dentes. Era difícil imaginar que eles não iam precisar mais de mim. De-cidi então que, mesmo com meu novo emprego me exigindo bastante, eu deveria tentar passar o máximo de tempo possível com eles antes que fossem embora de casa de vez.

DR. RICHARD SHEPHERD

CAUSAS
NÃO
NATURAIS

27

Assim que o departamento engrenou, retornei ao necrotério, e esse se tornou um período agitado e produtivo. Novos funcionários vieram. Rob Chapman, um amigo e excelente patologista do Guy's Hospital, juntou-se a mim, além de duas secretárias, Rhiannon Layne e Kathy Paylor, e tamém duas médicas forenses, Debbie Rogers e Margaret Stark. Elas eram responsáveis pelos exames de corpo de delito, ou seja, das vítimas vivas dos crimes, e também cuidavam das necessidades médicas de detidos e presos nas celas da delegacia. Esses foram os primeiros postos acadêmicos de medicina forense no Reino Unido, um grande trunfo para o nosso departamento embrionário. Além disso, tínhamos um patologista estagiário. Rapidamente, nos tornamos reconhecidos nacional e internacionalmente, e isso significava que logo estávamos abarrotados de serviço.

Ser chefe me dava a oportunidade de, até certo ponto, escolher meus casos. Tinha uma área muito complicada que eu adoraria poder repassar aos meus colegas, exatamente aquela que marcara meu último caso no Guy's Hospital: bebês. Mas eu via que não era justo ficar empurrando esses casos para os outros, pois agora as coisas estavam mudando bastante na patologia da morte infantil, e isto por sua vez refletia a mudança de postura da sociedade em relação às crianças. E agora eu percebia que provavelmente teria atestado uma causa mortis diferente no caso do bebê daquela mãe bêbada.

Desde o início da década de 1990, o número de mortes por SMSI — ou mortes diagnosticadas como SMSI — caíra drasticamente, e esse declínio continuava (as estatísticas mais recentes nos diziam que a SMSI agora era responsável por apenas 0,27 mortes a cada mil nascidos vivos).

A melhora devia-se, em grande parte, a uma campanha mundial no Reino Unido (chamada "Back to Sleep") que persuadia os pais a pararem de colocar seus bebês de bruços na cama, pois esse fora identificado como um importante fator de risco para a SMSI. Outros fatores conhecidos incluíam adultos que fumavam na presença dos recém-nascidos, adultos que dormiam no sofá ou na cama com o bebê (o que poderia resultar em "sobreposição" ou rolamento sobre a criança), pais que abusavam de álcool ou substâncias, muitas roupas de cama em torno da criança e temperatura ambiente muito alta. Com todo esse conhecimento e a educação dos pais, a mortalidade reduziu.

Os números também caíram porque a percepção sobre a SMSI havia mudado e, consequentemente, também os fundamentos de seu diagnóstico. Agora, o conceito era frequentemente colocado na "lata de lixo dos diagnósticos", e as diretrizes para os patologistas eram cada vez mais reforçadas. O pensamento era que, antes de diagnosticar como SMSI, deveríamos examinar os históricos com muito cuidado — tanto o histórico médico da criança quanto o histórico social do cuidador —, depois o cenário da morte propriamente dito e, por fim, a patologia da criança falecida. Não existe de fato nenhuma patologia positiva para a SMSI, trata-se somente de confirmar a ausência de todas as outras possíveis causas de morte.

E por que as diretrizes estavam ficando mais rígidas e as pessoas estavam colocando a SMSI na "lata de lixo dos diagnósticos"? Simplesmente porque muitos patologistas não seguiam os critérios estabelecidos para o diagnóstico da SMSI e acabavam por alegar sua presença no caso de qualquer morte em que não houvesse explicação plausível — e muitas vezes essas mortes eram pouco investigadas tanto pela polícia quanto pelo patologista. A SMSI tinha se tornado tão abrangente que agora havia suspeitas um tanto incômodas. Será que alguns dos ditos casos de SMSI poderiam ser consequência dos atos de adultos e não de Deus?

Essas suspeitas desconfortáveis estavam enraizadas no trabalho do professor David Southall e seus colegas, um pioneiro na proteção à criança. À luz das provas que ele apresentava, era difícil ignorar os fatos. Southall desenvolveu pesquisas que não apenas identificaram a Síndrome de Munchausen por Procuração — pais com esse transtorno mental adoecem seus filhos deliberadamente a fim de receber atenção e apoio social —, como também originaram evidências irrefutáveis (por meio de câmeras escondidas) de que alguns pais certamente tentavam ferir ou até mesmo matar seus filhos por motivos obscuros.

Em sua investigação mais famosa, 39 crianças que passaram por episódios recorrentes de risco à vida, geralmente fora do hospital, mas às vezes na enfermaria do hospital, foram encaminhadas a um berçário especializado onde foram filmadas em segredo. Em 33 dos referidos casos, esses "eventos" acabaram se revelando como induzidos por um dos pais. A filmagem mostrou incidentes não apenas de abuso emocional, mas também de envenenamento, estrangulamento e, principalmente, asfixia. Na verdade, houve cerca de trinta tentativas de asfixia somente nesse pequeno grupo.

Graças à vigilância, a intervenção profissional protegeu as crianças. Mas entre essas crianças havia 41 irmãos, dos quais doze tinham morrido de modo repentino e inesperado. Uma vez que os pais foram expostos, quatro assumiram ter matado oito desses irmãos. Quando esses casos de "irmãos" foram revisados, descobriu-se que, em onze dos doze casos, a causa da morte atestada pelos patologistas fora a smsi. No 12º caso, a causa atestada fora gastroenterite, mas investigações posteriores revelaram que a criança havia sido envenenada. Mais tarde, constatou-se que mais quinze dos 41 irmãos tinham sofrido algum tipo de abuso.

Naturalmente, houve um choque generalizado ante essas descobertas, além de uma descrença considerável. Como consequência do trabalho de David Southall, sinto que começamos a sair de uma era de inocência. Muitas pessoas, no entanto, preferiam a inocência, afinal de contas, era difícil aceitar que havia crianças desprotegidas, principalmente porque essa proteção deveria vir exatamente dos adultos designados para cuidar delas.

Essa suspeita gradualmente foi se tornando uma reação quase rotineira à morte inexplicável de um bebê, e isso deve ter sido muito injusto para com os inocentes. Tão injusto que David Southall enfrentou uma oposição cáustica e ruidosa. Inclusive questionaram o senso ético da instalação de câmeras escondidas para vigiar os pais. Mas a verdade era que, sem esse recurso, as pessoas jamais teriam acreditado em suas pesquisas, de tão inacreditáveis que eram os resultados.

Os pais (assim como muitos policiais e até assistentes sociais), que antes consideravam invasiva qualquer preocupação com o bem-estar de suas crianças que viesse de fora da família, agora eram obrigados a aceitar a mudança. Vítimas adultas de todos os tipos de abuso parental começavam a falar publicamente sobre suas infâncias, e uma luz expunha os segredos familiares de um modo inimaginável em uma época em que privacidade sempre fora a lei. Essa luz foi apresentada por profissionais que trabalhavam com crianças — agentes de saúde, médicos, funcionários de berçários — que agora eram incentivados a relatar qualquer suspeita de abuso.

À medida que a proteção infantil se tornava tema de debate nacional, a discussão sobre mortes inexplicáveis de bebês abandonava o campo das ideias e se concentrava nas particularidades de um caso específico: me refiro ao julgamento de Sally Clark.

A SMSI já havia rendido uma safra cruel em todo espectro social, mas à medida que as classes médias iam sendo informadas sobre os fatores de risco e minimizando-os, a SMSI começou a parecer algo mais passível de afetar as camadas mais pobres. Até que, em 1996, Sally Clark, uma abastada advogada da classe média e filha de policial, cuja formação e porte refletiam os de tantas mães, profissionais e trabalhadoras respeitáveis, perdeu o primeiro bebê para a SMSI. E então, em 1997, mais um.

O primeiro deles, um menino, tinha 11 semanas de vida. O marido de Sally Clark, Stephen, também advogado, estava em uma festa do escritório quando sua esposa encontrou o bebê inconsciente. Ela chamou a ambulância, mas por algum motivo não conseguiu abrir a porta quando o socorro chegou. O bebê encontrado pelos paramédicos já não apresentava pulsação e estava cianosado — ou seja, seus lábios e dedos estavam azuis — já há algum tempo. Mas ele só foi declarado oficialmente morto depois de uma hora, quando todas as tentativas de ressuscitação falharam.

O patologista responsável pela necropsia ficou preocupado com alguns ferimentos específicos: um corte e uma contusão na boca e na parte interna dos lábios, e a ausência de qualquer causa de morte óbvia. Ele fotografou os ferimentos, e é muito lamentável que a câmera não estivesse bem regulada e com isso as fotos resultantes tivessem sido de tão baixa qualidade, provando-se absolutamente inúteis no furor que se seguiu. Foi um azar daqueles: em toda a minha carreira, só me deparei com uma falha de câmera tão decisiva uma única vez.

Quando o patologista discutiu suas preocupações com a polícia e o legista, teve de concordar que o corte no lábio do bebê poderia ter sido causado pela tentativa de reanimação. No caso dessas lesões em particular, seria algo raro — danos nessa parte da boca geralmente são indicativos de abuso —, mas não seria impossível que tivessem ocorrido em meio a toda a loucura da ressuscitação.

A polícia e o legista optaram por acreditar que a causa do ferimento fora a tentativa de reanimação mesmo, e assim, não houve mais investigações. Eles estavam lidando com uma família profissional e endinheirada, e não com o tipo de criminoso ou abusador infantil com o qual se deparavam normalmente.

O bebê passou por radiografias e não foi detectado nenhum osso quebrado. O patologista também coletou amostras de histologia, que estavam basicamente dentro do normal. Quase tudo dentro do habitual, exceto pela pequeníssima possibilidade — certamente não uma probabilidade — de um leve aumento de células inflamatórias em uma amostra dos pulmões.

Ele poderia ter inocentado os pais atestando a smsi. Ou, tendo em vista os ferimentos do bebê, poderia ter aventado a possibilidade de uma morte não natural e registrado "Causa indeterminada" no laudo. A sociedade estava passando por mudanças bruscas, mas o fato é que, naquele ano de 1996, ele também estava trabalhando para um legista um tanto conservador, um pouco tecnofóbico até; naquela época, qualquer advogado ou médico com alguns anos de carreira podia se tornar legista. Não conheço o legista envolvido nesse caso em especial, mas muitos deles, exclusivamente aqueles que não tinham formação em medicina, ainda estavam tentando se entender com o conceito da SMSI porque era uma causa mortis baseada em evidências não defin´veis. E alguns legistas também não gostavam da expressão "Causa indeterminada", principalmente quando se referia a bebês. Eles queriam dizer coisas gentis e reconfortantes para os pais aflitos em vez de "Não sabemos dizer por que seu bebê morreu". Limitações como essa podiam colocar um patologista no limbo.

Por alguma razão, o patologista pegou as lâminas da amostra dos pulmões (aquelas que sugeriam a inflamação) e concluiu que o bebê havia morrido de causas naturais: na verdade, de infecção no trato respiratório inferior. A morte da criança foi abordada como natural.

Mas, no ano seguinte, o segundo bebê dos Clark também morreu. Ele nascera prematuro de algumas semanas, mas aos dois meses de idade estava bem. Sally Clark o amamentara e complementara com fórmula. Certa noite, seu marido foi preparar uma mamadeira, deixando a mãe assistindo à TV enquanto o bebê estava deitado na cadeirinha. Quando ela notou que o filho estava todo mole, chamou o marido e ligou para o serviço de emergência. Os paramédicos encontraram o bebê morto.

O mesmo patologista do caso anterior foi responsável por este, e desta vez descobriu lesões que sugeriam que o bebê podia ter sido sacudido, talvez em diversas ocasiões ao longo de vários dias. Ele achava ter encontrado hemorragias nos olhos e na medula espinal, bem como algumas anormalidades nas costelas, as quais sugeriam fratura ou trauma anteriores.

Sally Clark e o marido foram presos por suspeita do assassinato do segundo filho e, enquanto estavam sendo interrogados, o patologista resolveu revisar o laudo cadavérico do primeiro filho. Com isso, ele estava cumprindo as diretrizes do Ministério do Interior, que afirmava que "se as conclusões anteriores não puderem mais ser fundamentadas, qualquer mudança de opinião deve ser declarada de pronto, independentemente de qualquer constrangimento possível".

O patologista mudou de opinião, e seria acometido por um constrangimento prolongado e considerável.

Reexaminando as imagens das lâminas de microscópio que, possivelmente, mas não provavelmente, mostravam uma inflamação pulmonar no primeiro filho, ele concluiu que a causa da morte fornecida anteriormente fora totalmente equivocada. Daí retificou que não houve inflamação alguma; na verdade, ele vira sangue nos alvéolos do bebê — mas sequer havia mencionado algo referente a isto até então. Mais tarde, ele disse ter simplesmente presumido que o quadro era consistente com as mudanças após a morte. Mas desde então ele descobrira que a natureza desse achado poderia ser anormal, e que era compatível com um quadro de asfixia.

Nesse ponto, como muitos especialistas apontaram posteriormente, ele poderia ter mantido a questão em aberto, revisando a causa da morte de "infecção do trato respiratório inferior" para "Causa indeterminada".

No processo judicial que se seguiu, uma testemunha da área médica explicou por que pessoalmente teria feito isso:

> Indeterminado... significa que a morte da criança pode ter sido natural, mas sem explicação — talvez aquilo que o júri conheça como "morte do berço". Ou pode ser que a criança tenha morrido de forma não natural, mas que não consigo descobrir o porquê, ou que tenha morrido de uma doença natural que não sou hábil o suficiente para diagnosticar e reconhecer...

Mas o patologista não escolheu "Causa indeterminada". Em vez disso, apresentou uma nova declaração dizendo que não acreditava mais que o primeiro filho tivesse morrido de causas naturais. A reviravolta trouxe nova conclusão: "Há evidências de que ele morreu em decorrência de um mecanismo de asfixia, tal como sufocamento".

Seis semanas após a prisão pelo assassinato de seu segundo filho, Sally Clark também foi indiciada pelo assassinato de seu primeiro filho. Em seu julgamento, o júri ficou famoso por ouvir evidências do pediatra sir Roy Meadow, que popularizou (se é que não cunhou) a máxima: "A morte súbita de uma criança em uma família é uma tragédia; de duas, é suspeito; e de três, é assassinato, salvo prova em contrário".

Uma estatística memorável também foi inapropriadamente citada no julgamento de Sally Clark, e ficaria eternamente associada ao professor Meadow: "A chance de duas crianças morrerem naturalmente em tais circunstâncias é muito, muito grande. Uma em 73 milhões...".

Uma em 73 milhões era uma frase digna de estampar as manchetes de jornal, e pode ter selado o destino da ré. Ele então prosseguiu: "...é o mesmo que apoiar aquele azarão no Grand National...* digamos que no ano passado você apoiou um cavalo cujas chances eram de 80 para 1, e ele venceu... então no ano seguinte, há outro cavalo com 80 para 1 de chance, e você o apoia novamente e ele vence... para chegar a essa chance de 1 em 73 milhões, você precisa vencer com esse concorrente do 80 para 1 durante quatro anos consecutivos".

Sally Clark foi considerada culpada pela maioria do júri por ambos os assassinatos, e condenada à prisão perpétua.

Eu não me envolvi diretamente nesse caso, mas ele afetou a todos nós. A condenação de Sally e o trabalho de David Southall indicavam que o assassinato de bebês era muito mais comum do que todos imaginávamos, e que pais que matavam seus filhos eram muito mais comuns do que imaginávamos. Até mesmo os pais "bacanas" trabalhadores de classe média. Nós, patologistas, éramos chamados para oferecer uma análise médica e científica dentro do contexto do pensamento social vigente, e lamento dizer que a pureza da verdade científica raramente é capaz de transpor as posturas sociais contemporâneas.

Pessoalmente, eu jamais seria capaz de esquecer como foram meus momentos andando pela casa com um bebê intolerante à lactose que chorava sem parar, noite após noite, pensando (até onde se faz possível pensar sob berros lancinantes) que eu faria quase qualquer coisa por um bocadinho de sono. Eu sabia que a classe média, mesmo sem as pressões da pobreza ou do isolamento, era tão vulnerável ao desespero extremo quanto qualquer genitor.

---

*   Grand National é uma das corridas de cavalos mais famosas e imprevisíveis do mundo.

Logo após o julgamento de Sally Clark, um novo caso que chegou às minhas mãos refletiu aquilo que agora se tornara a grande controvérsia da proteção infantil. Quando vi o bebê de seis meses no necrotério, ele parecia saudável e bem-cuidado, mas logo percebi uma tríade distinta de sintomas. Ele tivera uma hemorragia subdural, ou seja, um sangramento na superfície do cérebro. O cérebro propriamente dito também estava inchado, e os olhinhos tinham hemorragias nas retinas. Esses três sintomas, particularmente sem sinais externos de lesão, eram considerados a tríade clássica da então chamada "Síndrome do Bebê Sacudido".

Na década de 1940, um radiologista chamado John Caffey relatou múltiplas fraturas de momentos variados em algumas crianças, e inicialmente pensou se tratar de alguma doença nova. Pesquisas posteriores mostraram que as fraturas se deviam a traumas repetidos e, na década de 1960, o termo "Síndrome da Criança Espancada" foi usado pela primeira vez. Então, na década de 1970, uma variante neurológica, a "Síndrome do Bebê Sacudido", foi validada pelo neurocirurgião Norman Guthkelch, sendo descrita como uma espécie de tranco. Sendo assim, tais síndromes — e sua causa raiz no trauma infligido deliberadamente — eram clinicamente bem conhecidas. No entanto, elas só foram trazidas à atenção do público em 1997 por um casal de médicos em Massachusetts que deixara seu bebê aos cuidados de uma babá inglesa de 19 anos.

Quando o bebê passou mal e foi levado às pressas para o hospital, apresentou a tríade clássica de sintomas e, em um julgamento televisionado que deixou todos nos Estados Unidos obcecados, a jovem Louise Woodward foi considerada culpada de assassinato. Muitos cidadãos estadunidenses ficaram indignados quando mais tarde a acusação foi alterada para homicídio culposo, pois o juiz considerou não haver provas suficientes para uma condenação com dolo. E também porque os médicos estavam um tanto divididos sobre a Síndrome do Bebê Sacudido.

Mas esse não foi o fim da história, pois agora a própria Síndrome do Bebê Sacudido se tornava a história em si. A maioria das pessoas nunca tinha ouvido falar do fenômeno antes do julgamento de Louise Woodward e, de repente, o assunto estava nas manchetes e todos os patologistas estavam em alerta para a agora famosa tríade de sintomas.

Na verdade, atestar a Síndrome do Bebê Sacudido como causa de morte foi e ainda é altamente controverso, e objeto de muitas discussões médicas e científicas. A Síndrome do Bebê Sacudido, agora também chamada de Traumatismo Craniano por Abuso Infantil ou Traumatismo Craniano Não Acidental, deu origem a grupos furiosos de manifestantes e negacionistas. Há uma busca contínua por causas naturais para explicá-la.

Em 2009, já muito tempo depois da prisão de Sally Clark, o Royal College of Pathologists tentou reunir os vários lados desse debate, e esse grupo díspar foi capaz de emitir uma declaração sobre o que intitulavam traumatismo craniano (que estava mais para um novo termo para a mesma coisa), lembrando aos patologistas que, mesmo que todos os elementos da tríade estivessem presentes, cada um deles poderia se originar de outras causas não traumáticas. A declaração dizia abertamente que a tríade por si só não era o suficiente para dizer que um genitor havia maltratado seu bebê "para além do benefício da dúvida": seriam necessárias mais evidências para poder atestar isso. E é preciso tomar muito cuidado na interpretação das lesões quando o bebê tem menos de 3 meses de idade, pois algumas delas podem perfeitamente ter sido causadas durante o parto.

Parecia um consenso. No entanto, se muito, o debate só fez se tornar ainda mais acalorado. Em 2012, quarenta anos depois de descrever as características desse tipo específico de lesão na cabeça, Norman Guthkelch revisou sua história e expressou preocupação:

> Ao passo que a sociedade está acertadamente chocada com um ataque a seus membros mais frágeis e exige desforra, parece ter havido casos em que a ciência médica e a lei foram longe demais ao conjecturar e criminalizar supostos atos de violência nos quais a única evidência encontrada foi a tríade clássica, ou mesmo um ou dois de seus aspectos.

Ao final da década de 1990, a Síndrome do Bebê Sacudido estava no radar dos patologistas, e o bebê de 6 meses que chegara a mim parecia apresentar todos os sintomas relevantes. De acordo com a mãe dele, no entanto, ele havia se jogado da cadeirinha do carro, que estava sobre uma bancada, e a mãe não tinha noção de que ele era fisicamente capaz de fazer algo assim. Como resultado, o bebê desabou de uma altura de um metro sobre o piso da cozinha. Mesmo alguns anos antes, eu teria relutado em acreditar nessa história. Mas depois do julgamento de Louise Woodward, eu estava muito temeroso.

A mãe vinha de uma nação empobrecida e devastada pela guerra, tendo sido trazida a Londres pelo marido, para morar com a mãe dele e outros membros da família. Ela não falava inglês. As acomodações daquela família estavam superlotadas. Essa jovem ainda mantinha um relacionamento com o marido, mas como a casa estava abarrotada de gente, recentemente ela havia se mudado para uma moradia separada, aparentemente uma residência fornecida pelo governo municipal. Seu apartamento era limpo e arejado, mas afora uma cama e uma televisão, ela não tinha outros móveis e, evidentemente, sentava-se no chão.

Ela parecia passar o dia todo sozinha. E tirando a família do marido, a qual raramente via, só conhecia uma pessoa em Londres, e esta amiga morava longe. Lembrei do meu desespero com as choradeiras de Chris todos aqueles anos atrás e tive pena daquela mulher vivendo no isolamento, longe de sua terra natal, com um bebê pequeno.

Ela não tinha carro, é claro, mas carregava o filho pelo apartamento na cadeirinha. Quando ela fazia as refeições, o levava para a cozinha e botava a cadeirinha na bancada. Ele não ficava preso por nenhum cinto. Certa noite, ela estava ocupada preparando a comida, quando ouviu um baque alto ("um baque nauseante" é a descrição que frequentemente surge no tribunal), e se virou, flagrando o bebê de bruços no chão. Ele chorou imediatamente, mas rapidamente seus olhos ficaram virados e a respiração, ofegante. Era óbvio que tinha algo errado.

Ela tentou ligar para a emergência, mas não conseguiu se fazer entender. Tentou ligar para o marido, que falava inglês, mas os serviços de emergência ainda estavam bloqueando a linha. Ela então correu até a rua para pedir a outra pessoa que ligasse para a emergência, mas a essa altura a polícia já havia rastreado o chamado anterior, mesmo tendo sido incompreensível.

Os paramédicos encontraram um bebê com nariz e boca sangrando, com tremores e semiconsciente. A polícia não permitiu que a mãe entrasse na ambulância, e o bebê foi levado às pressas para o hospital, aparentemente em estado crítico. A tomografia revelou lesões internas graves, mas inicialmente ele parecia inclinado a sobreviver. No entanto, seu sistema cardiovascular ficou instável e, apesar de todas as tentativas de reanimação, ele faleceu doze horas depois da ligação da mãe para os serviços de emergência.

Até onde sabemos, é muito raro um bebê apresentar espontaneamente algum dos três sintomas clássicos da Síndrome do Bebê Sacudido (tal como dificuldade de coagulação sanguínea). Embora seja preciso estar sempre alerta para essas possíveis causas naturais, ainda que raras, meu palpite foi que o inchaço cerebral e sangramento nas retinas da criança indicavam algum tipo de trauma. Às vezes, esse trauma pode se dar em um acidente, como uma batida de carro. E às vezes, principalmente se não houver marcas externas, não é um acidente.

Nesse caso, eu estava ainda mais convencido de que o bebê fora sacudido porque, apesar das hemorragias internas, não havia fratura craniana, nem hematomas na cabeça, nenhuma lesão externa que comprovasse que ele havia despencado de uma bancada sobre um piso rígido. Ele apresentava a tríade, embora sem qualquer trauma na medula espinal do pescoço, que é mais um sintoma associado.

A mãe foi julgada por homicídio culposo. O patologista da defesa achava que os ferimentos do bebê eram decorrentes de um trauma de aceleração-desaceleração (sacudidas) ou de um impacto na cabeça. Ele concordou que, em um bebê de 6 meses, a sacudida é a causa mais comum daquele tipo de lesão, e acrescentou que às vezes não fica óbvio se a sacudida ou o impacto é o fator determinante, já que os bebês que são sacudidos às vezes também são jogados com força para baixo. No entanto, sua opinião geral era que o mero inchaço cerebral havia matado o bebê, e que os ferimentos, portanto, confirmavam a história da mãe.

Ao comparecer para testemunhar pela promotoria, falei com o advogado sobre a estratégia da defesa e apontei a ausência de hematomas ou marcas externas resultantes da suposta queda. Quando meu laudo foi apresentado ao patologista da defesa, ele citou o famoso caso de uma criança de 2 anos que caiu de um banco de cerca de meio metro de altura no McDonald's e morreu porque seu cérebro inchou — porém sem nunca ter apresentado ferimentos externos óbvios.

O júri concluiu então que a mãe não cometera homicídio culposo. Ela foi liberada.

Um ano depois, ela teve outro filho. As autoridades locais sabiam que ela havia sido absolvida, mas acreditavam ainda haver evidências suficientes para sugerir que a segunda criança poderia não estar tão segura assim. Assim, foi dado início aos procedimentos para tirar o novo bebê da guarda da mãe.

Nos tribunais do Reino Unido, uma mãe acusada de homicídio culposo seria condenada somente se sua atuação no crime *ultrapassasse o benefício da dúvida*. A Vara de Família, que recebera o pedido das autoridades para retirar a guarda da segunda criança, teve de rever o caso do primeiro filho — mas adotar um padrão diferente de julgamento. Para chegar às suas conclusões, a Vara de Família sempre recorre ao conjunto de evidências mais rasteiro — *o* chamado *equilíbrio de probabilidades*. Ele é definido pela chance de 50,1% de culpa; é um requisito muito mais frouxo do que aquele que diz que o sujeito é culpado até que haja provas em contrário. Assim, tribunais diferentes podem chegar a conclusões diferentes com base nos diferentes níveis de evidências exigidas por uma instituição, e muitas vezes o Ministério Público não tem provas suficientes para condenar por um infanticídio, mas a Vara de Família considera haver provas suficientes para tirar os irmãos vivos da convivência familiar. E assim, a verdade, essa mercadoria tão elástica que eu costumava considerar tão inflexível, torna-se uma questão não de fato, mas de definição.

Porém, ninguém pode ser condenado criminalmente caso seja culpado "no equilíbrio das probabilidades". Mesmo que a Vara de Família decida sob esse parâmetro que um dos pais "muito provavelmente" matou seu filho, esse genitor permanece livre. E como esse tipo de julgamento normalmente corre em segredo de justiça, sendo vedado à imprensa e ao público, ninguém jamais tem como saber o que houve

— muito embora possa chegar a público que o tribunal ordenou que quaisquer crianças sobreviventes ou futuras fossem retiradas da guarda familiar, ou que lhes fosse garantida uma alternativa de proteção. O objetivo da Vara de Família não é prender os pais, é proteger as crianças, e foi isso o que aconteceu no caso da mulher que disse que o filho havia caído da cadeirinha.

Para os patologistas, o abismo entre essas duas instituições e essa diferença nos padrões para determinação de culpa pode ser um pesadelo. De acordo com nossas evidências sobre a morte de um primeiro filho, pais inocentes e enlutados podem nunca mais ter permissão para ter outros filhos. Ou, alternativamente, podemos estar expondo um segundo filho a um genitor assassino.

Já a tendência universal à clemência no que diz respeito às mães — clemência da qual todos, inclusive eu no início de minha carreira, somos culpados —, é um sintoma da profunda compaixão humana que a maioria das pessoas nutre pelos genitores sob pressão. Para mim, basta pensar no meu filho Chris com sua intolerância a lactose para sentir essa compaixão. E se a pobreza estivesse batendo à minha porta, as dívidas me atolando até o pescoço, o caos impregnando cada molécula de ar da casa, será que eu teria sido capaz de conter minha exasperação? Sem o luxo de um lugar tranquilo para escapulir dentro do lar, será que eu teria sido capaz de impedir que a exaustão e a tensão se transformassem em fúria?

A compaixão certamente tem seu lugar, mas, no caso do abuso infantil, também devemos estender nossa empatia àqueles que ainda não nasceram. Quando a sociedade, quando os patologistas, finalmente perceberam o quanto os infanticídios e abusos infantis estavam difundidos, a morte de cada bebê ganhava dupla importância. Justiça para os mortos, sim. Mas a segurança de outras crianças da família tornava-se primordial. Nossa tendência à clemência não tinha mais lugar.

Às vezes, um ano ou mais depois de um bebê ter sido enterrado, voltamos a rever o caso porque uma nova criança nasceu, e aí entra a questão de salvaguardar os vivos. Nesse novo cenário, uma imagem mais ampla da vida e da morte do bebê pode ter emergido. Pais abusivos, negligentes ou simplesmente ausentes podem ter sido expostos, ou novas histórias podem ser descobertas. O caso ganha um novo viés, sendo assim, ele é reaberto e revisado. De todos os casos que revisito, aqueles que envolvem bebês, esse campo minado de munição moral e emocional, são os que mais analiso e reanaliso. Quando passei a trabalhar no St. George's, meu desejo era simplesmente evitá-los, mas à medida que a década de 1990 ia avançando, ficava nítido que a questão dos bebês, e por que eles morriam, estava no cerne da patologia forense e deveria ser abordada por todos, inclusive por mim.

DR. RICHARD SHEPHERD

CAUSAS
NÃO
NATURAIS

28

Nossa profissão então começou a enfrentar uma nova mudança, uma que parecia acelerar em ritmo alarmante quando cheguei ao St. George's: o estresse das audiências no tribunal.

Os patologistas forenses do passado eram nomes conhecidos, e todos os leitores de jornais do período entre a Primeira e a Segunda Guerra sabiam quem era sir Bernard Spilsbury: uma espécie de Sherlock Holmes cuja brilhante análise de qualquer caso assegurava que, se ele estivesse do lado da promotoria, o réu não teria saída. Muito depois de sua morte, os casos dessa figura icônica foram revisados e sua lógica muitas vezes foi considerada tudo, menos holmesiana. Mas em seu auge, era impensável desafiá-lo.

Seu sucessor foi meu herói pessoal, o professor Keith Simpson. O mesmo professor Simpson que tive o prazer de presenciar, extasiado, realizando uma necropsia (ao final da carreira dele e início da minha), era um sujeito dotado de muito mais humanidade e humor do que Spilsbury. Mas também era atuante em uma época em que o perito era venerado de tal maneira que raramente se deparava com contestações.

Nos meus primeiros anos de carreira, minhas presenças nas audiências não foram tão ruins assim. Nos primeiros meses eu evitava casos controversos sempre que possível, embora fosse difícil saber de antemão se a coisa toda ia degringolar e se transformar em um circo. Em geral, as autoridades só queriam que o patologista expusesse os fatos: ainda que o respeito das épocas anteriores não fosse mais tão régio, ao menos havia um resíduo dele.

No entanto, quando cheguei ao St. George's Hospital, os advogados começaram a enxergar os laudos cadavéricos como uma possível fenda na armadura de seus adversários, e assim, cada vez mais, o depoimento do perito foi se tornando uma oportunidade para cravar a faca no opositor. Alguns patologistas gostam dessa guerrinha. Para qualquer um que goste de demonstrações de macheza, as contendas no tribunal são o equivalente profissional às brigas de bar no sábado à noite, e muitos estão dispostos a arregaçar as mangas e cair no soco. Assistir aos testemunhos desses tipos sempre me deixava incrédulo e boquiaberto.

> Advogado de Defesa: Você está dizendo que tem certeza de que os ferimentos à faca foram infligidos enquanto o falecido estava caído no chão?
>
> Colega Ousado: Sim.
>
> AD: Tem certeza?
>
> CO: Sim, tenho.
>
> AD: Mas você está ciente de que duas testemunhas disseram tê-lo visto pela última vez caminhando pela Old Kent Road?
>
> CO: Estou ciente de todos os depoimentos das testemunhas.
>
> AD: Então talvez você cogite a possibilidade de ele...?
>
> CO: Não cogito coisa alguma.
>
> AD: Você não vai nem mesmo aventar a possibilidade de que...?
>
> CO: Lamento ter de lembrá-lo de que fiz um juramento hoje. Um juramento para dizer toda a verdade e nada além da verdade. Portanto, você pode apresentar uma testemunha dizendo que o falecido estava jogando futebol na primeira divisão ou que estava caminhando pela Old Kent Road ou seja o que for, mas ainda é meu dever, meu juramento, meu papel como especialista, dizer a verdade e somente a verdade tal como eu a vejo. (*sonoramente*) E por isso vos digo que esse homem foi esfaqueado quando estava deitado de costas.

Que inveja desse colega. Eu sabia que jamais poderia ser como ele. Em circunstâncias afins, eu não conseguiria evitar admitir a possibilidade, por menor que fosse, de eu estar equivocado, de haver outras explicações, outras versões da verdade. E ao mesmo tempo minha função exige que eu insista que cheguei à conclusão correta.

Meu tipo de audiência favorito é aquele que, pelo menos teoricamente, segue informal, sem graus de confronto: e normalmente é assim quando o inquérito é conduzido pelo legista. Nesse caso, ele comanda a investigação da verdade. Eis ali a viúva do falecido, sentada a um braço de distância, olhos vermelhos, ávida pela verdade, porém temerosa, ainda chocada muitos meses após a morte. Eis ali os filhos do falecido, chorosos, zangados, dizendo ao legista que não acham que a morte foi um acidente, e que têm ideia de quem estava envolvido nela. Eis ali seus amigos, constrangidos, solidários, intimidados pelo cenário do tribunal.

Dirijo-me aos familiares para explicar, da forma mais simples, gentil e clara possível, tentando causar o mínimo de dor, como a vida do falecido chegou ao fim. Eu respondo às perguntas que fazem. Meneio a cabeça para demonstrar compaixão. Muitas vezes, eles fazem as mesmas perguntas repetidamente, como se não tivessem conseguido ouvir as respostas, não importa quantas vezes eu as repita. O legista me agradece e eu volto para o meu lugar.

Quando estou de saída, alguns parentes me interpelam para refazer as mesmas perguntas. De novo. E aí lhes digo mais uma vez que o morto não sofreu, que o fim foi rápido, que ele provavelmente nem teve tempo de compreender o que estava se passando, que até então estivera bem de saúde, que não, não havia evidências de câncer, e que as dores no peito das quais ele se queixava não foram causadas por uma doença cardíaca.

Normalmente, o legista chega a um veredicto. Morte acidental, suicídio, causas naturais, desventura, homicídio... Os familiares vão embora emocionalmente exaustos, mas com a sensação de que as formalidades ligadas àquela morte acabaram. Eles puderam ouvir e, assim espero, foram ouvidos. O caso foi abertamente analisado em sua completude e o motivo e circunstância da morte foram oficialmente declarados.

Se ao menos os tribunais criminais tivessem o mesmo grau de humanidade... Existem poucos empregos em que é rotineiro se levantar em público e defender sua opinião profissional diante de um ataque muito pessoal. Existem, obviamente, testemunhas especializadas que fazem fama como mentirosas de aluguel. Não sou uma delas, e não gosto de ser encarado dessa forma por certos advogados que perguntam se posso alterar levemente minha opinião ou excluir um parágrafo inconveniente do meu laudo. Quando escolhi essa carreira, pensei que sempre estaria transmitindo aos vivos a verdade sobre os mortos — e que aqueles ficariam gratos por tomar conhecimento dela. Mas à medida que nos aproximávamos do novo século, eu estava começando a me sentir como o cão fiel que orgulhosamente joga um galho aos pés de seu tutor só para em seguida ser saudado por um chute.

Apesar de tudo isso, normalmente chego às audiências me sentindo confiante. Sei do que estou falando, estou seguro quanto às minhas descobertas, sei das minhas conclusões. Mas uma vez no banco das testemunhas, sob juramento, não tenho qualquer controle sobre os acontecimentos. Os advogados estão no controle, e quando dizem que devo me calar e responder às perguntas, se o juiz não intervier, só me resta obedecer.

Não muito tempo depois de eu ter ido para o St. George's, tive uma experiência tão desagradável no banco das testemunhas que ela me garantiu muitas noites insones, e curiosamente pareceu uma espécie de prelúdio do que estava por vir. Quando realizei a necropsia em um jovem garoto de programa, eu não fazia ideia de que o caso não seria simples. Ele havia sido encontrado ferido na noite anterior e morrera no hospital. O estado do corpo era peculiar. Ele estava coberto por hematomas lívidos, e, quando digo "coberto", não estou exagerando. Ele era praticamente uma definição daquela velha ameaça que os adultos gritavam para as crianças travessas na minha época: "Vou te arrebentar até você virar um hematoma ambulante!".

Contei 105 hematomas e muitas, muitas escoriações. A arma utilizada foi uma barra de metal cilíndrica de um conjunto de halteres. A barra tinha hachuras nas extremidades, as quais ficaram gravadas em alguns ferimentos. Havia também escoriações, onde, assim me pareceu, a extremidade circular da barra de metal fora usada em um gesto que imitava punhaladas.

É incomum que alguém morra devido a contusões, mas a vítima de 19 anos tinha recebido uma quantidade notável de golpes. Atestei a causa da morte como traumas contusos múltiplos. Na verdade, assim que o paciente chegou ao pronto-socorro, ele desenvolveu um distúrbio chamado coagulação intravascular disseminada (CIVD), que surge de uma reação exagerada do sistema imunológico mediante trauma: isso resulta na sobrecarga dos mecanismos de coagulação sanguínea e, assim, quase continuamente, o sangramento se dá em todos os lugares, inclusive em órgãos vitais. Segue-se o choque e, em muitos casos, a morte.

Fui ao bloco de apartamentos onde ocorreu o crime. O jovem foi encontrado no terceiro andar, mas o espancamento ocorrera no nono andar, então, de alguma forma, ele conseguiu cambalear por 74 degraus antes de desmaiar. Medi os degraus e os lances, mas ficou claro para mim que os ferimentos, exceto talvez por um ou dois causados por tropicões nas escadas, tinham sido causados pela barra de ferro, e não porque ele caíra lá embaixo.

O réu, também garoto de programa, e também na faixa dos 19 anos, na verdade era o melhor amigo do falecido, e eles compartilhavam o mesmo "tio" que era responsável pela cafetinagem ou pelo sustento deles, ou ambos até. Ao longo dos anos, fiquei surpreso com a frequência com que os homens (mas não as mulheres) matavam seus melhores amigos. E os irmãos cometiam fratricídio com ainda mais frequência. Nesse caso, a vítima foi até o apartamento do réu. Eles beberam durante toda a tarde, até à noite; os níveis de álcool no sangue do rapaz morto estavam altíssimos. Pouco antes da meia-noite, uma moradora do terceiro andar encontrou a vítima caída na frente do seu apartamento e chamou a ambulância. O rapaz foi levado ao hospital, mas morreu menos de doze horas depois.

O que tinha acontecido?

Na minha opinião, o amigo começou a bater na vítima e simplesmente não conseguia parar. Por fim, a vítima conseguiu sair do apartamento e desceu as escadas. Se seu agressor teve tempo de pensar, provavelmente achou que seria impossível matar uma pessoa a pancadas — o que é uma falácia.

Recebi o aviso de convocação da promotoria para testemunhar como perito. Isso era rotineiro. E parecia um caso rotineiro. Fiquei sabendo que o advogado de defesa era alguém com que eu já tinha esbarrado por aí, um tigre particularmente persistente. Um velho tigre, na verdade, mas ainda portando todos os dentes. Ele era conhecido por perseguir os peritos que testemunhavam, mas até então eu ainda não estava muito preocupado. O caso era bastante simples e eu provavelmente poderia depor e ir embora dentro de poucas horas.

Na reunião com a promotoria, antes do julgamento, o advogado me avisou que ia revisar cada um dos 105 ferimentos comigo. Eu esperava que, depois de uma maratona dessas, a causa da morte do sujeito fosse ficar tão óbvia para o júri que a defesa não teria mais perguntas e fosse me liberar.

Assumi meu posto e fiz meu juramento. O tribunal recebeu cópias de algumas das fotos da necropsia: não tão higienizadas quanto as imagens caricaturais que utilizamos hoje em dia, mas nada muito tenebroso também, e cada hematoma estava documentado e numerado. Eu havia preparado as fotos e entregado tudo ao Ministério Público com bastante antecedência, mas, como sempre acontece quando o caso tem fotos, houve muita confusão. Autoridades tropeçaram cegamente aqui e ali com as fotos erradas, juiz e júri descobriram que tinham fotos diferentes, fotos iam sendo passadas de pessoa em pessoa, e eu tive de suprimir um riso histérico diante daquela desorganização toda.

O advogado da acusação começou acalentando todo mundo em uma conversa enfadonha enquanto discutíamos em detalhes, conforme combinado, cada um dos 105 ferimentos da vítima. No decorrer disso, cometi dois pequenos erros, ambos gentilmente corrigidos pela promotoria. O primeiro foi na lesão 11, no lado direito das costas.

> Eu: ... indicando mais uma vez que esta lesão foi causada por objeto contundente linear de tamanho semelhante ao objeto que causou as lesões no lado esquerdo do tórax.
> Promotor: Quando você se refere ao tórax, você quer dizer as costas?

Eu: Ah, peço desculpas, sim, as costas. Estas lesões que acabei de mencionar são as lesões em destaque nas costas.

Um erro bobo. E foi uma estupidez voltar a cometê-lo, muito depois:

Eu: ... e como vocês podem ver, o ferimento 71 é uma contusão de dez por três centímetros de profundidade.

Promotor: Mas no seu laudo, além destes ferimentos numerados, você não encontrou algo mais aqui?

Eu: De fato, mais uma vez, assim como no tórax, encontrei uma região com hematomas paralelos nas pernas.

P: Você quer dizer nas costas?

Eu: Isso, tal como se deu nas costas. Desculpe. Você está certo, estou confundindo tórax e costas. Nas costas havia pelo menos três regiões com hematomas paralelos...

Considerando a grandiosidade do crime que estávamos discutindo, esses erros pareciam insignificantes. Eu disse costas quando quis dizer tórax, e fui devidamente corrigido. Não creio que confundi o juiz, júri, a acusação ou o réu. A defesa, no entanto, devia estar esfregando as mãos de satisfação.

Quando o juiz perguntou à defesa quanto tempo levaria para fazer seu interrogatório, pois ele estava decidindo o tempo de pausa que daria ao júri, o velho tigre disse, de forma bastante ameaçadora, que, já que havia acabado de surgir um fato novo, talvez fosse melhor fazer a pausa logo.

Houve uma pausa de vinte minutos, do tipo que os jogadores de xadrez considerariam estratégica. Passei o tempo todo imaginando quais seriam as tais novas informações. Seria algo que eu disse? Lembrei-me da reputação do advogado de defesa e, é claro, logo depois do nosso retorno, ele começou...

AD: Acho que em duas ocasiões você se referiu ao tórax quando queria se referir às costas?

Oh-oh. Quando no início do interrogatório um advogado de defesa tenta me pegar com erros pequenos e insignificantes para provar ao júri minha incompetência, já sei que vou ter problemas.

> Eu: De fato, sim.
>
> AD: Esse é um erro que pode ser cometido facilmente, não é?
>
> Eu: Bem, sim, é fácil confundir essas coisas. Tendo a considerar a parte de trás do tórax e a fronte do tórax.
>
> AD: Mas, dr. Shepherd, não foi isso o que você disse.
>
> Eu: Não. Eu equivocadamente disse tórax quando quis dizer costas.
>
> AD: Um belo erro à sua maneira, não é?
>
> Eu: Bem, é um engano. Não tenho certeza do quão "belo" ele pode ser.
>
> AD: Muito bem. Quando se é mais escrupuloso, talvez seja esperado um grau maior de precisão. Por exemplo, o peso da barra de metal (*referindo-se à arma do crime*) — 450 gramas. Isso está certo?
>
> Eu: É o que dizem minhas anotações.
>
> AD: Bem, vamos ficar sabendo, sem dúvida, por meio dos registros das evidências, que a arma pesava 421 gramas. Não é uma grande mudança no peso, exceto na precisão do que você diz.

Naquele momento, senti-me corar. Confundir tórax e costas durante uma fala não era nada de mais, mas ser acusado de errar o peso da suposta arma do crime poderia soar negligente aos olhos do júri. Não dava tempo de pensar no assunto; sem qualquer aviso, a defesa mudou totalmente de assunto.

> AD: Se um homem consumiu bebida alcoólica — tudo depende da quantidade, e se ele estava habituado a beber —, isso pode afetar sua estabilidade ao caminhar?
>
> Eu: Pode.
>
> AD: E se ele sofreu algum trauma físico — golpes — isso só vai complicar as coisas, não é?
>
> Eu: Bom, acho que depende dos golpes que ele tiver sofrido.

AD: Agora, dr. Shepherd, você disse que a vítima recebeu cerca de cem golpes, certo?

Eu: (*muito cauteloso agora*) Isto é... uma estimativa.

AD: Agora acompanhe meu raciocínio, por favor. Você é um médico, chamado para um apartamento no nono andar. Você foi informado, e é possível constatar isso, que um homem sofreu... deixe-me ver seu laudo exato... 105 golpes. Ele diz: "Quero descer até o terceiro andar. Eu sei que bebi". São 74 degraus e oito lances e meio. Você diria: "Tudo bem, camarada, pode ir. Te vejo lá embaixo"?

Se eu não estivesse sob juramento e na função de fornecer evidências, eu teria rido. Será que o advogado de defesa, ao se flagrar no nono andar de um edifício residencial com um jovem michê bêbado, realmente o chamaria de "camarada"? Mas minha verdadeira preocupação era: para onde estava indo aquela conversa?

Depois de uma série interminável de perguntas sobre se, como e por que eu ajudaria um garoto de programa bêbado a descer as escadas no meio da noite, o advogado explodiu de um jeito que, estranhamente, lembrou meu pai.

AD: Posso ir direto ao cerne da questão e parar com essa enrolação de ficar perguntando e respondendo? Você certamente ia garantir para que ele não caísse pela escadaria — rolando por 74 degraus —, não é?

Eu: Essa seria uma de minhas preocupações, sim.

AD: Sim. Porque se um homem tivesse sido submetido à quantidade de golpes que você apontou, ele poderia cair?

Eu: Obviamente, qualquer um nessa circunstância poderia cair.

AD: Obrigado. Se ele caísse por uma escada sem carpete, poderia se machucar?

Eu: Certamente, uma queda no patamar inferior da escadaria que vi poderia resultar em lesão, sim.

AD: Sim!

Deus do céu. A defesa não iria argumentar que os 105 ferimentos tinham sido praticamente todos causados pela queda da vítima no andar de baixo, não é? Não iria tentar persuadir o júri de que aquilo não fora um assassinato com uma barra de metal, e sim uma queda desventurada pela escadaria, não é? A ideia era absurda.

O advogado me pediu para descrever a escada em detalhes minuciosos, embora o júri tivesse recebido fotos dela. Perdi a conta do número de vezes que ele repetiu quantos degraus havia nela; provavelmente todos no tribunal devem ter sonhado com o número 74 naquela noite. E uma queda por 74 degraus de concreto, ele insistia, poderia ser muito grave. Não fui capaz de contradizê-lo. Mas ainda assim, eu não acreditava que os ferimentos da vítima, ou pelo menos os ferimentos fatais, fossem resultantes do momento em que ela desmaiara no andar de baixo.

Então, ele voltou aos ferimentos. Individualmente. Mais uma vez. Todos os 105. Um a um, ele foi me pedindo para provar que não foram causados pela suposta queda da vítima, e fez questão de contestar cada resposta, uma a uma.

Esse interrogatório em especial me surpreendeu. A vítima era uma pessoa com vida errante, que passara a maior parte da infância pulando de lar em lar, e provavelmente passara ao menos parte de seu tempo subsequente morando nas ruas; além disso, tinha saído da prisão recentemente. Os antecedentes do réu eram muito semelhantes. Se qualquer um deles tivesse recebido uma fração do dinheiro, cuidado e interesse dedicados a esse julgamento, duvido que tivesse havido um assassinato.

Quanto ao advogado de defesa, era bom que ele estivesse se empenhando tanto para defender um cliente que estava nitidamente à margem da sociedade. Ironicamente, se um dia aquele mesmo advogado já tivesse passado pelo rapaz sentado encolhido à porta de um estabelecimento, não creio que teria olhado para a cara dele por um segundo que fosse, muito menos lhe dado uns trocados. Mas agora o jovem estava sendo julgado por assassinato, e todas as questões legais em torno dele estavam consumindo o advogado. Meu desejo era só que o sujeito cumprisse com sua função sem atacar minha reputação como perito.

Mas eu sabia que se fosse em outro caso, e com outro júri, poderíamos estar do mesmo lado e então, em vez de zombar de mim, ele estaria elogiando minha experiência e habilidades.

O interrogatório continuou pelo restante do dia, e prosseguiu na manhã seguinte. E na tarde seguinte. E na outra manhã. Agora o advogado de defesa não estava apenas argumentando que os ferimentos tinham sido causados por uma queda na escada, mas também que a hachura da superfície da barra de ferro gravada na pele da vítima, na verdade, era simplesmente uma marca da urdidura e da trama de sua camiseta de algodão.

Então, muitas pausas para o chá depois, enquanto eu voltava para o banco de testemunhas, pronto para ser jogado contra as cordas no ringue, fiquei observando o advogado se aproximar, saltitando, os passos alegrinhos e os olhos passeando perigosamente sob a franja da peruca. Ali eu soube que o tigre estava planejando atacar.

AD: O álcool, suponho, quando afeta o organismo, faz com que o indivíduo talvez fique um pouco mais propenso a sangrar?

Eu: No caso de um alcoólico crônico, cujo fígado fragilizado pode apresentar problemas de coagulação sanguínea, sim. Mas não encontrei nada que sugira que seja o caso aqui. Creio que o álcool teria efeito mínimo sobre as lesões.

AD: Na posição de clínico geral, você tem conhecimento sobre esse assunto?

Eu: Não, não tenho.

AD: Não está ciente disso?

Eu: Particularmente não.

AD: Como assim particularmente não? Você está ciente disso?

Eu: Ao longo da minha experiência, nunca tive ciência de qualquer pessoa que sofrera significativamente mais contusões por estar sob a influência de álcool, em comparação a um indivíduo sóbrio.

Essa não era a resposta que o advogado queria ouvir. Ele então se pôs a discutir comigo que o álcool dilatava os minúsculos vasos sanguíneos na superfície da pele — e com este fato eu concordava — e, portanto, aqueles que bebiam ficavam muito mais vulneráveis a contusões — nisto eu não concordava. Perdi a conta do número de vezes que ele tentou me conduzir, passo a passo, para sua dedução lógica, porém equivocada, de que a vítima só estava coberta de hematomas porque tinha bebido. Chegou a um ponto em que comecei a questionar quem de fato havia sido espancado por uma barra de ferro: a vítima ou eu; mas me agarrei firmemente aos fatos científicos. Por fim, o advogado explodiu.

AD: De onde você tirou isso? Você poderia fazer uma pesquisa na noite de hoje?

Eu: Posso consultar os livros de medicina clínica sobre os efeitos do trauma na pele.

AD: Que livro você sugere que eu consulte?

Eu: Sugiro que consulte qualquer livro de biologia molecular, infelizmente não tenho como fornecer um título específico.

AD: Você não conhece nenhum?

Eu: Talvez um livro de Guyton ajude, não sei dizer qual é a edição mais atual, acho que terceira ou quarta edição. Ou qualquer livro de hematologia vai servir.

AD: Algum autor de hematologia que você possa citar?

Eu: Não especificamente, não.

Juiz: Quantas páginas o advogado provavelmente terá de ler, dr. Shepherd?

Eu: Creio não poder ajudá-lo com isso.

AD: Está além do meu escopo, mas ainda vou dar uma olhada.

Juiz: Sim, e traga o livro para mim depois, por favor.

AD: Trarei, Meritíssimo.

A essa altura eu já estava odiando tanto o advogado de defesa quanto o juiz, e desconfiava que ambos fossem membros do mesmo gabinete, ou minimamente do mesmo clube de lazer. Certa vez, quando o juiz demonstrou impaciência para com a defesa, a referida parte pediu para falar com ele sem a presença do júri. O júri, a imprensa, o público e eu saímos da sala obedientemente. Quando advogados e o juiz conversam dessa maneira, geralmente significa que alguma questão jurídica está sendo discutida e, na volta à audiência, sempre fica uma atmosfera distintamente fria, com um advogado sorrindo e o outro emburrado. Mas nesse meu caso, quando voltamos, os advogados e o juiz estavam todos sorridentes, felizes, como amigos em volta da fogueira no acampamento.

A defesa estava tentando suprimir a surra horrorosa que o rapaz morto tinha levado, tentando persuadir o júri de que ele simplesmente rolara pela escadaria (já mencionei que havia 74 degraus?), e que só adquirira tantos hematomas ao longo do processo porque tinha tomado uns drinques. Passei a noite telefonando febrilmente para amigos a fim de discutir contusões e vasculhando a biblioteca do hospital em busca daquele livro.

No dia seguinte, lá estávamos nós de novo. Era a única coisa que eu podia fazer para conter meus próprios impulsos homicidas.

AD: Você indicou um livro para mim e para esta corte. Guyton.

Eu: De fato.

AD: Você tem um exemplar dele aí?

Eu: Tenho um exemplar dele comigo.

AD: Você destacou a passagem na qual confiou?

Eu: Marquei a página que descreve o que ocorre no corpo após a lesão de um vaso sanguíneo.

AD: Está marcada aí?

Eu: Sim, nesta edição em particular está no capítulo 36.

AD: Qual edição?

Eu: Creio que seja a oitava.

AD: Hum. Você tinha, é claro, nos falado da terceira ou quarta edição.

Eu: Creio que eu disse não saber qual era a edição mais recente.

AD: Posso ver?

Mas acho que ele já tinha visto. Ele se pôs a fazer perguntas intermináveis sobre plaquetas e coagulação em uma tentativa de provar seus argumentos, até que o júri começou a cochilar, e até o juiz interrompeu.

Juiz: Por favor, me perdoe, mas o que eu gostaria de perguntar ao dr. Shepherd é: esse capítulo ao qual você se referiu... tem algum trecho que diz claramente que o álcool aumenta os hematomas?

Eu: Não existe, Meritíssimo, nem neste e nem em outros livros que consultei, qualquer coisa que diga diretamente que o álcool causa mais hematomas. Esse fato é inexistente.

Juiz: Afinal, se essa fosse uma proposta sustentável, você esperaria encontrá-la no livro, no citado capítulo?

Eu: Esperaria sim, Meritíssimo.

Mas nem isso foi capaz de conter a defesa. O advogado sustentou sua falácia de várias maneiras, uma, duas, mais três vezes, de que o álcool aumenta o fluxo sanguíneo nos capilares e, portanto, os hematomas ficam mais prováveis de acontecer.

Depois de uma semana inteira prestando depoimento, fui liberado. Que alívio!

Esse caso ilustra que existem fatos — e existem as conclusões que podem se originar deles. No caldeirão contraditório daquele tribunal, a verdade se transformara em uma mercadoria individual, matizada e maleável, e foi por isso que, como perito, fui pressionado a interpretar os fatos de maneiras que considerei incômodas. A advocacia — a arte de um advogado defendendo seu caso — não precisa ser dotada de consciência, e qualquer escola da Ordem concordaria que alguns bons casos são perdidos devido ao mau exercício da profissão, e que alguns casos ruins são ganhos por causa de uma defesa apaixonada. Em geral, o equilíbrio da justiça se baseia em um conceito que durante séculos serviu bem à nossa sociedade: que doze pessoas sorteadas aleatoriamente e sem formação especial podem ouvir e formar um julgamento com base em todas as evidências que lhes são apresentadas.

Nesse caso, o júri considerou o réu culpado de assassinato e ele foi preso. Eu me pergunto se ele teve tantas noites insones quanto eu. Mas pelo menos tinha acabado.

Só que não. Depois de seu cliente passar alguns anos na prisão, o advogado quis apelar contra a condenação porque tinha novas provas. A nova evidência era que eu não tinha conseguido apresentar no tribunal nenhum livro que contradissesse a teoria do advogado de defesa, de que o consumo de álcool tinha sido o responsável pelos hematomas da vítima. E daí ele listou vários outros aspectos nos quais supostamente fui incompetente.

Agora eu me perguntava seriamente quem estava sendo julgado ali: eu ou o assassino condenado. Mas, desta vez, ao menos tive tempo para convocar apoio. Um hematologista muito experiente leu a transcrição do estudo e redigiu um laudo, que trazia a seguinte conclusão: "Os capilares sanguíneos na pele de um indivíduo sob efeito do álcool teriam desempenhado, no máximo, um papel trivial na hemorragia cutânea (hematomas). Esse ardil espetacular foi repetido à exaustão pela defesa em nome do senso comum, mas a imagem evocada, de vasos inchados com sangue, é enganosa".

Passamos muito tempo rondando o Tribunal de Apelação antes de a defesa ser ouvida mais uma vez. E então tudo acabou em um instante. A "nova evidência" foi devidamente identificada como ilegítima por vossas senhorias e a permissão para apelar foi indeferida.

Admiro a persistência daquele advogado na luta por seu cliente, um jovem muito, muito carente. Se um dia eu fosse acusado de assassinato, adoraria que ele me defendesse. Já como o perito na linha de tiro, achei que ele demonstrou uma capacidade notável de atropelar os fatos médicos que não favoreciam seu caso.

Desde então, se estou em uma audiência e a situação se complica, meu mecanismo de enfrentamento é o mesmo de Alexander Pope. As frases que meu pai escreveu tão meticulosamente para mim naquele dicionário todos aqueles anos atrás sempre me instruíram a falar com timidez, mesmo quando eu estivesse tomado pela certeza; a admitir prontamente a possibilidade de estar equivocado; a examinar meus erros e assumi-los; a ensinar ou a corrigir os outros com empatia por seus sentimentos; nunca concordar por mera polidez com conceitos que sei estarem errados; e também a aceitar a correção quando for conveniente. Apesar da constante agressão e obstinação promovidas por nosso sistema com seus adversários, e seu frequente desrespeito pela verdade, tento manter os princípios de Alexander Pope.

DR. RICHARD SHEPHERD

CAUSAS NÃO NATURAIS

29

Só o mero pensar na região de Hyde, em Manchester, sempre me deixou transbordando de satisfação. É a cidadezinha onde minha mãe foi criada, onde viviam sua família e amigos. Hyde sempre foi o lugar das visitas felizes quando eu era pequeno, e um destino de peregrinação constante ao longo da minha vida, pois também é o local onde minha mãe foi enterrada.

Era agradável pensar nas velhinhas de Hyde — minha avó, minha tia —, tão diferentes das pessoas idosas isoladas e desnutridas cujos corpos eu às vezes via. Ambas sempre me receberam com abraços calorosos e carinhosos, acolhendo-me em suas vidas agitadas e casas lustrosas. Visivelmente parte intrínseca de uma comunidade extensa.

Em 1998, recebi um telefonema de um advogado me pedindo para fazer uma segunda necropsia em uma senhora exatamente daquela região. A sra. Kathleen Grundy era amiga da minha família materna e também ex-colega de escola da minha tia. Ela faleceu em 24 de junho, e em 1º de julho foi enterrada, no mesmo cemitério que a minha mãe.

Em agosto, no entanto, ela fora exumada, e agora eu estava sobre seu corpo no necrotério do Tameside General Hospital.

Ela morrera aos 81 anos, mas antes parecia ter uma saúde excepcionalmente boa. Não havia sinais de desgaste no organismo. E suas artérias exibiam o mínimo de aterosclerose, algo incomum para qualquer pessoa da idade dela (e também para a geração seguinte).

Mas a toxicologia contava uma outra história. Embora eu não conseguisse encontrar nenhuma picada de injeção em seu corpo, ela evidentemente havia consumido uma dose substancial de morfina ou diamorfina nas horas que antecederam o óbito. Atestei overdose de morfina como causa mortis.

Na verdade, ela morrera nas mãos do médico da família, um sujeito de confiança, e foi por meio de sua partida súbita que Harold Shipman finalmente foi desmascarado como um serial killer. Ele era muito estimado por seus pacientes, famoso e admirado naquela comunidade da qual eu me lembrava com tanto carinho. Muitos o descreviam como o melhor médico da região. Ele era especialmente amado pelos idosos, pois fazia visitas domiciliares de bom grado e, já atuante em Hyde há um bom tempo, assim que montou o próprio consultório em 1992, foi inundado de pacientes que vinham das recomendações boca a boca.

As suspeitas sobre a figura dele foram despertadas devido à morte repentina de Kathleen Grundy, poucos dias depois de seu testamento aparentemente ter sido alterado para favorecê-lo. Ele atestara a causa da morte dela como "Velhice".

Imediatamente outros casos foram reabertos, e mais exumações se seguiram. Assisti a cinco dessas necropsias. Na análise que veio depois da de Kathleen, de uma mulher de 73 anos, identifiquei uma doença coronariana muito sutil e um enfisema leve. Mas não vi os sinais de pneumonia alegados por Shipman no atestado de óbito. Ela havia sido envenenada por morfina. O corpo seguinte contou a mesma história. Todos contaram.

Parecia incrível que um médico de família pudesse ter matado seis de seus pacientes. Em uma carta que escrevi depois desses episódios, relatei o seguinte:

> É essencial que a fonte da morfina seja identificada, e não deve ser descartada a possibilidade de contaminação... dado o atraso entre o óbito e os exames cadavéricos, e os inúmeros eventos e ações que cercaram esses corpos, a possibilidade de contaminação precisa ser positivamente excluída... Sugiro a contratação de um químico para averiguar se é possível que os produtos utilizados na fabricação do fluido de embalsamamento, da madeira e do tecido

dos caixões tenham sido contaminados por substâncias contendo morfina durante o sepultamento... por fim, avente-se também a possibilidade de outras conexões entre as instituições envolvidas (embalsamadores, agentes funerários, funcionários).

Claro, eu achava que todas as outras possibilidades deveriam ser investigadas não só porque eu era o patologista da defesa de Shipman (sim, até mesmo assassinos em série têm direito a defesa), mas também porque eu era — todos nós éramos, na verdade — resistente à ideia de que um médico havia sistematicamente matado seus pacientes. Alguns anos depois, quando Shipman foi preso pelo assassinato de nada menos do que quinze pacientes, foi difícil digerir as conclusões do inquérito público presidido pela meritíssima Dame Janet Smith: que ao longo de mais de vinte anos, ele confirmadamente matara 215 pessoas, e que ainda havia centenas de outros casos pendentes, pois seriam impossíveis de se apurar àquela altura do campeonato.

As motivações de Shipman nunca ficaram claras. Geralmente, suas vítimas moravam sozinhas. Geralmente, mas nem sempre, eram idosas. Geralmente, mas nem sempre, eram mulheres. Qualquer um que esperasse que Shipman um dia fosse revelar as razões por trás de seus atos — e talvez confirmar quantas das 494 mortes sob sua supervisão foram deliberadamente causadas — teve suas esperanças frustradas alguns anos depois. Em 2004, ele foi encontrado enforcado em sua cela.

Depois das exumações, Hyde mudou para mim. Em vez de ser um lugar associado ao calor da minha família materna e às velhinhas agitadas, tornou-se um lugar onde as velhinhas jaziam nas mãos de um serial killer em quem elas haviam depositado toda sua confiança para serem cuidadas.

Quando voltei a Londres depois das exumações, ainda meio incrédulo diante daquela amostra dos crimes de Shipman (que naquela época ainda eram mera suspeita), tive mais uma experiência desagradável: entrei em conflito com Iain West. Para o meu choque, ele havia se aposentado do Guy's Hospital. Depois de tantos anos jurando que jamais iria parar, ele fizera exatamente isso. O boato era que Iain estava doente, mas, claro, seria impossível ele desaparecer das cenas de crime em Londres e simplesmente ficar cuidando de seu jardim em Sussex. Ele aparecia com frequência no necrotério e no tribunal, e quando voltei de Manchester, ainda meditando sobre a verdade que se desenrolava a respeito de Shipman, descobri que Iain seria meu adversário em um caso de esfaqueamento.

Discordávamos fundamentalmente: não cara a cara, e sim redigindo laudos opositores repletos de palavras fortes. A refutação de Iain sempre foi robusta. Embora já tivesse me ocorrido naquela época — e não só hoje, quando faço um retrospecto — que sua prosa estava um pouco menos resistente do que de costume.

O caso se concentrava no relato do agressor, explicando como a faca tinha ido parar no coração da vítima. Esses relatos costumam ser altamente criativos, e acho que já ouvi todos os pretextos possíveis para explicar a presença de uma lâmina no corpo de outra pessoa. A mais comum é a alegação de que "ela veio correndo em direção à faca". Isso nem sempre é fácil de se provar ou refutar, por isso necessito do maior número possível de relatos de testemunhas para me ajudar a reconstituir o ataque. Nessa ocasião em especial, não havia testemunhas. O caso era uma discussão entre marido e mulher, resultando na morte dele, e só tínhamos a palavra dela para embasar a argumentação. O investigador sênior chegou a me ligar pedindo conselhos antes de interrogá-la, um evento um tanto raro, mas ele sabia que o caso todo iria se basear na descrição exata fornecida por ela.

Eu disse: "Não aceite generalizações, encurrale-a. Não deixe que ela lhe diga: 'Ele simplesmente veio para cima de mim!'. Isso não vale de nada, então faça com que ela reencene, descreva, diga quem estava onde, e como estava segurando a faca, em que mão estava a faca e os movimentos de cada um. Então talvez assim eu consiga comprovar ou desmentir a história dela".

Ele fez exatamente o que recomendei. Esse caso, no entanto, permaneceu um enigma.

O casal em vias de divórcio estava discutindo muito causticamente sobre a guarda de seus dois filhos. Era uma família com dinheiro, e a casa era grande e bem-cuidada. O pai queria desesperadamente ficar com os dois meninos, e uma audiência na Vara de Família era iminente.

Todos ainda moravam na mesma residência, embora a mãe já tivesse alugado um imóvel para si e para os filhos, para onde iriam se mudar em breve.

No dia de sua morte, o pai havia tirado uma folga do trabalho para sair com os meninos. A mãe estava se despedindo deles quando, de repente, o pai parou o carro à entrada da garagem e entrou na casa, gesticulando para que a mulher o seguisse. Achando que ele havia se esquecido de alguma coisa, ela obedeceu. O sujeito fechou a porta e anunciou que queria que os filhos morassem com ele.

De acordo com a declaração da esposa, eis como se seguiu a discussão:

> Eu falei: "Mas você precisa trabalhar, como vai dar conta deles?".
> E ele respondeu: "Vou pedir demissão. E vou cuidar dos meus filhos".
> Eu retruquei: "Ah, mas não vai mesmo".

A esposa então descreveu a fúria do marido. Segundo ela, o sinal revelador disso era a maneira como ele contraía o maxilar: ela se lembrava do gesto de uma ocasião anterior, quando ele a agredira. Mas, como deixou claro, apesar de agora ser da classe média, ela ainda era osso duro de roer; tinha vindo de uma região barra-pesada, por isso aprendera cedo que o recuo só servia para estimular os valentões. Sendo assim, naquela ocasião anterior ela revidara, e agora estava preparada para fazer a mesma coisa.

Ela não conseguiu explicar como os dois migraram do corredor para a cozinha.

> Mas, de repente, eu estava no fundo da cozinha e tive a impressão de que ele estava me dando um soco no estômago. Começou a me socar no estômago, e eu pensei que ele estivesse me batendo, mas quando eu olhei, olhei para baixo e vi um cabo verde, percebi que ele não estava me socando, estava me esfaqueando.
> Eu disse: "O que você tá fazendo, tá tentando me matar!?".
> Então ele pegou, tirou a faca da minha barriga e começou a enfiar no meu pescoço. Ele estava tentando cortar minha garganta. Estava tentando cortar minha artéria na garganta para que eu morresse...

E aí eu falei pra ele: "Pelo amor de Deus, você está tentando me matar, pense nos meninos... não, não me mate, pense nos meninos... você pode ficar com os meninos... fique com os meninos, só, por favor, não me mate".

Não me ocorreu que ele poderia pegar outra faca ou algo assim, mas então ele começou a me chutar. Ele pegou minha cabeça, e bateu minha cabeça no chão. Estou com um hematoma aqui, e ele quebrou um dente meu. Ficou me batendo sem parar, e aí pegou uma cadeira e me bateu com a cadeira, e eu pensei, meu Deus, ele só vai parar depois que eu morrer. Eu já meio morta com tantos machucados. Estava encharcada de sangue. Parecia que eu estivera no chuveiro, estava toda coberta de sangue.

Ele não falava nada, simplesmente ficou enfiando a faca no meu pescoço e eu tive que tirar a faca da mão dele... ele estava me segurando aqui e enfiando no meu pescoço e eu, com minha mão direita, consegui segurar o cabo ou a lâmina, sei lá, e então fiquei segurando... tinha sangue pra todo lado, pelo chão e na parede.

E eu estava, estava, já estava com a faca na mão, na mão direita, então eu fui bater nele. Ou avancei ou bati nele com a faca... Devo ter escorregado ou caí no chão, e aí eu estava encolhida em cima da faca...

O investigador disse que bastava, e então pediu que ela representasse exatamente o que aconteceu, mais de uma vez. Ele conseguiu estabelecer que ela ficara sacudindo a faca enquanto estava sentada no chão, mas em nenhum momento ela conseguira descrever o contato entre a vítima e a faca. Na verdade, ela não tinha motivos para acreditar que havia matado o marido porque ele de fato saiu correndo do cômodo. Ela correu para a garagem, trancou a porta e chamou a polícia. E ao longo disso, os dois meninos permaneciam em suas cadeirinhas, dentro do carro estacionado na frente da casa.

Ela estava dizendo a verdade? Ou ela matara o marido e depois se ferira para fundamentar o relato de que fora atacada antes?

Fotos da cena do crime confirmavam a alegação de que havia sangue nas paredes da cozinha, e uma boa quantidade no chão. As cadeiras estavam viradas. Certamente parecia ter havido uma briga ali.

O marido sofrera vários ferimentos:

– Uma incisão superficial na parte superior do tórax.

– Uma ferida que penetrou três centímetros na panturrilha esquerda.

– Duas pequenas lesões ligeiramente mais profundas na palma da mão direita.

– Uma facada no coração que penetrou a parede anterior do ventrículo direito e deixou uma lesão menor no ápice.

Ele foi levado às pressas para o hospital, sendo submetido a uma cirurgia cardíaca de grande porte, seguida de muitas suturas. A cirurgia foi malsucedida e, claro, a lesão no coração se provou fatal.

No entanto, à primeira vista, seus ferimentos não pareciam tão graves quanto os de sua esposa. Eu não a encontrei nem a examinei pessoalmente; em vez disso, revisei as muitas fotos de suas lesões. Minha busca era por ferimentos autoinfligidos, a marca de um assassino que pretende alegar legítima defesa.

Frequentemente, os patologistas têm de decidir entre homicídio e suicídio, lesões acidentais e deliberadas. E as feridas à faca são o reino de um falsário: são tão feias que, à primeira vista, os inexperientes podem acreditar imediatamente que ninguém seria capaz de fazer isso consigo mesmo. No entanto, ao longo dos anos, aprendi que não há quase nada que as pessoas não sejam capazes de fazer para evitar uma acusação de assassinato. Conforme já relatei, caro leitor, lesões autoinfligidas geralmente são reconhecíveis: são feitas com o mínimo de força a fim de criar o efeito máximo e, obviamente, estão sempre em partes do corpo facilmente acessíveis à mão de seu dono. E usando da mesma lógica, também é possível identificar lesões que possivelmente não podem ser autoinfligidas e, desse modo, fico feliz em ajudar a livrar os inocentes das acusações de agressão.

A esposa em questão tinha:

– Hematomas no braço esquerdo, ombro esquerdo, lado esquerdo do pescoço, quadril direito, quadril esquerdo, coxa direita, mão direita.

– Uma incisão aberta, mas não profunda, na parte frontal esquerda do pescoço.

– Arranhões superficiais na mesma região.

– Um ferimento por punção no pescoço.

– Uma incisão na clavícula.

– Incisões na parte de trás do cotovelo esquerdo.

– Uma incisão horizontal sob a mama direita.

– Facadas curtas em ambos os lados do abdômen.

– Um ferimento por punção na coxa direita.

– Uma incisão aberta na mão direita.

– Cortes superficiais no polegar direito.

– Um esfolado de faca na mão esquerda.

– Um dente quebrado.

O Ministério Público realizou muitas reuniões para discutir esse caso. Quando a família do marido percebeu a possibilidade de a esposa se livrar da acusação, mencionou furiosamente que entraria na justiça. Daí contratou Iain para redigir um laudo fazendo um paralelo entre o depoimento da esposa e suas lesões.

E lá estava o laudo dele, à espera na minha mesa quando voltei de Manchester. Era tão ameaçador que praticamente dava para ouvir seu ribombar.

Os ferimentos contundentes no braço podem ser resultado de uma série de golpes no braço. O padrão não parece típico de agarramento...

Embora seja possível que os indivíduos produzam hematomas no próprio corpo por meio de golpes com objetos ou beliscões etc., nesse caso os ferimentos no braço podem ser resultado de uma agressão do marido.

O padrão geral dos ferimentos, no entanto, não é nada do tipo de lesão resultante de um ataque vigoroso da vítima fatal do episódio, que disse estar tentando esfaqueá-la. A pele é um dos tecidos mais rígidos do corpo, e uma vez que a ponta de uma faca perfura a pele, presumindo até mesmo um grau moderado de força na investida, não haveria nada para impedir o instrumento de penetrar pelas camadas: em muitos casos, todo o comprimento da lâmina é inserido. Todas as feridas vistas no corpo dessa senhora parecem muito superficiais, e não parece haver nenhum grau substancial de penetração.

Ferimentos autoinfligidos no pescoço não são incomuns. Não há evidências que sugiram que a faca tenha sido enfiada no pescoço em um movimento de esfaqueamento. Dada a maneira como os ferimentos foram alegadamente causados no abdômen, sou convicto da opinião de que eles não são consistentes com golpes à faca deliberados, mas são consistentes com automutilação ou ferimentos à faca infligidos sob controle considerável.

Esta senhora pode ter sido vítima de uma agressão envolvendo socos ou até mesmo golpes de uma cadeira, embora eu veja poucas evidências para sustentar uma alegação de chutes fortes nas coxas, ou de que sua cabeça tenha sido batida contra o chão com força. O padrão geral das lesões é, no entanto, consistente com lesões autoinfligidas.

Concordei que a esposa havia sido submetida a um ataque que gerara traumas contusos. Mas discordei que os ferimentos à faca foram autoinfligidos.

E dei várias razões para isso.

Primeiro, quando foi esfaqueada no abdômen, ela descreveu como uma sensação de socos, não de corte ou esfaqueamento. Essa é uma percepção muito comum no indivíduo que é esfaqueado: repetidas vezes ouvi vítimas dizerem que sentiram algo como um soco em vez de uma faca penetrando. Isso é um fato, mas provavelmente não é o tipo de fato que a esposa conheceria.

Em segundo lugar, embora ela pudesse ter ferido o próprio pescoço e abdômen, seria muito difícil e muito incomum ter conseguido ferir a parte de trás de um cotovelo e a parte de trás da mão oposta.

Terceiro, foram os ferimentos do marido que se mostraram mais importantes e, das quatro lesões por facadas ou incisões, três foram em regiões não letais. A facada incomum na perna sugeria que sua esposa estava no chão ao golpeá-lo, ou em uma posição mais baixa do que ele, de qualquer modo. O ferimento fatal no coração pode ter sido feito deliberadamente, mas no contexto de uma luta por controle da arma, senti que não era possível excluir *para além do benefício da dúvida* a possibilidade de o ferimento ter sido infligido acidentalmente. E ninguém poderia negar, pelos ferimentos contusos da esposa, que a luta física havia sido ferrenha.

Assim, embora o caso estivesse cheio de dúvidas e discrepâncias, como testemunha perita, não pude suplantar o benefício da dúvida e declarar que a facada fatal no marido tinha sido deliberada, ou que os ferimentos na esposa foram autoinfligidos. E mesmo que eu adotasse o equilíbrio das probabilidades como critério, ainda assim eu achava que o marido tinha sido responsável pelas lesões na mulher, e não ela mesma.

O Ministério Público concluiu que não seria de interesse do público — ou do erário — prosseguir com o caso. O legista, ciente de que uma família muito zangada estava presente naquele tribunal, garantiu que a polícia esteve presente no inquérito. Iain não deu sua declaração pessoalmente, embora, é claro, tivesse havido referências a ela. Minhas provas foram pontuadas por gritos raivosos e muitas zombarias. O legista mais de uma vez teve de pedir calma.

Minha opinião foi justificada quando o legista deu o veredicto de legítima defesa. A sentença foi entregue a um tribunal que, por um instante, escutou em completo silêncio. E então explodiu em alvoroço.

Dei um jeito de escapulir quando a gritaria piorou. Até onde sei, a ameaça de processo contra a esposa não se concretizou. Quando cheguei em casa, Chris estava fora e Anna estava debruçada sobre seus livros de física, em uma bolha de concentração. Ela me lembrou Jen. Enquanto carregava as pastas grossas daquele caso, eu me perguntava se alguma vez havia me debruçado sobre meus livros com tanta concentração ou se, assim como Chris, sempre fui mais errático.

"O que você fez hoje?", perguntou ela.

Contei a ela sobre o caso, mencionei os parentes zangados. Foi a primeira vez que ela perguntou diretamente sobre o meu trabalho.

Para minha surpresa, ela pediu: "Posso ver as fotos?".

A única coisa que ela sabia sobre o meu trabalho era que as fotos eram um tabu.

"As fotos do...?"

"Do corpo do marido."

Anna estava com 15 anos e estudando para o GCSE. Balancei a cabeça, negando.

"Você é jovem demais para ver fotos do necrotério."

"Não sou. Eu quero vê-las. Já vi montes de desenhos nas aulas de biologia."

"Mas os desenhos do seu livro de biologia não têm facadas."

"Acho que aguento de boas, pai."

Talvez ela estivesse certa. Talvez fosse hora de parar de proteger meus filhos da natureza incomum do meu emprego. Talvez todas aquelas amostras no meu escritório que eram levadas a palestras ou tribunais (dificilmente era possível escondê-las todas), talvez a conversa médica na hora das refeições, talvez tudo isto significasse que a morte era mais rotineira para ela do que eu imaginava.

Falei: "Vou lhe mostrar as feridas da esposa, aí vamos ver como você se sai. Já que ela está vivinha da Silva. E aí você pode me dizer se acha que ela se feriu para parecer que o marido a atacou".

Os olhos de Anna se iluminaram.

"Eu achei que não, o legista achou que não, mas Iain West redigiu um laudo rigoroso dizendo que sim."

Anna assentiu com entusiasmo.

"E isto não deve, repito, não deve ser discutido com ninguém fora desta família", acrescentei severamente. Ela me deu um olhar fulminante.

"Dã. Eu sei disso."

Passamos uma meia hora esquisita, mas estranhamente afetuosa, discutindo feridas. A feiura delas parecia não incomodar Anna. Por fim, depois de alguns apelos, mostrei-lhe as fotos do marido, da facada no coração que o matara. Já limpo no necrotério, não parecia tão espetacular assim.

"Parece uma pessoa dormindo", disse ela. "Cadáveres não são assustadores."

"Eles não são nada assustadores, mas não vou mostrar as fotos de dentro dele."

Ela deu de ombros.

"Tudo bem", disse, "mas isso também não ia me incomodar."

Pela primeira vez, ocorreu-me que Anna poderia estar descobrindo seu patologista interior.

"Achei que você e Chris quisessem ser veterinários", comentei.

"Ele quer. Eu quero. Mas talvez eu queira ser médica."

"Bem, eu não cogitaria virar patologista, certamente não patologista forense."

Ela piscou para mim, surpresa. Até eu fiquei surpreso ao me ouvir.

"Mas a mamãe diz que você ama seu trabalho!", protestou ela.

"Amo mesmo. Mas..." Mas o quê? De repente, as humilhações no tribunal, os parentes zangados, as muitas faces do luto, as velhinhas saudáveis cujas mortes tinham sido acima de qualquer suspeita e que agora estavam sendo perturbadas em seus túmulos... tudo aquilo parecia uma coisa que eu gostaria que minha filha evitasse.

"Pai?", ela soou alarmada. "O que foi?"

Simplesmente falei: "Anna, acabei de perceber uma coisa. É hora de retornar às aulas de voo".

DR. RICHARD SHEPHERD

CAUSAS NÃO NATURAIS

30

A investigação pela qual a família de Stephen Lawrence tanto lutara finalmente estava chegando — e coincidia também com o término do século xx. Em seu laudo final, no início de 1999, sir William Macpherson dissera: "Acreditamos que o impacto imediato do inquérito... tenha forçadamente trazido a público as justificadas queixas do sr. e da sra. Lawrence, e a insatisfação e infelicidade até então subestimadas das comunidades étnicas minoritárias, tanto local quanto nacionalmente, relacionadas a este e a outros casos, quanto ao seu tratamento pela polícia".

A investigação da polícia sobre a morte de Stephen Lawrence foi descrita como "palpavelmente falha", e creio que ali o público se deparou pela primeira vez com a expressão "racismo institucional". O inquérito e suas revelações marcaram uma mudança importante na postura do público em relação à polícia: ela não era necessariamente formada pelos amigões fidedignos dos inocentes. E, dentro da Polícia Metropolitana, talvez o inquérito também tenha levado ao início de uma mudança de postura em relação às minorias.

Para a família Lawrence, ainda não tinha acabado. O restante de sua história é bem conhecido: se desenrolou por mais treze anos, e talvez continue a se desenrolar. Em 2005, pelo menos em parte devido a esse caso, a lei *double jeopardy* foi revisada, e como resultado agora o acusado poderia ser julgado novamente pelo mesmo crime caso novas provas fossem encontradas. Por volta de 2011, os avanços científicos encontraram o DNA de Stephen nas roupas dos suspeitos, e isso foi uma nova evidência suficiente para levá-los a julgamento outra vez. Foi minha mais recente, embora talvez não a última, aparição no tribunal em função desse caso. Em janeiro de 2012, Gary Dobson e David Norris foram considerados culpados de assassinato e condenados a aproximadamente catorze anos de prisão cada um. Três dos assassinos de Stephen permaneceram foragidos, pelo menos por esse crime. Os principais suspeitos foram citados abertamente muitas vezes.

De volta ao final da década de 1990, quando a vida no St. George's parecia enganosamente estável e a vida de modo geral estava mais interessante por causa dos voos. Porque agora eu podia voar sozinho. Sim, em um dia frio e claro de janeiro, eu subi. No céu. Totalmente sozinho.

Não sei por que a sensação de não ter nada além de ar abaixo, acima e ao meu redor trazia alívio das duras realidades do meu trabalho. Não sei por que estar cercado por tanto espaço e ter meios para navegar por ele dava essa ilusão de controle sobre meu destino, coisa que nada fixado na terra era capaz de me oferecer. Não sei por que sentar diante dos manetes de uma pequena aeronave simplesmente eliminava as complicações que mantinham meu cérebro zunindo em círculos durante a maior parte do tempo. Só sei que eu amava a sensação, e sempre que estava voando, eu não pensava em nada além do agora, em nada além de pilotar o avião.

Comecei a ansiar pelo momento em que voar não se limitaria às tardes de sexta-feira com o clube da Polícia Metropolitana. Naquele ano, Anna faria a prova do GCSE e Chris faria as provas para se qualificar para a universidade. Nossa vida doméstica e, até certo ponto, nossa vida profissional sempre giraram em torno dos nossos filhos. Mas eles não precisavam mais da presença integral dos pais, embora o apoio ainda se fizesse necessário, só que agora de uma forma diferente. E dentro de alguns anos, ambos teriam saído de casa. Era uma certeza, uma bem horrível. Jen e eu teríamos de repensar nosso mundo. E reconhecer que chegaria o dia em que nossa missão estaria concluída.

Foi por isso que compramos um chalé na Ilha de Man. Nós nos apaixonamos por ele durante um feriado. Não ficava muito longe da casa de Austin e Maggie, e precisaria de uma série de reformas, mas concordamos que, um dia, íamos gostar de morar lá. Embora esse "um dia" ainda nos parecesse muito, muito distante.

Em 1999, finalmente parei de fumar. Novo milênio, novo século, será que eu realmente queria recebê-lo em meio a uma névoa de fumaça intoxicante? Não, não queria. Será que eu queria correr o risco de ver só mais uns poucos anos do novo século, continuando a consumir diariamente quantidades industriais de carcinógenos caros? Não, não queria. E embora eu já tivesse tentado muitas vezes antes de desistir de vez, foi a chegada iminente do ano 2000 que me trouxe sucesso na empreitada. Depois de quatro ou cinco meses de mau humor, muitos chicletes de nicotina e mandíbulas inchadas de tanto mastigá-los, atingi um ponto confortável. De repente, percebi que era capaz de viver sem cigarros e que entraria no novo milênio sem fumar. E nunca mais voltei a fazê-lo.

Vimos a chegada do Ano-Novo na Ilha de Man.

"Eu quero morar aqui", disse Jen. "É o que eu realmente desejo para o próximo século."

"Acho que vou conseguir tirar meu brevê logo, logo. A gente podia morar aqui e voar para todos os lugares que precisássemos", falei. Os lugares sempre ficam mais agradáveis quando você voa até eles. Mas eu não tinha pressa. Eu ainda não tinha cinquenta anos, e a Ilha de Man meio que era lugar moldado para a aposentadoria. Não era?

Chris estava planejando começar o curso de veterinária dali a um ou dois anos. Anna estava estudando para tentar entrar na faculdade e ainda agonizava entre se tornar veterinária ou médica.

"Pai, acho que seria uma boa ideia se eu fosse a uma necropsia", ela me falou certo dia.

Reação automática: não.

Anna, tão jovem, tão inexperiente, com suas bochechas fofas e olhinhos brilhantes, não deveria ser confrontada com as feias realidades da vida no necrotério, isso era óbvio.

"O Chris foi um dia! E ele não tinha nem 16 anos!"

"O Chris simplesmente foi levado à sala de necropsia por um legista idiota. E ele não ficou muito feliz com isso."

"Mas agora seria diferente, porque eu estaria preparada. Você poderia conversar comigo durante o procedimento, não é?"

Não.

"E quando eu me candidatar à faculdade de medicina, pense só na minha carta de apresentação. Aposto que nenhum dos inscritos vai poder dizer que já assistiu a uma necropsia."

Não.

E, assim, um dia ela me acompanhou ao necrotério. Não para ver uma vítima de suicídio ou homicídio, mas algumas mortes súbitas e naturais. Quando nos debruçamos sobre o corpo, olhei para Anna, que exibia as sobrancelhas franzidas de concentração enquanto eu apontava uma hemorragia cerebral, uma artéria coronária totalmente obstruída, um fígado cirrótico tão semelhante a uma cavalinha sarapintada.

"Se você for fazer medicina, não precisa se tornar patologista", lembrei a ela quando já estávamos voltando para casa. "Converse com sua mãe sobre dermatologia."

Ela disse: "Já conversei. Só ficou me perguntando se eu não estaria mais para patologista, na verdade".

Era estranho pensar na próxima geração dos Shepherd adulta e trabalhando. Porque isso significava que a geração anterior devia estar ficando velha.

Eu tive certeza disso em um dia de verão de 2001, quando me flagrei no funeral de Iain West. Ele morrera cedo, aos 57 anos, vítima de câncer de pulmão, causado, posso dizer sem dúvida, por seu tabagismo — hábito que, é claro, eu compartilhara até recentemente.

Já sabíamos há alguns meses que ele estava perecendo, mas quando recebi a notícia, mal consegui acreditar. Eu o tinha visto pouco tempo antes, acompanhando um caso na corte de Westminster. Ele tinha ido depor: nada seria capaz de afastar o velho soldado. Talvez soubesse que aquela seria a última vez que faria o juramento e que deixaria a corte a seus pés. Mais tarde, lá embaixo, nos escritórios, fiquei pensando no quanto ele envelhecera e como parecia diminuto. Ele subira as escadas para o tribunal com painéis de carvalho muito lentamente — mas ninguém se atrevera a oferecer ajuda. Então, quando ele se levantou para depor e fez o juramento, houve uma metamorfose. O velho Iain West ainda estava lá. Ainda no comando. Ainda uma presença.

Agora que ele estava morto, eu sentia profundamente que, além de ser meu mentor e professor, meu oponente e rival, ele também fora meu amigo. Aquelas longas reuniões em seu escritório e no pub, as gentilezas repentinas, a intimidade conhecida mas não reconhecida de colegas que trabalharam juntos por muitos anos — não era algo menor do que uma amizade só porque se iniciara no ambiente profissional. E agora meu amigo simplesmente não estava mais lá, e eu não tinha me esforçado o suficiente para vê-lo e para desfrutar de sua companhia durante sua pusilanimidade e semiaposentadoria forçada.

E como se isso já não fosse melancólico o suficiente, ficamos duplamente arrasados porque, naquele mesmo dia, o pai de Jen, o estimado Austin, morrera na Ilha de Man, deixando a família de coração partido.

Não só um memento mori, mas dois. Você pode pensar que, como nós patologistas encaramos a morte constantemente, não precisamos ser lembrados de nossa mortalidade. Mas precisamos, sim. Nós também precisamos ser estimulados pela morte de entes queridos para dar seguimento às coisas que queremos fazer na vida. Para Jen e eu, morar na adorável Ilha de Man era uma dessas coisas. Agora nos perguntávamos se não deveríamos fazê-lo de pronto. Também achávamos que Maggie, a mãe de Jen e agora viúva, poderia precisar da gente. Era hora de reconhecer que, se quiséssemos mesmo morar na ilha, isto não era algo que poderíamos ficar adiando eternamente.

Naquele mesmo ano, 2001, também foram divulgados os relatórios finais sobre o naufrágio do *Marchioness*. O juiz Clarke realizou tanto um inquérito formal sobre o desastre em si quanto um inquérito não estatutário (que é mais flexível e geralmente considerado menos "estrondoso" em sua abordagem) sobre o manejo dos mortos do *Marchioness* e seus respectivos parentes. Após o inquérito formal, houve ainda mais recomendações para a melhoria dos sistemas de segurança e salvamento no Tâmisa. E, no inquérito não estatutário, o juiz Clarke confirmou que os parentes das vítimas do *Marchioness* também foram vítimas de uma falha humana e do sistema. Sua sentença reconheceu as confusões nos procedimentos de gestão e identificação: ele apontou confusões dentre figuras-chave que estavam de férias, bem como seus representantes, dentre as várias patentes de policiais, dentre assistentes dos legistas e papiloscopistas, dentre legistas, dentre os funcionários do necrotério e agentes funerários.

Quanto a mim, o inquérito encerrou um capítulo da minha vida. Os patologistas foram enfim exonerados de qualquer culpa pelos erros cometidos. Onze anos depois do naufrágio, eu finalmente estava livre da fúria gerada pelos problemas na identificação dos mortos, principalmente o episódio das mãos desaparecidas. Os telefonemas raivosos e o desdém da imprensa, que reapareciam na minha vida periodicamente, cessaram da noite para o dia.

O interesse na conclusão do inquérito não estatutário focava principalmente nas muitas recomendações na abordagem de parentes, e também na identificação de vítimas em casos de desastre em massa. Acontece que, há alguns anos, eu mesmo vinha pensando bastante nesse problema. Durante a década de 1990, eu me perguntava como nós — patologistas forenses e equipes de crise em geral — lidaríamos com um desastre em massa em Londres. Porque até os desastres estavam mudando.

Em 2001, nossas cidades e sistemas de transporte eram muito mais seguros do que no passado. A maior ameaça agora era o terrorismo. Os bombardeios do IRA nos anos 1970 e 1980, e que tinham se embrenhado nos anos 1990, ainda permaneciam em nossa consciência. E outras cidades sofreram bastante. Em 1993, uma bomba explodiu no World Trade Center em Nova York, matando seis pessoas e ferindo mais de cem. Em 1995, houve um ataque ao metrô de Tóquio com gás Sarin.

A legista do Oeste de Londres, Alison Thompson, compartilhava de minha preocupação com o planejamento — ou melhor, com a falta dele — em relação a desastres naturais e não naturais. Sua jurisdição abrangia o necrotério de Fulham, onde os patologistas do St. George's trabalhavam, mas, mais significativamente, o aeroporto de Heathrow. No caso de um desastre em massa em Londres, havia um entendimento de que os corpos seriam levados para um hangar especial no aeroporto. Resolvemos dar uma passada lá para conferir as instalações e encontrei algo semelhante a uma enorme garagem. Estava cheio de tratores para limpar neve e equipamentos semelhantes.

Teria sido difícil encontrar um local menos adequado. Isso sem contar o fato de que estava sujo e cheio de graxa, entulhado de maquinários pesados, o acesso era difícil e havia apenas um pequeno lavatório. Propusemos à polícia, aos outros serviços de emergência, às autoridades locais e às instituições de caridade de apoio que todos revisássemos os planos de Londres para uma emergência em grande escala. Acontece que não estávamos sozinhos na preocupação de como a capital lidaria com um evento desse porte, e todos estávamos ávidos para participar.

Sabíamos definir uma emergência. O dr. David Paul, o legista aposentado da Zona Norte de Londres, o fez de forma muito simples, dizendo: "Minha ideia de emergência é ter pelo menos um corpo a mais do que o meu necrotério é capaz de acomodar".

Nosso grupo se reunia regularmente na Delegacia de Polícia de Heathrow, e a primeira coisa que fizemos foi tentar prever que tipo de emergência poderia ocorrer. Frequentemente, nos sentávamos ao redor das mesas, bebericando café e discutindo como lidar com uma pandemia de gripe. Ou com um grande acidente de avião na cidade. Ou com um ataque terrorista. Mas sabíamos que, por mais bizarros e ultrajantes que fossem nossos pensamentos, a realidade sempre seria diferente, e que precisávamos pensar e planejar do micro ao macro.

E provamos que estávamos certos. Chris estava prestes a sair de casa. Suas malas estavam prontas e ele logo pegaria um trem rumo ao Norte para estudar veterinária, quando me ligou.

"Anna e eu vimos uma coisa na TV..."

"O quê?"

"Pai, você está de plantão para emergências internacionais?"

Era o dia 11 de setembro de 2001.

Liguei a TV e flagrei o voo 11 da American Airlines atingindo a Torre Norte do World Trade Center. A princípio, parecia aquele tipo de acidente terrível que nosso grupo tanto discutira. Mas quando o voo 175 da United Airlines atingiu a Torre Sul pouco depois, percebi que, embora tivéssemos discutido tanto os atos de terrorismo quanto os acidentes aéreos, nunca nos ocorreu uma combinação de ambos, e tão fatal.

Então, incrivelmente, impossivelmente, enquanto o mundo assistia, as Torres Gêmeas de fato foram ao chão. Primeiro a Torre Sul. E depois a Norte. E agora parecia-me que os terroristas tinham levado o desastre a um nível muito, muito maior do que qualquer coisa que poderíamos ter sonhado.

Fiquei tão chocado e hipnotizado quanto o restante do mundo diante daquele golpe espetacular. A possibilidade de eu me flagrar envolvido no caso jamais me ocorreu. Presumi que meus colegas nos Estados Unidos continuariam o trabalho maciço de salvar os feridos, além de encontrar e identificar os mortos: que tipo de contribuição os britânicos poderiam dar? Mas Alison Thompson logo estava ao telefone.

Como legista do Oeste de Londres, Alison receberia quaisquer corpos britânicos repatriados em Heathrow, e seria a encarregada de estabelecer a causa da morte. Qualquer cidadão britânico que viesse a falecer no estrangeiro teria, por lei, direito a um inquérito no Reino Unido: tem sido assim desde 1982, quando o pai de uma jovem enfermeira britânica que morreu em circunstâncias delicadas na Arábia Saudita se recusou a aceitar a causa da morte na documentação oficial, e a consequente mudança na lei repercutiu ao longo das décadas.

Mais de dez anos antes, quando um avião civil fora derrubado por uma bomba terrorista sobre Lockerbie, na Escócia, Alison participara também, ficando bem ciente dos vários erros cometidos na gestão de alguns corpos, inclusive na identificação. Só que "alguns" erros em uma situação crítica dessas têm o poder de desestabilizar e angustiar um grande número de famílias.

As preocupações de Alison com o gerenciamento das baixas britânicas resultaram na rápida formação de um grupo na Scotland Yard, composto não apenas pela polícia e membros dos serviços de emergência do nosso comitê de desastres em massa, mas também por muitos outros funcionários de alto escalão.

As perguntas que fizemos foram: que tipo de apoio podemos oferecer à operação de Nova York? Como vamos repatriar nossos mortos? Devemos realizar as necropsias dos cidadãos britânicos mortos no atentado aqui no Reino Unido? As famílias achariam aceitável essa interferência extra nos corpos de seus entes queridos? Ou devemos deixar todas as necropsias e identificações para o Gabinete do Médico Legista-Chefe de Nova York? E se repatriássemos os corpos, eles seriam distribuídos pelas cidades natais das vítimas, sendo entregues aos legistas locais, e assim dando origem a inquéritos e veredictos individuais? Isto nos fez imaginar inquéritos se estendendo por meses a fio, ou até mesmo anos, e provavelmente (certamente) haveria uma enorme variedade de laudos diferentes e talvez conflitantes, variando de morte acidental a diversas categorias de homicídio.

Concordamos então que primeiro deveríamos avaliar o que o OCME em Nova York estava fazendo. A partir daí poderíamos determinar uma resposta formal do Reino Unido e oferecer a ajuda conveniente.

Reportamo-nos diretamente ao primeiro-ministro, Tony Blair, no grupo central de coordenação de emergências do ministério (em inglês, a sigla COBRA). Eles decidiram que precisávamos coletar algumas opiniões em primeira mão, e então, no dia 20 de setembro de 2011 — o dia em que completei 49 anos — finalmente foi determinado que eu voaria a Nova York para ver como os estadunidenses estavam cuidando das coisas. Telefonei para minha colega do OCME, Yvonne Milewski, e combinei de encontrá-la assim que chegasse. A voz dela estava cansada e emocionalmente esgotada, mas acolhedora como sempre.

Aterrissei em uma Nova York estranhamente silenciosa, um silêncio ainda mais intenso do que o silêncio noturno normal. A cidade ainda sussurrava diante de tamanho horror. Nove dias após a queda das torres, a poeira e o cheiro do acontecimento ainda pairavam. E embora as estradas estivessem bloqueadas e os túneis fechados, quando o tráfego parava, nem uma buzina soava. Falei para o taxista onde eu estava hospedado e ele disse que havia pelo menos quatro hotéis com aquele mesmo nome, então seguimos dirigindo por ruas tranquilas, indo a todos eles para ver qual era o meu. Por fim, percebemos que tínhamos achado o caminho certo porque o saguão estava lotado de policiais britânicos, alguns dos quais reconheci imediatamente. Fui saudado com uma recepção calorosa e me perguntaram se eu gostaria de uma bebida, mas tive de recusar. Eu tinha combinado de encontrar Yvonne no necrotério do OCME e já ia tomar um táxi direto para lá.

Cheguei às 2h30 da madrugada, me deparando com uma visão inesquecível. O prédio em si era uma caixinha de concreto horrorosa da década de 1960, mas a arquitetura não era o foco naquela hora. As ruas circundantes e os estacionamentos tinham sido isolados e colocados sob vigilância total, pois a recepção funcionava 24 horas. Depois de passar pela segurança, cheguei a uma praça de descanso improvisada e bem iluminada, cheia de tendas para oferecer um cafezinho e donuts aos trabalhadores que faziam uma pausa. Atrás dela, havia enormes trailers refrigerados, pelo menos trinta, enfileirados ordenadamente nos estacionamentos adjacentes, com flores guardando as entradas e bandeiras dos Estados Unidos fazendo sua pesarosa vigília.

Funguei. Aquele cheiro. Era óbvio que os trailers estavam lotados de partes de corpos humanos.

Mesmo àquela hora da noite, a todo momento um carro funerário dava ré na doca com um saco cadavérico a bordo. As equipes de busca no Marco Zero trabalhavam 24 horas por dia, e os patologistas também: Yvonne tinha se oferecido como voluntária para o turno da noite. E o turno do dia. Ela dormia quando dava.

Era preciso uma enorme resiliência para lidar com aquele ambiente bizarro e perturbador, e ali muitas pessoas acabavam descobrindo não serem dotadas dessa resiliência, então o trauma psicológico para as equipes de resgate e para o pessoal do necrotério foi enorme. Alguns conseguiram segurar as pontas. Alguns foram imediatamente mandados para casa, em estado de choque.

Os turnos faziam com que nunca houvesse atraso no início do processo formal de exame e identificação. Alguns dos sacos para corpos continham um membro da polícia ou do corpo de bombeiros que arriscara — e perdera — sua vida na carnificina. Para esses heróis em serviço, foi formado um grupo de militares exclusivamente para protegê-los, o qual os recebia com uma saudação formal por sua bravura enquanto eram levados para o OCME.

Dentro dos muitos sacos de corpos havia corpos inteiros, ou quase inteiros. As partes menores às vezes vinham em caixas compactas. Ali era adotada a regra básica de todos os sítios de recuperação de desastres:

se uma equipe de resgate encontrasse, digamos, um dedo, mesmo que parecesse nítido que pertencesse a determinado corpo, ele deveria ser catalogado separadamente e receber um número único. A natureza desse desastre, a força dos impactos e dos desabamentos, fez com que os corpos fossem tão fragmentados que simplesmente não era possível identificar as pessoas só de olhar, ou se orientar pela localização delas ou por suas roupas. Logo ficou evidente que muitas, ou talvez a maioria das identificações, iam depender de DNA. Mais tarde, às vezes muito mais tarde, com base nessa técnica incrível, membros, porções, partes, pedaços e fragmentos de tecido iam se juntando para originar algo semelhante a um corpo, ou o que restava dele. Assim como em todos os desastres em massa, a identificação das vítimas seria uma enorme operação administrativa e científica. Só que nesse desastre a tarefa foi maior, pior e mais difícil — em todos os sentidos — do que qualquer coisa já vivenciada.

Assim que chegavam, os corpos eram levados para a primeira sala, onde eram realizados exames preliminares. Daí seguiam diretamente para uma das salas de exames. Cada uma destas salas tinha uma equipe completa de policiais, patologistas, fotógrafos, radiologistas e assistentes. As necropsias eram realizadas da maneira padrão, em corpos inteiros ou frações de corpos. As características mais evidentes eram registradas, e estes dados eram cruzados com os fragmentos de roupas, artefatos pessoais — joias, cartões de crédito etc. — e quaisquer outras características e detalhes do ponto exato onde o corpo fora encontrado. Em seguida, o corpo ou parte dele era cuidadosamente numerado e levado para seu lugar exclusivo em uma prateleira numerada dentro de um trailer também numerado.

Os corpos eram tratados com grande respeito, e os trailers eram mantidos limpos e bem organizados, a bandeira nacional uma lembrança da presença do Estado, e os recipientes com flores uma lembrança das pessoas. Aqueles trailers resolveram o problema-chave de qualquer desastre desse tipo: tanto no processamento dos mortos quanto no armazenamento, até que a identificação positiva pudesse ser feita. Depois disso, eles poderiam ser liberados para suas famílias. Ficou nítido para mim que os estadunidenses estavam fazendo um trabalho fantástico, e tudo de forma muito metódica e respeitosa.

Tentei ser o mais discreto possível, já que todos no local estavam se empenhando arduamente. O mesmo aconteceu quando no dia seguinte fui me encontrar com Charles Hirsch, o legista-chefe em pessoa. Ele era um sujeito na casa dos sessenta e poucos anos, pequeno, magro, e estava distintamente estressado, comandando aquela operação maciça com pontos na cabeça e algumas costelas fraturadas. Ele estava entre os primeiros socorristas que chegaram ao World Trade Center pouco antes da queda da primeira torre. Como ele tinha conseguido escapar com ferimentos comparativamente menores em relação aos colegas que o acompanhavam, que terminaram soterrados pelos escombros e agora estavam na UTI?

Os trailers estavam lotando rapidamente. Em algum momento, concluiu-se que havia 2.753 vítimas e, no total, foram encontrados em torno de 70 mil partes de corpos ou fragmentos. Muitos dos corpos foram pulverizados, seja pela explosão inicial ou pela queda dos prédios. Teria sido muito mais fácil jogar tudo em uma vala coletiva, mas, é claro, os familiares dos falecidos jamais tolerariam a ideia de ver seus entes queridos enterrados junto aos sequestradores das aeronaves.

Logo, todos os escombros do World Trade Center estavam sendo transferidos para um antigo aterro sanitário em Staten Island, no estuário da Baía de Hudson, e que tinha um nome macabramente peculiar: Fresh Kills.* Cada pedacinho foi peneirado não uma, mas duas vezes, por uma equipe especializada liderada pela polícia e pelo FBI, a qual incluía antropólogos e médicos. E então começou a longa jornada para coletar o DNA de quase 3 mil pessoas. Cada minúsculo fragmento de tecido humano, cada objeto pessoal tinha de ser identificado.

Esse programa, de fato, se estendeu por muitos anos: em 2013, as identificações ainda estavam sendo feitas. Finalmente, em 2015, 1.637 vítimas tinham sido positivamente identificadas, representando 60% das baixas estimadas: todas as restantes viraram pó, assim como acontece com todos os corpos. Agora há planos para transformar Fresh Kills em um dos maiores parques urbanos do mundo.

---

*   Poderia ser livremente traduzido como "Abates Recentes".

Uma amiga antropóloga que trabalhou vasculhando os escombros ficou traumatizada, assim como muitos outros envolvidos naquela tragédia. Depois de meses peneirando pedaços de tecido e ossos humanos, ela desenvolveu pavor de voar. Ao retornar para o Reino Unido, antes de embarcar no voo, escreveu seu nome em cada parte do corpo, em cada membro, caso o avião caísse e ela fosse desmembrada. Na verdade, levou muitos anos para que ela conseguisse voltar a trabalhar.

Ao final de minha breve viagem, fui levado a um prédio comum em Manhattan, que na verdade era um dos escritórios do consulado britânico em Nova York. Uma equipe do Ministério das Relações Exteriores do Reino Unido estava à minha espera. Naquela época, sabíamos que muitos britânicos tinham morrido no atentado, mas não quantos.

"Então", começou uma das autoridades, "como vamos levar nossos corpos britânicos para casa?"

Eu me perguntava como eles imaginavam a repatriação dos corpos. Então um deles, um político, falou sobre uma fileira de caixões sendo conduzidos em lento comboio do aeroporto até o Centro de Londres, cada um envolto pela bandeira britânica.

Balancei a cabeça. Eu estava há quase dois dias em claro, além de chocado e exausto. Do ponto de vista de quem tinha botado a mão na massa, aquela fileira de carros funerários enfeitados com bandeiras soava como um mero golpe politicamente motivado para maximizar o drama e criar oportunidades fotográficas para o governo. Senti algo perigoso crescendo dentro de mim, algo realmente apavorante, algo que, se eu tivesse permitido, poderia ter virado um acesso de fúria. E, você sabe, eu nunca sinto raiva, muito menos fúria. Mas agora algo me escapava.

"Caixões? Você disse caixões? A maioria dessas pessoas foi pulverizada, você não entende isso? Em vez de caixões, você provavelmente vai mandá-las de volta em caixas de fósforos!"

Todos me encararam. O diálogo que se seguiu a partir de então foi econômico. Daí me agradeceram e me dispensaram.

Meu relatório final elogiou a forma como os estadunidenses abordaram o desastre, reiterando que poderíamos usar a papelada deles como base em vez de criar algo do zero. Como resultado, embora o número final de mortos para a Grã-Bretanha tivesse sido 67, somente um tribunal no Reino Unido, administrado por um legista experiente e empático, lidou com todas as baixas britânicas. E somente um policial estadunidense voou ao Reino Unido para prestar depoimento. E houve apenas um veredicto para todas as mortes. Homicídio doloso.

Quatro anos depois, Londres também foi atacada por terroristas islâmicos. Em 7 de julho de 2005, 52 pessoas morreram e mais de setecentas ficaram feridas quando quatro bombas explodiram na cidade, três delas no metrô de Londres e uma em um ônibus. Por coincidência, o plano de desastre em massa que a legista Alison Thompson e eu tínhamos começado a delinear na década de 1990 havia sido assinado literalmente alguns dias antes, e agora envolvia muitas instituições.

No dia eu não estava em Londres, mas quando o pedido de ajuda veio, peguei um avião e retornei rapidamente, daí comecei a trabalhar na excelente (e temporária) instalação mortuária erguida em menos de 48 horas no campo da Honourable Artillery Company, o regimento mais antigo do exército britânico. Todos os corpos foram levados para lá e a instalação, na verdade todo o nosso plano, se provou totalmente funcional. Realizei meu trabalho com imensa tristeza. Talvez, bem no fundo, em algum lugar irracional, eu esperasse que, ao montar um plano, pudéssemos ser poupados de colocá-lo em prática. Que devaneio.

Os legistas responsáveis por essa crise também tiveram um desgosto. A associação das vítimas do *Marchioness* criticou mordazmente a necessidade das necropsias completas que realizamos, alegando serem desnecessárias, já que a causa da morte após tal desastre era óbvia. Consequentemente, após os atentados de 2005, fomos instruídos a não realizar necropsias completas. Nossa função era apenas identificar as vítimas. Se abríssemos os corpos, deveria ser apenas para procurar a vesícula biliar e o apêndice, porque se tivessem sido removidos, isto poderia ajudar na identificação.

Depois, extraordinariamente, o serviço de ambulância foi criticado por uma suposta lentidão na recuperação dos feridos. A verdade é que as tripulações não devem ir para onde possam ser prejudicadas, e como havia o risco de que mais bombas fossem plantadas, havia a instrução de aguardar antes de entrar nos locais destruídos. Seguiram-se as acusações de que esse atraso fora responsável por várias mortes. Houve também a sugestão de que os advogados das famílias de algumas vítimas cavariam uma indenização junto aos serviços de emergência. Como as necropsias completas não foram realizadas, nós, patologistas, cortamos um dobrado para responder às perguntas feitas tanto pelas famílias quanto pelo legista para resolver tantas reivindicações.

Aprendi muito com esse episódio. Anos depois, fui o patologista responsável quando o taxista Derrick Bird realizou uma matança em Cumbria. Foi uma grande reminiscência do massacre de Michael Ryan em Hungerford, mais de vinte anos antes. Fui pressionado a não realizar necropsias completas, sob aquela mesma alegação de que a causa mortis era óbvia. Consciente dos atentados de Sete de Julho de 2015, não cedi às suas súplicas. Primeiro cada paciente passava por uma ressonância magnética para revelar a posição de cada bala, e cada corpo recebia uma necropsia completa. Não houve uma única crítica ao trabalho dos serviços de emergência.

DR. RICHARD SHEPHERD

CAUSAS NÃO NATURAIS

31

Meu segundo contato com a obra de Osama bin Laden foi em Bali, um ano depois do Onze de Setembro. Duas bombas plantadas por extremistas islâmicos ligados a Bin Laden explodiram em regiões turísticas lotadas da bela ilha indonésia, resultando em mais de duzentos mortos, a maioria turistas ocidentais e com idade inferior a 30 anos.

Mais uma vez, com poucas horas de antecedência, vi-me a bordo de um avião para auxiliá-los. Viajei sentado ao lado de alguns homens bastante corpulentos, possivelmente das forças especiais. Na verdade, passamos o trajeto todo calados, embora eu imaginasse que estivéssemos todos seguindo para leste pelo mesmo motivo. Presumi que eles pensassem que eu fosse um turista ou repórter. No entanto, quando notei não haver ninguém para me buscar no aeroporto de Denpasar, eles também perceberam e vieram falar comigo junto à esteira de bagagens.

"Quer uma carona, doutor?"

"Como vocês sabem quem eu sou?"

"Adivinhamos que você deve ser o patologista só de olhar..."

"Como?"

"Bem, para começar, você não riu do filme."

Assim é um patologista para você. Um açougueiro triste, sempre emburrado e obcecado pela morte. Mas fiquei grato pela carona. E a primeira pessoa que vi no hotel foi a legista Alison Thompson, que estava em Hong Kong e tinha voado diretamente para lá, sabendo, mais uma vez, que os corpos britânicos estariam sob sua jurisdição quando chegassem ao Heathrow. Cumprimentamo-nos calorosamente e, embora fosse de manhã bem cedo em Bali, decidimos já seguir para o hospital onde os cadáveres estavam armazenados.

Antes de deixar Londres, disseram-me que eu estava simplesmente vendo a operação sob o ponto de vista britânico. Mas quando entrei no necrotério, os outros patologistas (principalmente australianos, mas também holandeses e alemães) me reconheceram de reuniões internacionais nas quais estivemos juntos e imediatamente me entregaram uma bata, um avental, luvas de borracha e um bisturi. E disseram: "Manda ver, Dick".

A equipe da embaixada britânica tinha feito um trabalho incrível na localização dos corpos de seus expatriados. Não só isso: conseguiram combustível para manter o gerador de um dos poucos contêineres refrigerados do local — se não do país. Na verdade, como em todos os desastres, nós, patologistas, simplesmente trabalhamos como se estivéssemos diante de uma esteira rolante, pegando qualquer corpo que venha a seguir, independentemente da nacionalidade.

O problema era a falta de instalações para os mortos naquele universo de calor intenso. Jamais me esquecerei da visão ou do cheiro dos corpos estendidos à sombra, cobertos com sacos de gelo do supermercado. Como eu queria encontrar um caminhão cheio de gelo para jogar em cima deles! Estavam sofrendo modificações rapidamente, e não era para melhor. Muitos já estavam fragmentados, e a identificação era aquele quebra-cabeça de sempre, e estava sendo dificultado ainda mais pelas equipes de resgate sem treinamento, que simplesmente jogavam tudo o que encontravam em uma mesma sacola. Era um grande alívio encontrar a mão isolada de alguém com uma aliança de casamento gravada com o nome de seu portador. Um item pequeno e trágico que nos fornecia uma pecinha naquele quebra-cabeça calamitoso.

A maioria das vítimas atraídas para aquela ilha sibarítica era jovem e bonita. Estavam se divertindo no bar ou na boate onde as duas bombas explodiram, uma após a outra. As bombas foram plantadas por um grupo extremista que acredita-se ter sido financiado pela Al-Qaeda.

Por fim, confirmamos que houve 28 baixas britânicas e que, no total, mais de duzentas pessoas ficaram feridas e 202 foram mortas. Foi um período difícil, exaustivo e traumático. Posteriormente, visitei os memoriais daquela atrocidade montados em Londres e em Perth, na Austrália Ocidental, mas de fato nenhum memorial se fazia necessário para me lembrar dos corpos em decomposição, do gelo, do cheiro, da única torneira pingando no necrotério (e nosso único abastecimento de água) e da sensação dominante de que o terrorismo é uma futilidade. Não tenho certeza se essa sensação um dia me abandonou.

De volta para casa, minha vida profissional estava na corda bamba. O mundo da patologia forense continuava a mudar, e agora éramos ameaçados por novas incertezas, de um tipo que o grandioso Simpson jamais tivera de enfrentar. As faculdades de medicina da universidade sempre nos pagaram para lecionar nossa disciplina, mas decidiram — quase todas, uma a uma — que agora não iam mais financiar ou ministrar as aulas de patologia forense. A principal razão alegada era a falta de pesquisa forense e a ausência de publicações em revistas científicas de prestígio. O problema é que estávamos sempre ocupados demais com necropsias, legistas e tribunais para atender a esses novos padrões das universidades de ponta. A era da avaliação intelectual por meio da avaliação da pesquisa havia chegado. E nós, patologistas forenses, fomos considerados insuficientes nesse quesito.

Pouco a pouco, escolas de medicina com grande tradição na patologia forense fecharam seus departamentos e, não muito depois de sua morte, o reino de Iain West no Guy's Hospital desapareceu. O St. George's aguentou um pouco mais, porém, a sentença de morte do meu departamento novinho já estava assinada.

Basicamente fomos privatizados. A partir dali, em vez de prestarmos serviços forenses gratuitamente, com nossos salários pagos pelas universidades onde lecionávamos, iríamos cobrar diretamente da polícia, dos legistas ou dos advogados.

Eu sabia que, sem um salário, seria difícil manter aquele trabalho humanitário essencial. Refiro-me ao trabalho público, tal como minha contribuição contínua para ensinar às autoridades métodos seguros de contenção. E minha participação no planejamento de desastres. Todos os outros da equipe eram assalariados pela polícia ou por alguma outra organização: eu já não teria mais o peso de uma universidade atrás de mim.

Não apenas minha renda se foi, como também as palestras e os alunos, exceto por alguns centros especializados fora de Londres. Em toda a minha carreira, sempre apresentei palestras para salas lotadas, e por isso eu sabia como os estudantes de medicina achavam o trabalho forense interessante. Eu também considerava que as noções da medicina forense eram parte importante do curso deles. Todo médico, independentemente de sua especialidade, deve ser capaz de identificar os sinais de circunstâncias suspeitas para saber quando chamar um especialista ou mesmo a polícia. Mas havia muita medicina "real" competindo por pouco espaço na grade curricular, e a patologia forense agora se tornava acessível apenas em cursos de pós-graduação em pouquíssimas universidades.

Criei um grupo chamado Forensic Pathology Services (Serviços de Patologia Forense), o qual ficou amplamente conhecido como FPS, por meio do qual patologistas em Londres e no Sudeste do Reino Unido atuariam em nosso admirável mundo novo e privatizado. E de repente, enquanto estava mergulhado no planejamento e organização da coisa toda, me dei conta de que talvez não quisesse fazer parte daquilo.

Naquele outono (e com o coração pesado), também deixei Anna na universidade: ela finalmente tinha feito sua escolha, optando pela medicina. E agora nossos dois filhos estavam morando no Norte da Inglaterra. Claro, eles ainda precisavam da gente, mas não do mesmo jeito. Nossa casa agora parecia imensa, vazia e silenciosa. Era por isso que estávamos passando cada vez mais tempo na Ilha de Man? Nossa casa de veraneio ficava mais perto dos nossos filhos. Ou seria porque meus deveres de professor no St. George's Hospital estavam sendo encerrados, e por isso havia poucos motivos para permanecermos ali? Ou era porque amávamos nosso chalé na ilha e queríamos apoiar a mãe de Jen — não que Maggie tivesse deixado a viuvez atrapalhar sua vida social — e na verdade agora estávamos nos tornando parte de seu turbilhão festivo?

Ou... meu trabalho em Londres estava começando a me cansar... a tal ponto que nem minhas horas de voo nas tardes de sexta-feira estavam sendo capazes de me restabelecer? Agora cada comparecimento ao tribunal parecia se transformar em uma ferida contundente, e às vezes eu sentia que não tinha mais resiliência para lidar com aquilo. A alegria em meus passos era inexistente quando a polícia me convocava a uma nova cena de crime, a um novo corpo. E eu tinha perdido a esperança de que fossem me ligar para pedir minha opinião sobre algum caso. E, ao vislumbrar o futuro, eu via que os patologistas em algum momento chegariam ao ponto de fazer licitações de contratos, sair no tapa por corpos e até mesmo fazer competição de preços. A patologia forense era um serviço, mas não mais no mundo intelectualmente rigoroso no qual eu entrara, com seu escopo para debates, estudo e mudança social.

Jen também andava desiludida com seu trabalho. Apesar de sua incrível façanha de ter se formado em medicina tão tarde na vida, uma vez que se tornara clínica geral, ela descobrira que de fato não queria ser uma. Sempre fora seu desejo que nos mudássemos para a Ilha de Man, e ela acreditava que ali poderia se dedicar à sua especialização, a dermatologia, e morar no lugar que almejava.

O que mais vinha nos empurrando para lá? Nossa noção da própria senescência? Um desejo pelo estilo de vida que Maggie e Austin tinham desfrutado? A esperança de que, se passássemos mais tempo isolados em uma ilha, de algum modo a comunicação amorosa há tanto ausente ressurgiria?

Talvez eu — e talvez Jen também — estivéssemos passando pela tal crise da meia-idade, aquela que nenhum patologista jamais conseguira localizar dentro do corpo humano, nem mesmo sob o microscópio. Mas quando me pediram para escrever a 12ª edição do *Simpson's Forensic Medicine* (você deve se lembrar que a terceira edição foi a responsável por me atrair para a profissão), o convite soou como uma grande honraria. E um bom pretexto. Assim, fui a parteira do Forensic Pathology Services, mas não criei o filho. Em vez disso, Jen e eu deixamos Londres de vez. Abandonamos as sebes bem-cuidadas e os gramados bem aparados de

Surrey por um lindo chalé exposto ao vento em uma ilha em algum lugar perto de Liverpool. De modo geral, meus colegas e contemporâneos acharam que eu tinha perdido completamente o juízo.

Eu estava muito feliz e ocupado reformando o chalé. Fazíamos caminhadas de quilômetros por charnecas selvagens, sob a ventania, sob céus enormes que às vezes ficavam tão límpidos que conseguíamos enxergar através da água até onde as Montanhas de Mourne desciam ao mar. Sentávamos perto da lareira enquanto as ventanias assobiavam lá fora. Ou simplesmente ficávamos admirando os campos que desembocavam no oceano enquanto este conjurava tempestades dramáticas de suas profundezas. Nessa época não fiz uma única necropsia.

E ali tínhamos uma vida social. Antes sempre estivemos ocupados demais para isso, mas agora tínhamos amigos. Pouco importava que fôssemos muito mais jovens do que a maioria deles. Nós simplesmente nos encaixamos na sociedade montada para nós por Maggie. E daí se ela estava envelhecendo? Ela ainda estava em todas as festas, uma mulher com vestidos de alta costura esvoaçando dos muitos guarda-roupas presentes em quase todos os cômodos da casa. Algo delicioso borbulhando no fogão, um gim-tônica sempre a postos, e ela estava sempre acompanhada de um círculo de amigos incrível. Era bom estar entre eles, era bom fazer parte de uma comunidade. E nossos filhos nos visitavam com frequência.

Para mim, pode não ter havido mais necropsias, mas ainda havia muito trabalho interessante. Eu estava escrevendo meu livro didático sobre patologia forense. E cheguei a voar sozinho até o continente para participar de comitês da British Association in Forensic Medicine (Associação Britânica de Medicina Forense), que ainda estava se desenrolando com os contratos com o Ministério do Interior e muitos outros detalhes do novo cenário privatizado. Pediram-me para opinar em casos complexos. Eu estava ocupado em vários grupos de trabalho ministeriais, elaborando e promovendo métodos mais humanos de contenção.

É claro, jamais perdi de vista todos os desenvolvimentos interessantes no meu ramo. Fiquei sabendo que a polícia reabriu o inquérito do assassinato de Rachel Nickell: agora finalmente começavam a aceitar que ela poderia ter sido morta por alguém que não fosse Colin Stagg. Foram necessários mais seis anos para a evolução nos testes de DNA chegarem a Robert Napper, o homem que também havia assassinado Samantha Bisset de forma tão violenta, e que já estava detido em Broadmoor pelo resto da vida. Lembrei-me de ter realizado a segunda necropsia no corpo mutilado de Samantha Bisset, e de ter mencionado ao investigador presente o quanto aquilo me lembrava do assassinato de Rachel Nickell. Agora eu desejava não ter me limitado a uma observação passageira, e sim ter sido mais contundente, mais questionador, mais insistente.

Houve também grande desenvolvimento no caso de Sally Clark, a mãe condenada por matar seus dois filhos. Aparentemente ela planejava uma segunda apelação. Já estava presa há mais de dois anos, mas o recurso seria baseado em novas evidências. Novas evidências patológicas.

Os resultados dos exames em amostras de sangue e tecidos retirados de seu segundo filho vieram à tona. O patologista não havia revelado essa evidência antes. Na opinião de alguns especialistas, mas certamente não de todos, o segundo filho pode ter morrido naturalmente devido a uma infecção bacteriana (estafilocócica).

O trabalho do Tribunal de Apelação era avaliar se, caso o júri tivesse posse dessas informações no ato do julgamento, isto poderia ter afetado a decisão pela condenação. Os três juízes concluíram que sim, portanto, a condenação não era confiável.

Em 2003, Sally Clark, foi libertada da prisão. Destruída pelo alcoolismo, ela morreu quatro anos depois.

Sir Roy Meadow, o homem que publicara a extraordinária estatística de que havia uma chance em 73 milhões de duas crianças da mesma família morrerem de causas naturais, foi desacreditado publicamente. Várias outras mães denunciadas por causa dos dados dele, e que estavam cumprindo sentença, entraram com recursos bem-sucedidos. A matemática de seus cálculos foi contestada por estatísticos, e ele terminou cassado pelo Conselho Geral de Medicina. Mais tarde, muito mais tarde, ele ganhou o recurso contra a cassação, mas já contava mais de 70 anos de idade. Uma conta matemática ruim e improvisada em um tribunal sob intenso escrutínio levou ao triste fim de uma carreira antes notável.

O patologista que havia examinado os dois bebês, trocado a causa da morte no caso de um deles e aparentemente retido os resultados dos exames, foi considerado culpado pelo Conselho Geral de Medicina por má conduta grave. Ele recebeu uma suspensão de um ano e meio — sendo proibido de realizar necropsias para o Ministério do Interior neste período.

David Southall tinha sido mero comentarista, em vez de um participante direto, no caso dos irmãos Clark, mas a libertação de Sally Clark agora catalisava a inevitável reação contra seus pontos de vista e contra o crescente movimento de proteção à criança. Ele pode até ter aprofundado nossa compreensão sobre as complexidades médicas e morais da mortalidade infantil em geral, e sobre a SMSI em especial, mas isso também deu origem a grupos raivosos de pais investigados e seus simpatizantes. (E não nos solidarizamos todos com a indignação daqueles que afirmam terem sido acusados injustamente de um crime?)

Esses grupos então fizeram uma queixa contra Southall junto ao Conselho Geral de Medicina, que por sua vez levou os protestos ao Medical Practitioners' Tribunal Service (um tribunal no Reino Unido que julga as queixas feitas contra médicos, tomando decisões independentes sobre a continuidade deles para exercer a profissão). Southall foi julgado incapaz de exercer a medicina e teve seu título cassado. Levou muitos anos — e uma decisão do Tribunal de Recursos —, para derrubar este veredicto. Sua condenação pelo Conselho Geral de Medicina recebeu ampla cobertura: sua ilibação subsequente quase não foi divulgada.

Talvez o caso Sally Clark represente a história do nosso relacionamento para com a SMSI. As modas comportamentais não deveriam ter lugar no mundo da veracidade científica, mas certamente têm. Dez anos antes, ela teria sido considerada simplesmente uma figura trágica por perder dois bebês. Quando seu primeiro filho morreu, a SMSI estava em declínio, mas ainda era amplamente atestada como causa mortis. Quando seu segundo filho morreu, o pensamento tinha progredido ainda mais, e qualquer patologista levaria em conta todas as circunstâncias do caso. A causa da morte atestada foi relacionada à suspeita de o bebê ter sido sacudido, e isso refletia a vigência da Síndrome do Bebê

Sacudido naquela época. Em geral, o caso revelou nossa nova e profunda desconfiança diante de mães cujos bebês morriam repentinamente. O apelo bem-sucedido de Sally Clark pode ter sido consequência de uma reflexão pública a respeito desse nível de desconfiança.

De fato, muito embora o patologista envolvido certamente tivesse cometido erros de registro e divulgação, as evidências médicas eram extremamente complexas e controversas, e na audiência fez-se uma fila de especialistas para divergir sobre quase todos os aspectos da morte de ambas as crianças. A verdade no caso Clark, assim como em tantos outros, não conseguiu se apresentar sólida, e sim como um líquido bastante volátil. Os tribunais queriam honestidade e verdade, mas optavam pela seletividade e avaliações particulares em torno de questões médicas altamente complexas.

Ninguém saiu ileso da tragédia do caso Clark. Para os patologistas forenses, certamente foi um lembrete terrível das enormes responsabilidades da nossa profissão.

DR. RICHARD SHEPHERD

CAUSAS
NÃO
NATURAIS

32

Por mais que eu adorasse a vida na Ilha de Man, depois de alguns anos comecei a sentir falta da dinâmica agitada da rotina de patologista forense. Eu sentia falta da camaradagem no necrotério e nas cenas de crime, da sensação de união entre a equipe altamente colaborativa. Eu me recordava da imensa humanidade de todos os envolvidos, ao mesmo tempo que nos deparávamos com a comprovação surpreendente de uma desumanidade assassina e cruel.

O trabalho no comitê começou a preencher essa lacuna. Em particular, me envolvi na criação de diretrizes para ajudar a polícia e outras autoridades a lidar com um novo desafio causado pelo uso crescente de crack. Esta droga é capaz de causar um estado mental extraordinário em alguns usuários, tornando-os tão fortes quanto um boi e duas vezes mais perigosos. Como conter essas pessoas fortes e perigosas para proteger a população — mas fazê-lo sem feri-las? Era muito gratificante ajudar a solucionar essa questão, era um trabalho bom, mas era bem diferente de resolver um problema no necrotério. Agora eu sempre parecia estar alheio aos corpos, à cena do crime, à mão na massa.

Então em 2004 me envolvi em uma investigação do alto escalão, um dos inquéritos públicos mais interessantes em andamento na época. Algo que teve sua origem em acontecimentos sete anos antes e a muitos quilômetros de distância.

No fim de semana de 31 de agosto de 1997, eu não era o patologista plantonista para o Ministério do Interior. Isto coube a um colega do St. George's, Rob Chapman. Nas primeiras horas daquela manhã, a princesa de Gales e Dodi Al-Fayed tinham morrido em um acidente de trânsito em um túnel de Paris, ele ainda no local da colisão, e ela no hospital, pós-cirurgia. Os corpos foram levados para a base aérea RAF Northolt no mesmo dia, e o então legista da Zona Oeste de Londres, John Burton, que por acaso também era o legista da Família Real, assumiu a responsabilidade por eles. Naquela noite, cercado por policiais do alto escalão, peritos, um intendente criminal, o legista, fotógrafos da Polícia Metropolitana e assistentes funerários, e com ainda mais policiais contendo o público lá fora, Rob realizou as necropsias em Fulham. Ambos tinham morrido em decorrência dos ferimentos sofridos no acidente.

As perguntas sobre essas duas mortes jamais desapareceram. Em uma tentativa de conter a inevitável maré de teorias da conspiração, em 2004 foi aberto um inquérito policial. Ele foi liderado por sir John Stevens (que mais tarde viria a se tornar lorde Stevens), então comissário da Polícia Metropolitana, e seu objetivo era estabelecer se havia ou não motivos para tratar as mortes como algo além de um acidente de trânsito. O novo legista da Família Real, Michael Burgess, sugeriu que eu atuasse como patologista forense na investigação. Claro, ambos os corpos estavam enterrados há muito, então minha função seria revisar as evidências levantadas por meus colegas em 1997.

Notadamente, até hoje tem havido muita especulação sobre as causas do acidente, mas não creio que haja qualquer dúvida: Dodi e Diana saíram pela porta dos fundos do hotel Ritz em uma Mercedes dirigida por Henri Paul e, atravessando Paris em alta velocidade ao mesmo tempo em que eram perseguidos por fotógrafos, o veículo deles colidiu contra o 13º pilar de concreto no túnel Alma, a quase 100 km/h.

Se um carro parar completamente após esse impacto, a menos que sejam contidos pelos cintos de segurança, os corpos dos ocupantes não vão parar junto com o veículo. Eles são lançados e batem no para-brisa, no painel ou nas pessoas no banco da frente. Diana e Dodi, nos bancos traseiros, não estava usando cinto de segurança. Nem o motorista, que bateu no volante — seus ferimentos refletiram isso — e microssegundos depois também foi atingido por trás por Dodi, um sujeito grande cujo corpo fora projetado a 100 km/h. Henri Paul fez papel de airbag de Dodi e morreu instantaneamente. Assim como Dodi.

Diana teve um pouco mais de sorte porque o guarda-costas dos Al-Fayed, Trevor Rees-Jones, estava sentado no banco do carona, na frente dela. Em geral, guarda-costas não costumam usar o cinto de segurança, pois restringem o movimento, mas Rees-Jones colocara o cinto no último minuto — talvez por ter se assustado com a direção de Henri Paul, ou talvez por ter percebido um impacto iminente. Os cintos de segurança são projetados para ceder progressivamente ao mesmo tempo que seguram o passageiro. Sendo assim, Rees-Jones foi contido pelo cinto e parcialmente amortecido pelo airbag do carro, que já havia inflado, enquanto o corpo de Diana era catapultado do banco de trás. Ela era muito mais leve do que Dodi, e o cinto de Rees-Jones teria absorvido parte da força extra. Isso reduziu um pouco o impacto para ela e, portanto, tendo ficado mais protegida do que Dodi, ela na verdade foi acometida por apenas alguns ossos quebrados e uma pequena lesão no peito.

Quando a ambulância chegou, como Dodi Al-Fayed e Henri Paul estavam nitidamente mortos, os paramédicos se concentraram nos feridos. Eles não reconheceram Diana, que dizem ter falado alguma coisa. Trevor Rees-Jones estava em pior condição, tendo sofrido o duplo impacto causado pelo próprio peso, que o jogou para a frente, e pelo peso de Diana que o atingira por trás. Sendo assim, ele foi retirado do veículo primeiro. E de qualquer modo, Diana estava presa atrás do banco do carona, e por isso ele teria de ser retirado antes.

Rees-Jones, sendo o ferido mais grave, foi colocado na primeira ambulância. Diana foi então retirada do carro e levada ao hospital como paciente da emergência. Até então ninguém sabia que uma de suas veias pulmonares apresentava um pequeno rasgo. Anatomicamente, é um local escondido, bem no centro do peito. As veias, é claro, não estão sujeitas ao mesmo bombeamento de alta pressão que as artérias, elas sangram muito mais lentamente; na verdade, elas sangram tão lentamente que dificultam a identificação do problema e, mesmo quando é identificado, consertá-lo é um tanto complexo.

Para os serviços de ambulância, a impressão inicial era que ela parecia ferida, porém estável, principalmente porque conseguia se comunicar. Enquanto todos se concentravam em Rees-Jones, no entanto, a veia pulmonar de Diana seguia seu lento sangramento. Na ambulância, ela foi perdendo a consciência. Quando sofreu uma parada cardíaca, foram feitos todos os esforços para ressuscitá-la, e já no hospital ela foi diretamente encaminhada para o centro cirúrgico, onde identificaram a lesão e tentaram remendar a veia. Mas, infelizmente, já era tarde demais. Seu período inicial de consciência e sobrevivência imediata após o acidente é bastante característico de uma ruptura em uma veia vital. A lesão específica sofrida por ela é tão rara que não me lembro de ter visto outra em toda a minha carreira. A de Diana foi uma lesão muito pequena — mas infelizmente no lugar errado.

A morte dela é um exemplo clássico daquela expressão que costumamos dizer depois de quase todas as mortes: o *Se ao menos*. *Se ao menos* ela tivesse batido no banco em um ângulo ligeiramente diferente. *Se ao menos* ela tivesse sido lançada a uma velocidade ligeiramente menor. *Se ao menos* ela tivesse sido colocada na ambulância imediatamente. Mas o maior *Se ao menos* no caso de Diana, estava sob o controle dela. *Se ao menos* ela estivesse usando o cinto de segurança. Se ela tivesse sido contida pelo cinto, provavelmente teria aparecido em público dois dias depois somente com um olho roxo, talvez um pouco ofegante por causa das costelas fraturadas e com um braço quebrado na tipoia.

A patologia da morte dela é, creio eu, incontestável. Mas em torno desse rasgo minúsculo e fatal na veia pulmonar estão entrelaçados muitos outros fatos, alguns suficientemente obscuros para permitir o florescimento de uma infinidade de teorias.

Os teóricos da conspiração, particularmente Mohammed Al-Fayed — o pai de Dodi —, acreditam piamente que o acidente não foi um acaso, e sim uma emboscada. A teoria mais difundida é que o casal foi morto porque Diana estava prestes a envergonhar o *establishment* britânico anunciando uma gravidez. Como eu mesmo não fiz a necropsia, não posso afirmar categoricamente que ela não estivesse grávida. Rob Chapman foi interrogado e investigado sobre esse assunto, e explicou que não havia sinais de gravidez: as alterações corporais teriam sido detectáveis talvez duas semanas, mas mais certamente três, após a concepção, mesmo antes de a própria Diana ter ciência de que estivesse esperando um bebê.

Algumas pessoas me perguntaram se Rob poderia ter sido persuadido a mentir. A resposta é um enfático "não". Ele jamais ignoraria os métodos arraigados de uma vida inteira e concordaria em obscurecer a verdade de uma necropsia (e nem eu, diga-se de passagem).

As teorias da conspiração, no entanto, não se baseiam apenas na suposta gravidez de Diana. Há várias teorias para explicar por que o carro bateu naquela noite, e todas elas foram alimentadas pelas diversas anomalias do caso.

Primeiro, havia a presença de um segundo carro, um Fiat Uno branco, que parece ter batido primeiro no Mercedes do Ritz antes da colisão contra o pilar. No entanto, ninguém jamais conseguiu descobrir o que aconteceu, pois nem o carro e nem seu motorista — apesar de extensas buscas em toda a França e Europa — jamais foram encontrados.

E havia uma particularidade em relação ao motorista, Henri Paul. Suas amostras de sangue revelaram que ele estava bêbado, mas isso foi muito contestado por sua família e por pessoas que estavam com ele pouco antes do acidente. Houve acusações de que haviam trocado as amostras de sangue de Paul por amostras de outra pessoa, e parte dessa desconfiança se deu porque sua amostra continha vestígios de um vermífugo infantil. Paul não tinha sinais de verminose, nem tinha filhos. No entanto, esse medicamento também é comumente utilizado para "cortar" o efeito da cocaína — muito embora Paul nitidamente não tivesse usado cocaína, pelo menos não naquela noite ou alguns dias antes. Além disso, os níveis de monóxido de carbono no sangue de Paul estavam excepcionalmente altos (embora não em níveis letais), e ninguém fora capaz de explicar o motivo disso.

O corpo de Diana foi embalsamado, algo um tanto incomum nos métodos modernos de conservação cadavérica. Um agente funerário francês foi ao hospital para o procedimento, e ninguém jamais soube dizer por que ele fora chamado ou por quem: certamente não pelo patologista do hospital de Paris. Provavelmente, a explicação é que o embalsamamento é um procedimento normal para membros da Família Real, mas como os corpos foram levados imediatamente de volta para o Reino Unido e Rob fez as necropsias dentro de 24 horas após a morte, não havia necessidade real de os franceses injetarem fluidos de preservação no corpo de Diana. Ao fazê-lo, eles comprometeram todos os resultados toxicológicos. Algumas pessoas viram isso como algo suspeito, mas como nem Diana nem Dodi estavam dirigindo, é difícil enxergar o significado da toxicologia nesse panorama.

Depois de muita disputa diplomática, e armados de muitas perguntas, nós — a equipe policial e eu — fomos a Paris. As autoridades francesas não nos receberam calorosamente, nem mesmo com boa vontade, mas visitamos o local do acidente e, em determinado momento, até o carro propriamente dito. Outros especialistas vinham tentando explicar o monóxido de carbono no sangue de Paul, e imediatamente começaram a examinar o airbag, mas meu papel, é claro, me levou ao necrotério.

Lá conheci a professora Dominique Lecomte, a charmosa patologista que teve a infelicidade de estar de plantão naquela noite. Ela mesma realizara a necropsia em Henri Paul. O inglês dela era fluido... até eu começar a discutir a necropsia e questionar se possíveis lapsos nos sistemas de registro poderiam comprovar uma eventual troca nas amostras sanguíneas de Henri Paul. De repente, ela começou a falar pouco e insistiu em se comunicar apenas por meio de um intérprete, parando várias vezes para se aconselhar com o advogado sentado ao seu lado.

Espero que a professora Lecomte ao menos tenha entendido o tamanho da minha compaixão e empatia por ela. Uma rotina de sábado à noite em um necrotério de uma cidade grande normalmente inclui um acidente de trânsito, bêbados azarados, vítimas de crimes e brigas. Em Paris, os patologistas não lidam com isso rotineiramente nos fins de semana; eles começam a realizar as necropsias na segunda-feira de manhã. A professora Lecomte estava, portanto, em casa dormindo quando, no meio da noite, foi arrastada para uma situação de pressão imensa e repentina. O rosto mais fotografado do mundo tinha morrido em um acidente de carro, e seu motorista e namorado também tinham sido levados ao necrotério. Lá fora, governos, família e a imprensa internacional clamavam pelas conclusões da profissional.

A regra geral quando você se depara com a morte de alguém do alto escalão é manter a calma. Faça tudo devagar. Execute todos os procedimentos corretamente e em uma sequência rigorosa. Vale a pena seguir essas regras, pois a morte de uma celebridade significa que todas as suas ações serão questionadas ao longo de muito tempo, tanto na esfera pública quanto na particular. No ato do acontecimento em si, você está sob pressão para fazer tudo o quanto antes, na metade do tempo habitual e com metade das informações habituais. São exigidas respostas simples e imediatas para questões médicas complexas. Aprendi do jeito mais difícil que ninguém agradece nesses casos. Nunca. Os únicos comentários são as críticas ruins — ou você fez algo que não devia ter feito ou (mais comumente) deixou de fazer algo que deveria ter feito (e é lógico que a pessoa só fala isso depois de ver o resultado de todo o processo).

Infelizmente, os patologistas nessas situações às vezes se curvam à imensa pressão para fazer tudo correndo, cortar custos, aceitar "o óbvio". E aí acabam fazendo as coisas fora de sequência e podem se comportar de forma atipicamente descuidada. Não estou sugerindo que a professora Lecomte tenha feito as necropsias com descuido. Acho que ela fez um bom trabalho e, embora mais tarde eu tivesse constatado alguns erros, não tenho críticas a ela. E consigo entender muito bem sua postura defensiva ao se deparar com um patologista britânico cheio de perguntas insistentes, questionando se ela seguiu os próprios procedimentos depois de ter sido acordada de repente para uma noite de trabalho particularmente exigente sete anos antes.

O inquérito Stevens custou 4 milhões de libras e resultou em um relatório de novecentas páginas, o qual finalmente foi apresentado no final de 2006. Dizia: "Nossa conclusão é que, em todas as evidências disponíveis neste momento, não houve conspiração contra qualquer um dos ocupantes do carro. Foi somente um acidente trágico".

Mesmo assim, o relatório não serviu em nada para calar os teóricos da conspiração, e certamente não calou Mohammed Al-Fayed. Em 2007, após muita pressão, foi anunciado um inquérito completo. Fui convocado como perito, e desta vez os franceses foram finalmente persuadidos a apresentar mais de seus registros. Eu já tinha visto o laudo cadavérico completo de Henri Paul, obviamente. Então, no final de setembro, muito perto da abertura oficial do inquérito, as autoridades francesas divulgaram as fotos da necropsia de Henri Paul.

Em 1997, os fotógrafos da polícia usavam câmeras analógicas, daquelas com filme fotográfico. Os números dos negativos ficavam reproduzidos no verso das impressões, e assim era possível acompanhar facilmente a sequência das fotos tiradas no necrotério. A primeira das fotos deixava claro que Paul fora colocado de bruços no início do exame. Na patologia, você é ensinado a examinar toda a lâmina do microscópio — sempre tem a chance de haver um pouquinho de câncer em uma borda. A mesma regra vale para as fotografias. Para início de conversa, ignore o óbvio gritante e olhe para o cenário de fundo. E então eu olhei para o cenário de fundo das fotos de Paul, e na pia ao lado da mesa do necrotério, detrás do corpo, identifiquei uma fileira de frascos de vidro vazios, alinhados e à espera das amostras sanguíneas.

O relatório da professora Lecomte descreveu uma enorme região com sangramento na nuca de Paul — provavelmente causada pelo impacto do corpo de Dodi. Não há nada de incomum nisso. Mas era muito estranho que, a cada foto da sequência, houvesse mais frascos cheios de sangue aparecendo na fileira. Havia uma quantidade deles evidentemente cheios antes que o corpo fosse virado, pronto para a abertura do peito e do abdômen.

Isso não seria algo tão relevante assim, exceto pelo fato de que, em seu laudo, a professora Lecomte afirmou que as amostras de sangue apresentadas foram todas coletadas do coração. E não do pescoço.

É claro que ela pode ter primeiro coletado amostras do pescoço por precaução, e depois descartado todas ao virar o corpo e constatar que seria possível coletar amostras cardíacas (amostras cardíacas são consideradas aceitáveis; na verdade, amostras femorais são as melhores). Isso estaria dentro da boa prática da medicina, mas somente se ela tivesse registrado cada passo de suas ações.

Ou ela pode ter rotulado amostras de sangue do pescoço como sendo do coração. Bem, o local de coleta das amostras não importa muito, mas informar de onde foram coletadas, sim. O local de amostragem pode afetar significativamente a interpretação dos resultados pelos toxicologistas, e a rotulagem incorreta pode levar a grandes imprecisões.

Você pode encarar esse detalhe como mero descuido. Ou pode considerá-lo um indicativo de manejo incorreto dos registros. Mas, em um caso como esse, em que cada detalhe importa, esse tipo de coisa pode dar origem a muitas outras perguntas sobre locais de amostragem, rotulagem de frascos e segurança no transporte — e certamente alimentou as acusações de que as amostras de sangue de Paul foram trocadas. O sangue residual nas amostras foi testado e provou ser de Henri Paul, mas isso não encerrou o assunto, pois havia amostras faltantes, amostras derramadas, amostras compartilhadas com outros laboratórios... dando abertura para que os procedimentos fossem questionados pelos mais céticos.

E agora caberia ao júri concluir o significado, se é que havia algum, das provas que forneci ao inquérito. Esse foi um caso de grande escala, presidido pelo juiz Scott Baker, que havia sido indicado especificamente para esse inquérito. Ele foi representado por três advogados, Mohammed Al-Fayed por mais três, e ainda havia dois do hotel Ritz em Paris e dois da família de Henri Paul. Além disso, havia os três advogados da Polícia Metropolitana e mais dois do Serviço de Inteligência e Ministério das Relações Exteriores. Outras partes interessadas, incluindo os filhos e a irmã de Diana, também apresentaram seus advogados.

Embora, é claro, houvesse considerável atenção da imprensa em determinados momentos, na maioria dos dias, a quantidade de advogados superava em muito a totalidade da imprensa e do público.

O interrogatório das testemunhas, como de costume em inquéritos desse tipo, veio primeiro do advogado do legista — mas frequentemente advogados das outras partes intervinham e faziam seus questionamentos. Cada detalhe daquela noite — e dos meses que a antecederam — foi examinado. Minha contribuição foi mínima, mas foi importante para o resultado (acho eu). Perguntaram-me qual foi minha impressão geral em relação ao caso. Minha conclusão? Um acidente de trânsito simples, devido à alta velocidade e ao consumo de álcool.

O veredicto do júri não surpreendeu ninguém e satisfez a muitos:

> Homicídio, condução negligente dos veículos supracitados e da Mercedes. O acidente foi causado ou contribuído pela velocidade e modo de condução da Mercedes, pela velocidade e modo de condução dos veículos supracitados, pelo comprometimento da capacidade de discernimento do motorista da Mercedes devido ao consumo de álcool.

Gostaria que a professora Lecomte não tivesse resistido tanto à ofensiva sedutora deste Shepherd aqui e tivesse falado um pouco mais: seu silêncio significa que, patologicamente falando, há uma ligeira obscuridade no caso. Mas isso não significa que eu possa dar crédito às teorias da conspiração. Não acredito que o que aconteceu no necrotério naquela noite maluca tenha sido parte de um plano maior para assassinar uma mulher de maneira tão aleatória e depois esconder as provas. Simplesmente, a professora Lecomte cometeu pequenos erros por estar sob pressão, o que não teria tido grande importância em um caso se não fosse por essa multidão tentando respaldar suas teorias loucas. Concordo plenamente com o veredicto do júri.

DR. RICHARD SHEPHERD

CAUSAS NÃO NATURAIS

33

Em 2006, Tony Blair ainda era primeiro-ministro, estávamos enfrentando uma onda de calor naquele verão e *csi* tinha sido eleito o programa de *tv* mais popular do mundo. Chris estava quase se formando em veterinária e Anna estava na metade da faculdade de medicina. Na Ilha de Man, a 12ª edição do *Simpson's Forensic Medicine* não apenas estava finalizada, como publicada. Meu orgulho daquela obra foi temperado pelo senso de propósito que senti ao concluir o livro. A leitura da terceira edição fora o início da minha carreira. A redação da 12ª edição seria um sinal de que minha carreira estaria chegando ao fim?

Eu ainda tinha muito trabalho a fazer: participar de comitês, opinar sobre casos intrincados e fornecer provas em inquéritos públicos. Mas a vida era muito diferente daquele mundo agitado de antes, um mundo que sempre tivera em seu cerne um corpo, uma morte inexplicável, um nome talvez desconhecido.

Vez ou outra, eu era dominado por uma sensação de tédio enquanto caminhava pelas colinas com os cães e admirava o mar. O que era aquilo? Demorei um pouco para reconhecer algo que eu mal vivenciara ao longo da vida. Tédio. Ou era solidão? Eu também mal sabia o que era isso.

Quando a sós depois de algum evento social agitado, Jen e eu não parecíamos ter muito o que conversar. Não havia necessidade de falar sobre nossos filhos, tal como costumávamos fazer, já que eles estavam crescidos, e as reformas da casa estavam concluídas, então este assunto também não tinha pendências. Jen comprou algumas ovelhas e começou

a aprender a cuidar do rebanho. Tentei desenvolver interesse por ovelhas também. Mas o fato é que, por mais que eu adorasse nossa casa com
vista para o mar, ela começou a parecer muito silenciosa. Eu chegava a
estimar as tempestades barulhentas que faziam tremer as janelas e cha-
coalhar o telhado, pois faziam a casa parecer mais viva.

Quando nos mudamos para a ilha, ambos pensamos que arranja-
ríamos algum emprego de meio período lá, talvez algo no necrotério
para mim, e certamente algo em uma clínica de dermatologia para
Jen. Mas essa possibilidade nos foi fechada devido à política médica
da ilha, e Jen acabou tirando uma semana por mês para trabalhar em
uma clínica no continente. Em 2006, me ofereceram emprego como
plantonista forense em Liverpool, cobrindo somente os fins de semana. E eu aceitei.

Talvez eu tivesse saído de Londres para a Ilha de Man por me sentir baqueado pela minha vida profissional. Por causa de sua política, de
suas responsabilidades administrativas, das complexidades interpes-
soais do novo mundo da patologia privada. Só agora eu percebia o que
tinha perdido: a essência do meu trabalho, ou seja, os mortos e seus
mistérios. De pé no necrotério de Liverpool, de uniforme, com minha
PM40 afiada na mão, tive meu entusiasmo profissional renovado assim que encarei meu primeiro paciente, uma vítima de esfaqueamento
malcheirosa e bêbada encontrada em uma lixeira. Era um desses casos
que a polícia deixava de stand-by, e uma vez por mês eu ia resolvê-los,
me hospedando em um hotel durante o fim de semana. Às vezes eu era
chamado por causa de uma série de homicídios e, às vezes, para minha
grande decepção, não acontecia nada.

Eu não passei tanto tempo assim longe do trabalho prático, foram só
uns dois anos, mas naquele ínterim pareceu que tínhamos adentrado em
uma nova era da patologia forense. As mudanças não foram tão drásti-
cas, e sim uma continuação dos desenvolvimentos que eu começara a
perceber em Londres.

Os corpos estavam e estão mudando. A gordura corporal da população
aumentou exponencialmente, de modo que, a menos que um paciente
fosse sem-teto ou tivesse morrido de câncer, ou fosse tão velho ou pobre

a ponto de passar fome, poucos apresentavam a mesma forma física dos mortos da década de 1980, quando comecei na profissão. Vendo as fotos forenses daquela época, fico surpreso como a magreza era a norma.

Os corpos também parecem diferentes agora porque são muito mais ornamentados: antigamente, as tatuagens eram para brigões e marinheiros. Hoje, parece que a maioria dos corpos que chegam tem piercings ou tatuagens. Além disso, a automutilação era quase desconhecida naquela época, e hoje me surpreendo com o número de corpos, principalmente de jovens, que chegam ao necrotério com cortes antigos e lacerações autoinfligidas: isto revela um histórico sobre a vida deles e sobre as mudanças sociais, mas nada revelam sobre sua morte, cujas causas quase sempre não estão diretamente relacionadas à automutilação.

Para um patologista na década de 1980, o HIV e a hepatite estavam se tornando o inimigo digno de atenção, e ainda o são. Mas quando retornei ao trabalho pós-Ilha de Man, a tuberculose era um risco ocupacional para qualquer um no necrotério, e conheci vários patologistas e funcionários que contraíram a doença. A tuberculose é muito mais predominante do que você imagina e, não raramente, mesmo após a morte, não fazemos ideia de que estamos prestes a ser expostos a uma enfermidade altamente infecciosa, que todos os outros médicos confundem com uma simples pneumonia.

Os laudos cadavéricos também mudaram. Quando comecei, três páginas eram consideradas o ideal. Quando retornei, fui criticado por redigir menos de dez, e esperava-se que fossem discursivas, explicando detalhadamente o funcionamento do corpo humano.

Na década de 1990, o exame de DNA foi uma contribuição significativa para o trabalho forense, e a ciência forense logo ultrapassou a patologia forense como a estrela na solução de crimes. Antes do meu período sabático, a polícia estava começando a nos pedir para usar luvas na cena do crime. Quando retornei, eram luvas, botas, traje de proteção branco (capuz cobrindo a cabeça) e máscara facial também. A análise de DNA tinha tal precisão que agora sabíamos que só de respirar ou falar um indivíduo estaria borrifando saliva com seu DNA para todos os lados. Encerrava-se a era em que o patologista e o investigador principal caminhavam pela cena do crime usando suas roupas de escritório enquanto discutiam as circunstâncias. Os macacões brancos certamente não são fáceis de se vestir, nem feitos para serem confortáveis, e é sempre constrangedor tentar colocar um quando a imprensa mundial está filmando você. Mas é tão bom retirá-los ao final da análise e colocá-los em um saco de provas — sim, agora até os trajes são guardados para coleta de possíveis evidências.

No tribunal, ao longo dos anos, fui notando como os casos da acusação estavam se tornando menos meticulosamente pesquisados e organizados. Agora, as reuniões prévias com os advogados eram coisa do passado. Não se recebia nem telefonemas mais: nem da polícia, nem do Ministério Público, ou nem mesmo de um advogado. Com sorte, dava para se ter dez minutos com o advogado de defesa antes de se acomodar no banco das testemunhas. Mais frequentemente, os advogados não fazem ideia de quais respostas vou dar quando eles se levantarem e começarem a me questionar. E muitas vezes eles sequer me dão a oportunidade de dizer ao júri quem eu sou e por que sou qualificado para discutir o assunto em questão: "Dr. Shepherd, você é um médico habilitado, diga-me o que encontrou durante o exame do corpo".

Quando saí de Londres, a era daqueles advogados de defesa estrondosos e bombásticos também já chegava ao seu fim: aquele advogado de defesa que me deu tanto trabalho por causa dos hematomas no garoto de programa já era uma relíquia ultrapassada, e agora aquele estilo de defesa tinha desaparecido quase por completo. Presumivelmente por motivos econômicos, o Ministério Público parecia estar optando por advogados juniores em vez de veteranos (estes, muito mais caros). É claro que os advogados das antigas ainda estão por aí, embora não tão abertamente ruidosos, e quase sempre eles têm trabalhado para a defesa.

Os tribunais ficaram muito mais interessados nos testemunhos dos peritos, que agora fornecem o chamado testemunho "baseado em evidências" em vez daquele baseado em experiência, independentemente de quanta experiência tenhamos. Vez ou outra, os juízes me impediram de responder a perguntas importantes com um breve: "Apenas responda sim ou não, dr. Shepherd". Muitas vezes isso acontece quando estou respondendo a uma pergunta longa e detalhada do advogado.

A estrutura essencialmente autônoma da patologia forense na Inglaterra e no País de Gales, introduzida quando abandonei Londres, apagou quase completamente a possibilidade de pesquisa forense. A maioria de nós não trabalha nem leciona em universidades: a medicina forense não tem mais lugar na grade curricular das faculdades de medicina. De qualquer modo, a pesquisa foi efetivamente neutralizada pela insistência da Human Tissue Authority (Autoridade de Tecidos Humanos), que agora insiste que os familiares do falecido deem consentimento para que amostras, mesmo as mais microscópicas, possam ser utilizadas para fins de pesquisa. Você deve estar se perguntando: de que jeito então as respostas que damos aos tribunais vão ser "baseadas em evidências"?

Homicídios, suicídios e acidentes sempre existirão, mas agora a rotina de casos forenses vai incluir, cada vez mais, negligência e questões de "salvaguarda" em lares de idosos. E certamente vai incluir um grande número de mortes por overdose de drogas. E, vergonhosamente, tem ocorrido muito mais mortes sob custódia do estado, o que diz muito sobre a situação de nossas prisões: 316 por ano até março de 2017, das quais 97 foram suicídios. Naquele mesmo ano, houve mais de 40 mil incidentes de automutilação e mais de 26 mil agressões nos presídios. E esses números estão aumentando assustadoramente ano a ano.

A mudança mais chocante que notei no meu retorno é que os patologistas forenses têm sido chamados para investigar as mortes com menos frequência. O custo e a administração da abertura de um inquérito parecem incentivar alguns legistas a ignorar qualquer objeto de dúvida. Se "pode haver" uma causa natural e um médico "pode estar" disposto a assinar um laudo, muitos legistas vão aceitar isso sem grandes investigações. Infelizmente, a necessidade de a polícia pagar uma taxa padrão de milhares de libras ao patologista forense pode ser suficiente para convencê-los de que uma morte (especialmente se acontecer no fechamento do ano fiscal final) de fato não é tão suspeita, e assim pode ser tratada por um patologista local, sem especialização forense, em vez de um dos mais de quarenta especialistas registrados pelo Ministério do Interior.

A maioria das pessoas concordaria que uma sociedade civilizada deveria se esforçar para encontrar, não importa o custo, a verdadeira causa da morte de alguém. O custo dos julgamentos, do inquérito e do inquérito público sobre a morte de Stephen Lawrence deveria servir para lembrar aos céticos que é muito, muito melhor e muito, muito mais barato fazer tudo corretamente desde o início.

De volta a Liverpool, descobri que gostava da rotina por lá, por mais desigual que fosse. Às vezes, eu era convidado por órgãos médicos ou outros grupos profissionais para ministrar palestras no continente, e também gostava disso. Ao final dessas palestras, as pessoas interessadas geralmente se apresentavam e vinham me fazer perguntas. Depois de um desses eventos em Londres, uma pediatra forense veio conversar comigo sobre meu trabalho. Um pediatra forense sempre vai se deparar com casos de abuso infantil, tanto físico quanto sexual, e de fato, esta era a especialização dela: não a morte, mas a proteção dos vivos. Ela me fez perguntas sobre hematomas e concordamos que, com nosso conhecimento combinado, deveríamos escrever um trabalho acadêmico sobre o assunto. Nosso trabalho justapunha exatamente aquela área problemática da minha pesquisa, que investigava se uma criança teria morrido naturalmente, com a pesquisa dela, que questionava se os irmãos de uma criança morta estariam em perigo. A partir daí, em minhas viagens subsequentes ao continente, nos encontramos várias vezes para discutir a pesquisa sobre hematomas.

Na Ilha de Man, nossa casa foi ficando cada vez mais silenciosa. Jen pastoreava seu rebanho. Eu estudava para minha pesquisa.

Um dia, ela disse: "Acho que a gente devia discutir nosso casamento".

Respondi: "Que casamento? Ele mal parece existir".

E foi assim que acabou. Em uma noite de fevereiro. Não com um estrondo, mas um gemido. Com pouca conversa. Mas muita dor. Depois de trinta anos.

Que rapidez, em comparação à sua duração, o casamento levou para se desfazer! Talvez toda entidade tivesse vida útil limitada. Talvez a senescência também se desse nos relacionamentos, assim como se dá no corpo humano. Parecia-me que simplesmente não restava nada do nosso casamento, mas era impossível verbalizar isso, pensar isso, sem infligir dor e gerar fúria. Havia o passado e havia dois filhos e uma casa compartilhada — e tudo isto obviamente teria de entrar na discussão, muitas vezes com uma abordagem amarga, sempre com muita mágoa de ambos os lados. Mas o restante que havia em comum entre nós era tão ínfimo que eu tinha certeza que, quando a gritaria acabasse e a dor arrefecesse, teríamos perspectivas de uma vida melhor separadamente.

Jen cuidou da papelada para se divorciar de mim e o processo foi concluído em um ano.

Naquele momento, não era óbvio para mim que eu iria me apaixonar pela pediatra forense que eu vinha encontrando para discutir a pesquisa sobre hematomas, e muito menos que ela viria a se tornar minha esposa, mas jamais consegui convencer Jen da minha inocência nessa história. É fato que eu estava passando bastante tempo com uma pessoa que eu sabia ser dona de um afeto, empatia e inteligência especiais, mas não houve qualquer premeditação da minha parte. Nem da de Linda. Ela enviuvara quando suas três filhas eram muito pequenas, e já estava em um novo relacionamento há alguns anos. Tanto esse relacionamento quanto meu casamento terminaram em meio a confusão e fúria.

Apesar de sua determinação em se divorciar de mim, Jen sofreu muito. Nossa separação também causou uma infelicidade considerável em nossos filhos, que também, creio, desconfiavam (equivocadamente) que eu simplesmente tinha conhecido Linda e largado a mãe deles. Anna, quase médica agora, no auge da raiva e presenciando a intensa dor de Jen, chegou a dizer que jamais se tornaria patologista como seu pai.

Fico feliz em dizer que Jen encontrou a felicidade com um novo parceiro. E em setembro de 2008, Linda e eu nos casamos. Isso acrescentou outra família à minha, e logo me vi de volta ao mundo dos adolescentes, bem como ao dos sogros atarefados. Por mais amorosa e acolhedora que uma nova família seja, as relações entre cada indivíduo, entre os dois grupos familiares, devem ser construídas lentamente ao longo dos anos. Fomos fiéis a isso, e o resultado, espero, é uma unidade estendida forte e amorosa.

Desde então, passei a morar e a trabalhar no Norte da Inglaterra, ainda como patologista forense. A vida aqui é intensa e variada: trabalho estimulante, um lar acolhedor e amoroso, férias interessantes, viagens surpresa, um avião de dois lugares para meus voos, cinco filhos entre nós e, para mim, agora dois netos.

Meu filho, Chris, é veterinário especializado em cavalos. Ele mora no exterior, onde as paisagens, e talvez as fugas mentais, são mais amplas. De qualquer modo, ele certamente escapou dos salários baixos e das manhãs cinzentas. E ele está seguindo meus passos de um outro jeito: aprendendo a pilotar.

Anna é consultora em histopatologia e, sim, nutre grande interesse por medicina forense e necropsias, e até trabalha para alguns dos legistas com quem trabalhei anos atrás. Muitas vezes conversamos sobre casos: eu busco os conselhos dela sobre exames "ultramodernos" e ela pede minha opinião sobre causas da morte. Ela trocou de nome quando se casou, por isso ninguém pode dizer que o nome do pai dela está relacionado a suas conquistas. Mas provavelmente ninguém diria isso, porque ela é nitidamente muito original. Anna não se vê dividida entre a prática moderna e o desejo de ser Keith Simpson. Não, o mundo de Anna é muito mais complexo e responsável do que aquele que eu conhecia quando tinha a idade dela. Vejo esse mundo de hoje como menos colorido. Mas ela não. Ela nunca conheceu os horizontes ilimitados de Simpson.

Eu diria que meu conhecimento sobre a morte me ajudou a estimar a importância dos pequenos prazeres da vida, e me deleito com todos eles: uma criança amada correndo animadamente por um tapete de folhas vermelhas e amarelas, ou traçando um dedo pelas rugas do meu rosto com profunda fascinação, uma lareira acesa enquanto a chuva bate na janela, um cachorro correndo para me receber quando chego em casa, a mão macia de quem amo tocando a minha carinhosamente. Não sou alheio à alegria. E sei que a alegria só pode ser francamente vivenciada por aqueles que conheceram a adversidade. E a adversidade é inevitável.

DR. RICHARD SHEPHERD

CAUSAS NÃO NATURAIS

34

Certa manhã, o telefone tocou, e uma voz raivosa berrou do outro lado: "Você leu essa merda? Já leu?".

Reconheci a voz instantaneamente: era Ellie. Ela é a patologista pediátrica com quem trabalhei em alguns casos pontuais. E que tal merda era essa da qual ela estava falando? Um ano e meio antes, tínhamos feito juntos a necropsia de um bebê chamado Noah, e atestamos a smsi como causa da morte. Notei uma novidade sobre esse caso na minha caixa de e-mails, esperando para ser aberta.

Ellie estava incontrolável.

"Como é que a gente deixaria passar as lesões nos lábios e as fraturas nas costelas posteriores? Como? As lesões nos lábios foram por causa da ressuscitação, ou então eu sou a Naomi Campbell! A gente olhou e não viu nenhuma fratura de costela posterior, e nem a radiologista. Como é que essa pessoa simplesmente olha as fotos e encontra ferimentos por asfixia e fraturas antigas? Fala pra mim, Dick!"

Os pais do falecido bebê Noah agora tinham outro bebê, uma menina. Evidentemente o serviço social considerou haver dúvidas suficientes sobre a morte anterior por smsi, daí entrou em cena para proteger a nova criança, tirando-a dos cuidados dos pais. O pedido já estava sendo encaminhando para a Vara de Família. Recentemente, o tribunal solicitara cópias do nosso laudo sobre o bebê Noah, bem como nossas anotações e as fotografias post mortem. E, evidentemente, tudo isto agora havia sido revisado por outro patologista já letrado no trabalho para a corte em questão. Cliquei no e-mail. Sim, lá estavam os comentários dele.

"Ellie, ele certamente não está dizendo que a gente deixou passar..."

"Está, *sim!*"

"Vou ver as fotos e já te ligo de volta."

Fiquei nauseado. Seria possível que eu tivesse examinado um bebê vítima de abusos e assassinato, e não tenha sido capaz de identificar as evidências disso? E que simplesmente declarei a smsi, exonerando os pais e colocando em risco quaisquer outros bebês que eles pudessem vir a ter? E a evidência seria tão óbvia assim que, dezoito meses depois, outro patologista conseguira captá-las só de olhar as fotografias?

Desenterrei a ficha do caso. A morte do bebê Noah tinha ocorrido muitos casos atrás. Tentei me lembrar daquele dia.

Fui chamado ao necrotério pela polícia porque a mãe encontrara seu bebê morto pela manhã. Aguardando por mim na sala para enlutados, ao lado do aquário, estava Ellie — toda necropsia de crianças sob morte suspeita deve ser realizada por dois patologistas, um forense e um pediátrico. Eu gosto de trabalhar com Ellie: espirituosa e esperta, ela demonstra tamanha certeza sobre suas próprias conclusões que chego a invejá-la secretamente.

Agora eu folheava minhas anotações. A mãe dera mamadeira ao bebê Noah às 20h, e como ele estava fungando, ela lhe dera também um pouco de paracetamol. Ele fora colocado para dormir, porém acordara duas vezes durante a madrugada. Na primeira vez, por volta das 2h da manhã, o pai o embalou para que voltasse a dormir. A segunda vez foi às 5h da manhã, e o pai estava se levantando, já que ia pegar cedo no trabalho. Ele acalmou o bebê e saiu de casa às 6h, sem acordar a mãe. Às 7h da manhã, ela encontrou o bebê morto. Ela correu para a rua, gritando. Um vizinho, que vira técnicas de ressuscitação na novela *EastEnders*, entrou e tentou reanimar o bebê até que a equipe da ambulância chegasse para assumir o controle. Em vão.

Fotos da casa mostravam a desordem esperada nos lares que lidam com um recém-nascido. Havia pouca mobília porque o lugar era dominado por enormes brinquedos de plástico, daqueles que a vovó compra nas grandes lojas de departamento. A geladeira estava quase vazia, exceto por um pouco de leite e sobras em embalagens de restaurante. No andar de cima, o quarto estava amontoado com a cama e o berço: havia pilhas de roupas de bebê no espaço visível do piso.

O mais notável para nós, como patologistas, era a temperatura do local. Vimos fotos do termostato da caldeira no andar de baixo ajustado para 30°C, e fotos dos aquecedores do quarto ajustados no máximo. A polícia tinha comentado sobre o calor dentro daquela casa. E obviamente existe uma forte associação entre a SMSI e bebês superaquecidos.

Algum tempo depois de termos concluído nosso laudo cadavérico, surgiram diversas anomalias e inverdades. Vizinhos muçulmanos ficaram chocados ao encontrar as lixeiras cheias de garrafas vazias de álcool e mencionaram o fato à polícia. Posteriormente, os pais de Noah admitiram terem descartado as garrafas tarde da noite. No horário em que o bebê acordara pela primeira vez, a toxicologia identificara que os níveis de álcool no sangue do pai estavam em torno de 200mg/100ml (duas vezes e meia além do limite permitido para se dirigir no Reino Unido). E os mesmos exames revelaram que ambos os pais tinham fumado maconha.

O pai também tinha uma condenação antiga por lesão corporal grave depois de uma briga, mas nenhum histórico de violência doméstica. O bebê apresentava uma lesão antiga no ombro, mas que poderia facilmente ter sido causada pelo parto complicado. A polícia estava obviamente desconfiada do casal, mas não conseguia articular o motivo — embora depois tivesse descoberto que a alta temperatura na casa se devia a um pequeno cultivo de cannabis no sótão. A equipe de paramédicos sugeriu que o bebê já estaria morto há algumas horas, e não apenas uma, como a mãe insistira. Mas, ao mesmo tempo, não tinham certeza. E todas as marcas no corpo do bebê Noah poderiam ser explicadas pelas técnicas de ressuscitação destrambelhadas do vizinho, além das subsequentes tentativas prolongadas do pessoal da ambulância.

Ellie e eu concordamos com a causa da morte. Como patologista pediátrica, ela ia redigir o laudo, e eu faria qualquer correção necessária e depois assinaria.

Ellie tinha certeza do que queria dizer.

"SMSI, Dick. É SMSI."

"Mas tem muita coisa equivocada sobre a síndrome. Prefiro atestar 'Causa indeterminada'."

"Não estamos aqui para julgá-los por terem algumas mudas de cannabis no sótão, pelo amor de Deus. Ou por gostar de uma bebida. Eles obviamente não são um casal de viciados doidos. O pai tem emprego fixo, o bebê estava saudável e bem-cuidado, eles compareceram a todas as consultas médicas e cumpriram o calendário vacinal, havia uma rede de apoio — a avó, a irmã. Não, não vamos deixar 'causa indeterminada' pairando sobre um jovem casal que simplesmente é acometido pela pobreza e tenta fazer o melhor que dá."

Então ficou SMSI.

Só que agora outro patologista tinha olhado as fotos da necropsia e concluído que não era.

Abri as fotos na tela. Eis os lábios do bebê. Estavam mais vermelhos do que eu me lembrava, e as marcas, mais proeminentes, mas não havia inchaço ou hematomas. Eram lesões de reanimação. Procurei então as fotos numeradas do interior do peito, que mostravam as costelas. Claro, dava para ver um esbranquiçado em algumas regiões, o que poderia indicar fraturas antigas. Ou seria apenas o brilho do flash do fotógrafo?

Liguei de volta para Ellie: "Os lábios parecem mais vermelhos e mais marcados nestas fotos do que pareciam ao vivo, e de fato há algumas áreas esbranquiçadas na parte de trás das costelas...". Dava para ouvi-la explodindo do outro lado da linha, então continuei rapidamente. "Sabemos que não foi assim. Se você observar as fotos com atenção, vai ver que alguns dos outros órgãos estão com colorações estranhas, e parece haver reflexos do flash nas imagens. O problema são as fotos."

"Quem tirou as fotos?", rugiu ela. "Quem tirou essas fotos de merda?"

Lembrei-me de como um perito avançou timidamente com a câmera. Seria aquele seu primeiro emprego "de verdade"? Ele pedira conselhos ao seu superior várias vezes e, em algum momento, o flash auxiliar parou de funcionar, e ele acabou tendo de confiar no flash embutido da câmera.

Quando olhei o restante das fotos, vi que a qualidade era tão ruim que a fralda branca do bebê Noah tinha um tom azul bem distinto. Como é que não notei isso?

"Não se preocupe, Ellie", falei para acalmá-la. "Deve ser só um problema técnico com o flash, e foi agravado pela baixa resolução que usaram para armazenar as imagens."

"Não estou preocupada", respondeu ela friamente. "Não. Estou muito, muito puta da vida. Esse patologista que nos criticou não faz necropsias. E ele certamente não estava presente nesta. Os outros patologistas forenses que examinaram o corpo em nome da família concordaram com a gente, não concordaram? Como ele ousa nos desafiar quando...?"

"Porque... Bem, você já leu o restante do documento?"

"Não, ainda não!"

"Porque agora eles descobriram um monte de coisa sobre os pais. Coisas que eles até então não sabiam, e que mudam o cenário todo. Pensávamos que eles eram jovens lutando para sobreviver com o cultivo de maconha no loft... Mas agora acontece que o pai teve um bebê com outra pessoa, em algum lugar ao Sul. Há uns quatro anos. E o bebê morreu. E atestaram a smsi como a causa da morte."

Isso fez Ellie se calar por um momento.

Continuei: "E o fato de ele ser um ex-viciado em heroína que até recentemente fazia uso controlado de metadona não colabora em nada. Eu gostaria que eles tivessem nos contado isso tudo".

"Ah, vai. Fragilize mais ainda um homem que está fazendo o possível para ficar limpo. Ele estava tomando metadona quando o bebê morreu?"

"Não."

"Então pronto."

"Quando ele conheceu a mãe e tiveram o bebê, ele estava de fato tentando levar uma vida melhor; foi isso que li nos depoimentos dele à polícia."

"Exatamente, e se a gente tirasse todos os bebês de todos os viciados em heroína em recuperação, não haveria mais crianças em alguns bairros da cidade."

"Olha, Ellie, vamos ao tribunal depor, explicar que as fotos estão imperfeitas, e que temos certeza de que a criança não tinha fraturas antigas, explicar que a radiologista concordou conosco, e fim da história."

"Não vai ser tão simples assim. Nós atestamos SMSI e eles não querem ouvir isso. Acho que só querem levar o outro filho embora. Está bem nítido que eles acreditam que o bebê Noah foi assassinado."

"Os tribunais são instruídos a encontrar a verdade, e não o que eles querem ouvir."

Houve um baque alto entre uma risada e um bufar, e então Ellie tinha desligado.

O processo judicial em si não me preocupava. Na verdade, eu estava bem curioso. As Varas de Família eram um mistério para mim, assim como para todo mundo, porque até agora somente meus relatórios tinham sido utilizados. Essas jurisdições lidam com questões tão pessoais e sensíveis que são absolutamente fechadas à imprensa e ao público: ninguém sem um motivo direto para estar no julgamento tem a entrada permitida, nem mesmo parentes íntimos do falecido ou seus familiares.

Ellie estava esperando por mim do lado de fora. Parecia tensa.

"Você tem que ver quanta gente tem lá dentro."

"Quantas pessoas? Praticamente ninguém tem permissão para entrar, exceto advogados e testemunhas."

"Tem um trilhão de advogados. A mãe tem um advogado, um advogado júnior e um sênior. E o pai também. E a autoridade local também. E tem representantes para o novo bebê! Ele não tem nem 3 meses de idade e já tem três advogados! Então são doze para começar, e mais um monte de autoridades. Dick, agora que estão cortando a assistência jurídica gratuita para casos criminais, os advogados devem estar rondando a Vara de Família feito abutres. Os casos duram semanas aqui!"

Eu achava que ela estivesse exagerando.

"Ainda bem que tem só um juiz, então", brinquei. "Desse jeito ia faltar espaço para um júri também."

Mas uma vez dentro da sala de audiências, vi que o lugar estava realmente apinhado de advogados. Ninguém estava tecnicamente sob julgamento, é claro. O banco dos réus estava vazio. Era função do juiz decidir se o bebê deveria ser levado para ser cuidado ou talvez protegido de alguma outra forma. Havia muitos fatores que ele levaria em conta, mas, usando do equilíbrio das probabilidades, a questão central era se um dos pais tinha ferido ou matado o bebê Noah. Nada de julgamento então, somente uma investigação da verdade. Mas com uma apresentação contraditória completa, cada advogado questiona, interroga e argumenta o caso de seu cliente. Lembrei-me da frase atribuída a Ésquilo: a primeira baixa de uma guerra é a verdade.

Tive permissão para ficar no tribunal durante o testemunho de Ellie e, portanto, pude ver ambos os pais. Sentaram-se separadamente e não se olharam. Tiveram um novo bebê, mas pareciam não estar juntos mais: e é claro que suas respectivas assessorias jurídicas agora iam fazer o jogo-do-empurra em relação ao culpado.

A mãe estava irritada. Com excesso de peso, dificuldade motora, o rosto redondo, como se estivesse inchado, ela conseguiu criar um burburinho em torno de si, xingando ao ouvido de seu advogado e às vezes em voz alta para o tribunal silencioso. O pai estava muito magro, fungava e se remexia constantemente, como se a audiência o estivesse impedindo de comparecer a algo mais importante. Como seu horário de dar um teco, por exemplo. Se eles realmente assassinaram o bebê Noah, não mereciam clemência. Mas se não o tivessem matado... seriam somente duas pessoas infelizes e desprovidas de afeto, e que talvez tivessem lutado para aprender a amar seu bebê.

No banco das testemunhas, Ellie estava perdendo a calma. Fiquei assistindo sob crescente preocupação enquanto advogado após advogado tentava questionar a competência dela por atestar a smsi como a causa da morte do bebê Noah. Quando terminaram de malhá-la, eu já sabia o que estava por vir.

Eu mal tinha terminado de recitar o juramento, e o primeiro advogado começou a apontar que o bebê na verdade usava um macaquinho azul com estampa de coelhos verdes — inoportunamente, Ellie sem querer invertera as cores no laudo cadavérico, e ao fazer a revisão eu não percebi que os coelhos não eram azuis. Ela também cometeu um pequeno erro sobre uma data, invertendo o mês e o dia, e eu, mais uma vez, não percebi. Não foram erros homéricos, mas lá estava a habitual arrogância do início de um interrogatório, com o intuito de desafiar minha competência e minar minha confiança antes da grande batalha. E a grande batalha, claro, seriam as lesões nos lábios do bebê e as supostas fraturas nas costelas posteriores.

"Dr. Shepherd, você concorda que as antigas e agora curadas fraturas nas costelas do bebê seriam um forte indicador de abuso durante sua curta vida?"

"Concordo que, se houvesse fraturas curadas, o abuso seria uma explicação possível."

"Você procurou essas fraturas?"

"Todas as costelas foram examinadas com extremo cuidado..."

Ressaltei que as fotos eram de má qualidade e que não representavam o que realmente vimos. Esse argumento foi ignorado: "Todos nós podemos ver nas fotos que as costelas foram fraturadas anteriormente, dr. Shepherd. Então por que você não vê?".

Tivemos a mesma conversa a respeito das lesões nos lábios.

"Basta olhar para as fotos, dr. Shepherd! A presença de lesões é nítida!"

Expliquei que, devido à forma como as imagens foram armazenadas, transmitidas e impressas em uma impressora de baixa qualidade, elas não eram confiáveis. Estava claro, porém, que eu não estava indo a lugar algum. Eles viam o que viam. Eu era cego ou estúpido por não aceitar isso e — se eu fosse mesmo —, era óbvio que estava ofuscando deliberadamente as circunstâncias para evitar o fato de que eu — nós, Ellie e eu —, com setenta anos de experiência patológica somada, ignoramos ferimentos por asfixia alegando serem lesões de ressuscitação.

Seguiu-se então a tarde mais extenuante que já enfrentei no banco das testemunhas de um tribunal, incluindo aquela no Old Bailey com o velho tigre. E, de certa forma, desta vez estava sendo ainda pior — porque em vez de somente um advogado hostil, havia um monte deles, representando todos os lados, cada um me atacando de um ângulo diferente. Tentei manter meu posicionamento, reconhecendo a possibilidade de que estivéssemos errados, mas reafirmando que era altamente improvável que dois patologistas experientes tivessem deixado passar uma evidência tão nítida de abuso.

"Você é patologista ósseo, dr. Shepherd?"

"Não, não sou."

"Mas você estava preocupado com as costelas do bebê, com as fraturas evidentes na frente?"

"Preocupado que as fraturas ficassem abertas a interpretação, sim, mas ciente de que a ressuscitação violenta por um vizinho despreparado havia..."

"Você estava preocupado, mas não preocupado o suficiente para enviar as costelas a um ortopedista para ouvir a opinião de um especialista?"

"Não me parecia que ele poderia lançar mais alguma luz sobre a questão das costelas. Tínhamos visto quais delas estavam quebradas e sabíamos que..."

"Você pensou que soubesse tanto quanto o especialista, é isso?"

"A radiologista disse que, na opinião dela, não havia fraturas na parte de trás das costelas. As fraturas frontais estavam facilmente visíveis. Senti que o conhecimento de um ortopedista não acrescentaria nada ao diagnóstico."

"Isso não foi muito arrogante da sua parte, dr. Shepherd?"

"Não me considero uma pessoa arrogante. Desculpe se assim o pareço."

As falas de Alexander Pope vieram à minha mente como se meu pai simplesmente as tivesse inserido ali.

> Mas você, com prazer, possui seus erros passados,
> E faz de cada dia uma crítica ao último.

"Você admite a possibilidade de ter errado ao atestar a smsi?"

"A avaliação da causa da morte nesses casos é sempre muito difícil, há uma linha muito tênue. Na evidência que tínhamos quando emitimos nosso laudo, a smsi tinha precedência. Se tivéssemos recebido informações mais completas sobre as circunstâncias da vida e da morte do bebê, creio que provavelmente teríamos optado por 'Causa indeterminada'."

A surpresa da minha tarde na Vara de Família não ficou restrita aos ataques à minha carreira, mas também rendeu ataques pessoais. A segunda surpresa foi a sentença escrita. Chegou algumas semanas depois. Fiquei sabendo que, ao longo das semanas, uma série de testemunhas foi ouvida em audiência, e que deram exemplos de como o bebê Noah era negligenciado pelos pais. A mãe agora emergia como alcoólatra, o pai como usuário de drogas. A irmã da mãe e uma tia estavam intervindo para ajudar com o bebê, inadvertidamente promovendo uma falsa impressão da competência da genitora para os agentes de saúde e outras pessoas. Segundo o juiz, eram elas que garantiam os cuidados do bebê, bem como o comparecimento a consultas médicas e cumprimento do calendário vacinal.

E assim, o juiz sentenciou que o bebê Noah sofria negligência, e que estava chocado com a recusa ou incapacidade dos dois patologistas responsáveis pela necropsia em aceitar que tinham deixado passar sinais tão óbvios e gritantes de abuso — os quais podiam ser vistos nas fotos por qualquer um. De fato, ele disse que os patologistas ainda pareciam pensar que a SMSI poderia ser a causa da morte. O juiz não mencionou que as fotos eram, na melhor das hipóteses, de qualidade variável. Nem se recordou da enorme ausência de informações sobre a rotina dos pais e do bebê no ato da necropsia. E nem das falhas em nos atualizar quando mais informações sobre a família foram descobertas.

Ele continuou dizendo que, no equilíbrio das probabilidades — o critério utilizado no julgamento —, concluíra-se que o pai havia matado o bebê Noah. No interrogatório, foi revelado que, na noite da morte do bebê, houve consumo de grandes quantidades de bebida e algumas drogas e, quando o bebê chorou, o pai foi verificá-lo. O juiz supôs que o genitor provavelmente apertou o peito do bebê, e possivelmente seu rosto, asfixiando-o e talvez quebrando suas costelas. Havia evidências, disse ele, nas costelas posteriores do bebê, de que algo assim já havia acontecido em outra ocasião. Diz-se que nesse ensejo, a mãe pedira que ele fizesse qualquer coisa para fazer o bebê parar de chorar e, embora estivesse ciente de que o marido estava sendo um tanto indelicado para com o bebê Noah, ela não fez nada para intervir. Sendo assim, nenhuma outra criança deveria ser deixada aos cuidados daqueles pais. O novo bebê seria encaminhado para adoção.

Não consigo imaginar como os pais do bebê Noah se sentiram ao receber a sentença. Aquilo me atingiu de tal forma que acho que fiquei sem fôlego. Além de tudo, era impossível que palavras duras de um juiz sobre um patologista do Ministério do Interior não tivessem repercussões consideráveis. Naquela época eu estava nos meus 60 anos, e ao longo de toda minha vida tinha me empenhado muito para a medicina colaborar com a justiça. E agora parecia que o equilíbrio e a justiça estavam sendo negados a mim.

Naquela noite, não consegui dormir. Eu mal conseguia respirar. O nível daqueles comentários certamente requeria uma investigação e, como patologista do Ministério do Interior, eu deveria denunciá-los justamente ao Ministério do Interior. Será que eu ia ser investigado? Seria submetido à análise do Conselho Geral de Medicina? O CGM pode perfeitamente cassar o direito de um médico de exercer a profissão caso este seja culpado de falta grave ou má conduta.

A injustiça dessa possibilidade me fez sentar na cama. Eu estava sendo acusado de mau discernimento por causa de fotos ruins. Lesões nos lábios e rachaduras curadas nas costelas posteriores podiam ser evidências de abuso antigo, mas as lesões nos lábios e na frente das costelas eram facilmente explicadas pela tentativa de ressuscitação, e não havia rachadura na parte de trás das costelas. Eu tinha certeza, Ellie tinha certeza, a radiologista tinha certeza. Dissemos em nosso laudo que, embora as lesões nas costelas dianteiras provavelmente tivessem sido causadas pela manobra de reanimação, não excluíamos totalmente a possibilidade de terem sido causadas deliberadamente. Mas daí, claro, atestamos a SMSI como a causa da morte.

Ora, mas é óbvio que era impossível eu ser cassado por uma coisa dessas, não é?

Quando finalmente peguei no sono, meus sonhos foram uma mistura caótica de tribunais e bebês. No dia seguinte, meus pensamentos noturnos ainda me envolviam. Mesmo sem pensar diretamente no processo judicial, ele refletia em todos os meus movimentos. No meu estômago, a pátina do pavor. Na minha cabeça, uma sensação de cataclismo. Sentado à minha mesa naquela tarde, torturado por uma ansiedade inexplicável, parei de lutar. Eu sabia o que ia acontecer. Já acontecera aquilo durante meu voo recente sobre Hungerford. Então, de novo, após os atentados de Paris. Eu tinha aprendido a cerrar o punho e, com uma força de vontade suprema, evitar ficar à beira do abismo. Mas agora ele se abria bem na minha frente.

Fechei os olhos. Aquilo estava esperando por mim. Os corpos empilhados, o fedor da decomposição e do calor, os jovens que dançavam quando a bomba explodiu, quando o barco afundou, jovens sem mãos, crianças exumadas em seus caixõezinhos, corpos minúsculos de bebês carregando testemunhos impotentes da desumanidade humana, corpos carbonizados, corpos afogados, corpos decepados na via férrea. Um poço muito profundo de sofrimento humano.

Olhei para cima outra vez. Pisquei. Olhei pelo escritório. Computador, mesa, fotos, pastas, cães. Tudo normal. Tinha sido mais uma daquelas viagens rápidas ao inferno, tão repentina e chocante quanto um ataque epiléptico.

De qualquer forma, eu estava de volta ao presente. Ia continuar meu trabalho, que no momento era escrever uma carta ao Ministério do Interior relatando os comentários do juiz a meu respeito no caso do bebê Noah.

Pouco tempo depois, o Ministério do Interior me respondeu. Eles já estavam cientes do caso, e disseram que fazia algum tempo (mas sequer se deram ao trabalho de me informar disso). O policial envolvido no caso havia me denunciado a eles, que então optaram por transferir a documentação para o Conselho Geral de Medicina. Disseram que talvez fosse adequado eu discutir o assunto com meu advogado.

E foi o que fiz. Minha advogada tentava me tranquilizar, mas eu não estava tranquilo. À noite, meus sonhos eram pavorosos. Durante o dia, acordado em meu escritório, eu lutava contra os pesadelos.

Finalmente, chegou uma carta, a qual abri com mãos trêmulas. Eu só queria que ela dissesse que todas as queixas tinham sido indeferidas e que a história havia chegado ao fim.

A carta dizia que eu estava sob investigação do Conselho Geral de Medicina. Minha competência estava em xeque devido à causa da morte atestada no laudo cadavérico do bebê Noah, assinado por mim.

Então toda a alegria se foi. E aqueles eventos que eu *não* vinha chamando de ataques de pânico? Bem, até eu tive de admitir que era exatamente isso que eles eram.

Passei toda a minha vida profissional analisando casos. Agora *eu* era um caso. Agora *eu* estava sob análise. O CGM é essencialmente um tribunal particular que investiga em seu próprio ritmo e a portas fechadas. Ele não fornece informações sobre o tempo que levará para resolver os processos, e a comunicação se limita à emissão de editais — os quais eu tinha de responder em prazos curtíssimos.

Eu sabia que o CGM vinha discretamente contatando colegas, legistas, policiais, qualquer um que tivesse trabalhado comigo, para saber suas opiniões a meu respeito e a respeito de minhas habilidades. O CGM não disse se ou quando iria levar meu caso à instância seguinte, o tribunal. Eu seria informado quando esse encaminhamento ocorresse.

O tribunal é composto pelo Medical Practitioners Tribunal Service, que é um órgão independente do CGM e julga os casos que lhe são enviados. Ele ouve os testemunhos sob juramento, com depoimento e interrogatório feito por advogados, daí dá o veredicto se o médico está apto a exercer. Ou não. É, de fato, um tribunal.

Tudo isso porque outro patologista que atuava pela Vara de Família sugeriu que cometi erros, que deixei de ver lesões óbvias e que atestei uma causa mortis que ele considerou incorreta. A patologia é uma combinação de fatos, experiência e julgamento. Mas o tribunal poderia simplesmente ignorar tudo isto e concluir a partir das acusações que eu não era confiável para determinar como uma criança havia morrido e, por sua vez, se seus irmãos estariam em risco. Eles teriam o poder de decidir se eu deveria ser "apagado". Ou seja, removido do cadastro de médicos habilitados para exercer a profissão.

Assim que a investigação do CGM teve início, comecei a vivenciar, com uma frequência renovada e alarmante, mais e mais ataques de pânico. Sequências de pensamentos aterrorizantes e angustiantes dominavam minha mente.

Eu tentava adotar uma visão médica imparcial a respeito desses episódios. Enfim, essas emboscadas tinham se iniciado quando eu estava voando sobre Hungerford certo dia. Por que exatamente começavam, por que exatamente paravam? Obviamente, a investigação do CGM desencadeara o infame e violento retorno. Será que essa dúvida pública a respeito de um homem que supostamente jamais se equivocava abrira um abismo de medos ocultos? E será que esses medos agora estariam fora de controle?

Eu não tinha respostas. Apenas imagens que tomavam minha cabeça repentina e completamente nos momentos mais inesperados. Bastava eu colocar um pouco de gelo no copo de bebida de Linda, e de repente eu me via de volta a Bali, olhando os corpos jovens apodrecendo sob sacos de gelo derretido. Sem dúvida eu não tinha a menor condição de abrir nenhuma das pastas empilhadas no meu escritório. Porque dentro delas espreitavam fotos. E já havia muitas imagens dentro da minha cabeça para se administrar. Uma sensação de pavor me imobilizou. Eu estava dominado por um horror que só consigo descrever como inextinguível. O fedor da morte estava impregnado em mim.

Cada emboscada me roubava o sono, me tirava os prazeres, me atormentava de preocupação, me enchia de inseguranças. A perda da minha capacidade de descansar foi acompanhada pela perda da minha capacidade de ler, porque eu simplesmente não conseguia mais tomar a simples decisão de pegar um livro ou abri-lo. Não conseguia tomar decisão alguma, para falar a verdade. Eu gostaria de uma xícara de chá? Eu não fazia ideia. Eu mal conseguia discernir se deveria me levantar de manhã, quanto mais me preocupar com o que vestir. O futuro? Não existia. Tudo o que eu pensava saber ou pensava ser relevante de repente não tinha mais significado. Durante a maior parte do dia, eu simplesmente me concentrava em tentar não piscar, já que eu tinha notado que as imagens que pairavam ao meu redor, à espreita para sequestrar minha mente, eram ágeis em seu ataque bem quando eu fechava os olhos.

Em uma manhã quente de verão, minha mente começou a ser perseguida por fragmentos de corpos em decomposição. Intestinos. Fígados esponjosos. Corações parados. Mãos. Eis ali uma delas, com uma aliança de casamento no anelar. Peguei a aliança imaginária para ler a inscrição e descobrir quem era o dono daquela mão. O fedor arrebatador da decomposição me deixou sem ar.

Era melhor morrer do que viver assim.

Mas como?

As linhas férreas poderiam me oferecer uma solução rápida, porém egoísta. Uma pessoa surgindo repentinamente na frente do trem causaria traumas eternos ao maquinista e criaria uma bagunça inesquecível, capaz de atormentar os entes queridos dos envolvidos para sempre. O enforcamento poderia dar errado, ou ser lentamente agonizante. Uma arma daria conta do recado, mas como eu poderia conseguir uma? Dirigir meu carro e cair de um penhasco parecia uma opção limpa, mas eu teria de encontrar um penhasco adequado e acessível. Difícil decidir quando eu sequer conseguia trocar de marcha sem fazer confusão.

Não sei o que eu estava fazendo ou dizendo, porque eu só enxergava o mundo existente dentro da minha cabeça, e não era um mundo agradável de se habitar. Minhas ações, quaisquer que fossem, começaram a deixar Linda muito alarmada. Então um dia fui levado, sem protestar, para o pronto-socorro, onde fui encaminhado para uma equipe psiquiátrica. O dr. Richard Shepherd, o experiente patologista cônscio e ajuizado, sentou-se e se acabou em calafrios quando um psiquiatra gentilmente lhe pediu para compartilhar as imagens que estava vendo. Tentei descrevê-las, mas nenhuma palavra saiu.

Não foi um diagnóstico muito complicado de se fazer. Atrevo-me a dizer que todas as pessoas que estão lendo este livro já identificaram o Transtorno de Estresse Pós-traumático. Aparentemente, eu era o único que não tinha reconhecido os sintomas.

Meu TEPT não foi causado por nenhum corpo específico dos 23 mil que examinei nas necropsias. E nem foi causado por todos eles em uníssono. Não foi causado por nenhuma tragédia em especial na qual eu tenha me envolvido. E nem por todas elas. Meu TEPT foi causado, em sua totalidade, por uma vida inteira sendo a testemunha ocular de todos — tribunais, parentes, público, sociedade — ante a desumanidade do homem para com o homem.

O resultado do diagnóstico?

O verão inteiro de 2016 afastado do trabalho.

Duas curas: a terapia e a farmacêutica.

E este livro.

Meu retorno às necropsias estava programado para o outono, mas eu não via modos de conseguir voltar a trabalhar. Eu não via como eu conseguiria voltar a cortar artérias em pequenas seções, ou tirar cérebros das caixas cranianas, ou examinar o interior de rostos, ou ficar no meio de um necrotério lotado depois de mais uma tragédia, com uma fileira de mortos à minha espera. De novo e de novo e de novo. Meu futuro como patologista forense era inimaginável.

Então, houve uma mudança, bem pequena no início. Eu comecei a me expressar. Lembrei-me de como Jen e eu estivemos juntos na sala da terapeuta em Clapham todos aqueles anos atrás, o jeito como minha mente vagava e minha boca permanecia fechada na maior parte do tempo. Agora, em uma sala silenciosa e com um profissional empático, eu também permitia que minha mente vagasse — mas só um tiquinho no início —, e logo eu estava descrevendo ao profissional onde eu estivera. Era um jogo perigoso, deixar minha mente vagar por onde quisesse. Porque Deus sabe o que aconteceria se eu perdesse o controle disso. Mas com a presença de um profissional, muito lentamente, semana a semana, fui controlando a liberação dos meus pensamentos. E descobri que, ao relatar minhas excursões ao inferno, aqueles pensamentos dolorosos iam diminuindo. De pouquinho em pouquinho.

Um dia, bem recentemente, comecei a me sentir melhor. Ainda não havia notícias do cgm e eu não fazia ideia do que tinha acontecido ao longo do verão ou de como fora a chegada do outono, mas, de repente, quase tão repentinamente quanto aquele primeiro ataque de pânico em Hungerford, minha ansiedade aguda sumiu. A imensa rocha que ia me esmagar a qualquer minuto tinha perdido o momento. O pavor tão pesado que impedia meus pés de andar e minha mente de pensar se ergueu dos meus ombros e foi voando para longe feito uma nuvem radioativa.

Esse peso foi substituído por uma insinuação, talvez o espectro, dos meus antigos prazeres na vida. Eu sabia que talvez aquela sensação não fosse durar, que era só um vislumbre da normalidade, mas por enquanto era o suficiente. Eu queria agarrar o momento, entrar em um avião e pilotá-lo, sentir a emoção da decolagem, sobrevoar as pequenices, o mundano e o cotidiano. Mas é claro que depois do meu verão de insanidade, fui obrigado a suspender temporariamente meu brevê.

Irrompi em cima de Linda, que estava trabalhando à sua mesa, franzindo ligeiramente a testa sobre um caso de abuso infantil cuja audiência era iminente.

"Vamos dar uma volta!", berrei. Talvez alto demais. Ela me olhou com estranheza, mas parou de digitar imediatamente.

E assim colocamos o cachorro velho e o cachorrinho novo no carro, e a impressão que tive era que o sol outonal estava queimando mais intensamente do que aquele que iluminara o verão. O esplendor do campo me maravilhava, como se eu jamais tivesse saído da cidade em toda a minha vida. Quando chegamos à natureza, as folhas eram tão douradas e farfalhantes que pareciam lamparinas na encosta. O cachorrinho corria em círculos, latindo, empolgado, e até mesmo nosso cão velhinho saltitou um pouco. O mundo era lindo, estava vestido magnificamente, como se pronto para uma festa. Durante todo o verão ele vestira suas melhores roupas, e durante todo o verão eu fui indelicado e não notei nem admirei sua elegância.

Linda disse: "Você parece...".

"Melhor?"

Ela assentiu e vi seu rosto mudar sem alterar a expressão, como se, em uma espécie de regra implícita e muito sutilmente, cada célula tivesse acabado de mudar de posição. Agora ela nem mesmo precisava sorrir para parecer feliz. Como o TEPT é difícil para quem é obrigado a presenciá-lo.

Tentei absorver a encosta, as folhagens, os cachorros e Linda, e a beleza do mundo, sorvê-lo tal como alguns homens bebem cerveja, consumir tudo o que era possível antes que a escuridão se reaproximasse de mim. Porque eu sabia que ela ia retornar. Infelizmente, "cura" não é uma palavra que faz parte do léxico do TEPT. Mas aquele vislumbre de um mundo sem a doença — e que deve ter durado duas, talvez três horas — foi o suficiente para me fazer desejar mais, para me dar energia para buscar mais. A insinuação seguinte de normalidade duraria mais um pouco. E em algum momento, durou um dia inteiro. Pouco a pouco, o mundo de cor e beleza começou a se construir ao meu redor, como um brinquedo sendo montado.

Houve (e ainda há) muitos momentos de recaída, é claro. Se Linda resolvia beber alguma coisa, por exemplo, ela mesma se servia de gelo. Qualquer comunicação da minha advogada sobre a investigação do CGM, mesmo que fosse para dizer que ainda não havia notícias, me deixava inerte por um dia inteiro, como se tivesse me atingido fisicamente. No escritório, havia umas pastas que eu sabia que ainda precisava evitar, as quais continham imagens que eu não conseguia ver. Mesmo este livro aqui, que eu já vinha escrevendo há um ou dois anos e que pusera temporariamente de lado, ainda tinha capítulos que por enquanto eu preferia não revisitar. Mas o verão me ensinou que eu desejava concluí-lo, que eu não queria que o trabalho da minha vida, a patologia forense, se tornasse um segredo fantasmagórico e medonho a ser escondido do público. Porque discutir as premissas que uma sociedade civilizada exige das pessoas civilizadas faz de nós todos mais saudáveis.

Então um dia o telefone tocou: era minha advogada. Ela ainda não havia recebido a carta, mas fora informada de que estava a caminho. O caso contra mim fora arquivado. Subitamente. Sem negociações ou explicação, do mesmo jeito que havia começado. Não tinha chegado nem perto do tribunal.

Mas não posso dizer que foi um momento digno de soltar fogos. Eu tinha enfrentando uma jornada longa e dolorosa demais para isso. Mas ao menos foi um peso a menos. O mundo agora parecia mais claro, mais nítido, como se alguém tivesse ajustado minhas lentes. Por alguns minutos, fiquei sem saber o que sentir. Independentemente da investigação do CGM, uma fissura profunda havia sido aberta em minha psique, e sempre estaria lá.

Quando contei as boas-novas a Linda, o alívio e a felicidade em seu rosto se refletiram em mim, e aí comecei a sentir um pouco da alegria dela, e talvez um pouco da minha também. Tantos anos de dedicação não podiam terminar em um emaranhado de acusações injustas. Eu ia poder seguir a vida; se eu quisesse.

Era assustador retornar ao trabalho. Concordei com a data proposta, mas à medida que se aproximava, eu sentia que não ia dar conta. A psicóloga me lembrou que eu estava aprendendo a lidar com lembranças ruins. Ela estava certa. Eu poderia pegá-las e revisá-las sempre que quisesse, e depois colocá-las de volta na gaveta. Elas não iriam embora, mas poderiam ser administradas. Eu ia voltar ao trabalho.

Quando entrei no necrotério no meu primeiro dia de retorno, houve um momento em que senti o cheiro do lugar, quando a porta se fechou atrás de mim, um momento em que perdi a força.

Congelei.

Eu não conseguia avançar. E eu não conseguia voltar. Era insuportável entrar, impensável fugir. Eu pairava, minha mente enevoada. E então os policiais chegaram.

"Olá, doutor, que bom ver você de novo. Como estão as coisas?"

Eu não podia recuar agora. Mas também não precisava prosseguir, a gente podia se cumprimentar e conversar ali mesmo. Permaneci onde estava.

O investigador era um sujeito que eu já conhecia e de quem gostava. Ele disse: "Tenho um caso muito estranho para você hoje, estou ansioso para ver sua opinião".

Um caso muito estranho, hein? Provavelmente foram essas palavras que me impulsionaram. Cinco minutos depois, eu estava sentado em um sofá, uma caneca de chá quente em uma das mãos, um biscoito na outra.

O investigador examinava suas anotações.

"A falecida está na casa dos cinquenta anos, uma bêbada completa e uma pessoa meio complicada, para ser sincero. O genro pegou um dinheiro emprestado com a filha dela e depois meteu o pé, e nunca mais devolveu a grana, então um dia essa senhora ficou de saco cheio e resolveu ir até a casa dele para confrontá-lo. Muitos gritos e palavrões. Ele alega que tentava conduzi-la para fora delicadamente, mas que ela estava tão bêbada que caiu. Ela alegou que foi empurrada. De qualquer forma, ela acabou no chão."

Aquilo não estava soando nem um pouco estranho. Acontece o tempo todo no meu mundinho.

"E ele a empurrou mesmo?", perguntei.

"Achamos que sim. Embora inicialmente a nova namorada dele tenha dito que não, e ela é a única testemunha."

Nada estranho ainda.

Agora eu ouvia as portas dos refrigeradores sendo abertas e fechadas enquanto os corpos eram armazenados e retirados. Engoli em seco. Aquele som evocava muitas tragédias, muitos corpos. Tentei me concentrar no policial.

"A pergunta para você, doutor, é: se ele a empurrou, isso foi capaz de matá-la?"

"Bem, ela morreu quanto tempo depois da queda?"

"Uns bons dias. Ela caiu no chão e não conseguiu se levantar. Ele chamou uma ambulância. O hospital diz que ela fraturou a pélvis e que não há muito a ser feito nesses casos. É só ficar tomando os analgésicos e tal. Esse é o tratamento mais comum. Só que ela não quis ir embora e ficou gritando e xingando os funcionários do pronto-socorro, e eles não conseguiram se livrar dela de imediato..."

Será que isso ia se transformar em um caso de negligência médica? Bebi um gole de chá. Estava começando a ficar interessante.

"Aí ela foi ficar com a filha, onde recebeu litros e litros de sua bebida favorita. Mas daí ela entrou em tal estado de dor que nenhuma quantidade de bebida e analgésicos resolveu. Finalmente, alguns dias depois, a filha chamou uma ambulância. Foram para um hospital diferente desta vez. Aí falaram que a senhora não tinha apenas uma, e sim cinco fraturas na pelve, e que por isso precisava ficar internada. Mas aí ela ficou ofegante e a equipe ortopédica concluiu que deveria ir a uma enfermaria porque estava tendo um ataque de asma."

"E a equipe médica concordou? Que encrenca. Uma alcoólica asmática e com fraturas pélvicas graves?"

"Acho que também era epiléptica..." O investigador me entregou os prontuários do hospital e continuou, enquanto eu lia a papelada. Osteoporose. Asma. Alcoolismo. Epilepsia...

"Ah, e diabetes também", comentei.

"Essa mulher era um cadáver ambulante", disse um dos policiais. "Ela parece um dicionário médico."

O investigador foi sagaz: "Mas isso não significa que ela morreu de causas naturais".

"Não mesmo", concordei. "E aí, o que aconteceu depois?"

"Bem, na enfermaria eles notaram que ela estava tendo ataques de tosse e iniciaram um tratamento para a asma e infecção torácica. Ela tossia sem parar, aparentemente até desmaiar. Após cerca de cinco dias, teve mais um desses ataques de tosse. Só que desta vez ela desmaiou e morreu."

"O que o hospital fez?"

"Manobras de ressuscitação, claro. Eles achavam que era... é... embi... embo..."

Completei: "Uma embolia pulmonar? Com fraturas pélvicas e deitada na cama há dias, o diagnóstico é óbvio".

"Isso, isso aí. De qualquer forma, eles tentaram a ressuscitação e algumas coisas para, o... hum..."

"Para dissolver coágulos sanguíneos."

Esta última informação me quebrou. Certamente foi a coisa certa a se fazer, mas não serviu para salvar a paciente, e também não ajudou este patologista aqui. Porque, se houvesse um coágulo sanguíneo para ser encontrado, agora ele estaria dissolvido.

"Estávamos esperando que ela melhorasse para discutir a acusação de lesão corporal contra o genro, e quando ligamos para o hospital para perguntar se poderíamos interrogá-la, a enfermeira disse: 'Ah, esquecemos de dizer, ela faleceu'. Então, de repente, não era lesão corporal mais, era homicídio culposo."

Terminei meu chá. Agora o caso tinha ficado estranho. Eu havia acabado de me deparar com cinco possíveis causas de morte, e ainda assim poderia ser algo completamente diferente. Apenas o seu corpo poderia nos dizer por que ela perecera, e ele já estava à nossa espera. Eu me levantei. Estava curioso com aquele mistério.

"Muito bem. Vamos dar uma olhada nela."

A caminho da necropsia, falei ao investigador: "Esse é o seu departamento, não o meu, mas você não tem muitas provas de que o genro a empurrou. Se ela estava bêbada, poderia ter caído e se machucado antes mesmo de chegar à casa dele".

"A gente tem a namorada, na verdade. Ela se separou dele. E agora mudou o depoimento. Diz que o viu empurrar a mulher, que empurrou com força."

Hum. Nenhum júri fica impressionado com testemunhas que fazem giros de 180° em seus depoimentos.

"E", acrescentou, "temos imagens da falecida captadas por câmeras de segurança cerca de cinco minutos antes de ela ir à casa do genro, e ela não apresentava problemas para caminhar. Então o que precisamos para abrir um processo, doutor, é das suas evidências."

Eu procuraria essa evidência. Mas sob a noção constante de que havia uma acusação de homicídio culposo e a possibilidade de prisão aventando o réu. Eu precisava ter certeza dos fatos antes de dar meu depoimento à polícia.

A mulher tinha 56 anos e parecia ter 96.

"Tem certeza de que a idade dela está correta?", perguntei.

O policial assentiu.

Examinei o exterior do corpo inchado. Estava salpicado de escoriações e cicatrizes, tal como costumam ser os corpos dos alcoólicos. Cada marca daquelas teria de ser medida e descrita. Fiz minhas anotações e dei muito trabalho para o fotógrafo.

"Qual é a resolução das suas imagens?", perguntei a ele.

Ele olhou para mim, surpreso.

"A mais baixa possível, doutor."

Fiquei estupefato.

"Por que a menor... certamente você vai querer as imagens na melhor qualidade possível, não?"

"É verdade", disse ele, "mas o sistema da polícia não comporta arquivos grandes, por isso temos de usar a menor resolução."

Não houve explicação para o aceite dessa imprecisão, e não senti nenhum incômodo aparente na voz dele. Do ponto de vista dele, era uma conclusão simples e sensata, dada a precariedade do sistema informático disponível. Não parecia fazer diferença que as fotos tiradas por ele seriam utilizadas para condenar centenas de pessoas. E isso quase destruíra minha carreira. Simplesmente suspirei. O que mais eu poderia fazer?

Então chegou a hora de realizar minha primeira incisão. Postei-me ao lado direito da paciente, a pm40 na mão. Parecia que muitos anos tinham se passado desde a última vez que eu ficara ao lado de um corpo nu e morto. Eu queria mesmo fazer aquilo? Armazenar mais lembranças ruins naquele álbum horroroso dentro da minha cabeça, aquele álbum que ainda podia ser aberto, inadvertidamente, a qualquer momento?

Aos poucos fui expondo o corpo, entrando na cavidade abdominal com um corte único. Único porque eu o inventei. Vamos chamá-lo de corte Shepherd. Em vez de cortar os músculos pela linha média, eu corto ao longo da parte inferior das costelas e nas laterais do abdômen. Então eu dobro os músculos da parede abdominal, como se estivesse abrindo a tampa de uma caixa. Limpo, eficaz. E ali, ao redor da pelve fraturada, encontrei um extenso sangramento nos músculos e tecidos.

"Parece promissor!", disse o investigador alegremente.

"Ela certamente teve uma hemorragia", concordei, juntando o sangue e depois olhando os órgãos no tórax e nas cavidades abdominais, "mas nada disso parece recente."

Enquanto eu olhava, levantava e cutucava, o roteiro da vida dela se abria diante de mim.

"Isto é o fígado dela?", perguntou um policial, apontando para um pequeno órgão cinza acima do abdômen. Mesmo um leigo seria capaz de dizer que aquele não era um órgão saudável há muito tempo. "Parece um papagaio morto."

"Não vai precisar botar o formol, doutor, ela fez isso por você", brincou o outro.

O investigador estava balançando a cabeça. Ele disse: "Doutor, por favor, não me diga que o fígado a matou".

Respondi: "Concordo que o estado dele está péssimo, mas só vou saber o nível do estrago quando examiná-lo sob um microscópio... seus pulmões também não parecem muito bons. Tem um bom pedaço tomado por enfisema aqui".

Ou a falecida tinha passado a vida perto de uma rodovia muito movimentada, ou tinha trabalhado em uma fábrica imunda, ou tinha fumado muito. Seus pulmões estavam escuros, com muitos pontos pretos, e estavam marcados por numerosos buracos.

"Também não quero ouvir que a asma a matou", disse o investigador com pesar. "E se você disser que ela também tinha problemas cardíacos, eu vou chorar."

"Ela provavelmente cumpriu esse requisito. Vou ter de tirar o coração para ver direito."

"Doutor, não me venha com causas naturais. Eu realmente gostaria de enquadrar o sujeito. Esta mulher pode ter apenas 56 anos, mas parece muito velha e frágil, e ele é um cara grande e a empurrou com força, e ela quebrou a pélvis em cinco lugares e então morreu. Ele não pode se safar assim."

Falei: "A família dela pode processar o primeiro hospital por tê-la mandado para casa só com uma receita de paracetamol, sendo que ela estava com cinco fraturas pélvicas. A menos, é claro, que ela tenha caído na casa da filha depois, ganhando as outras quatro lesões...".

"A filha não depôs, mas vamos solicitar as radiografias do primeiro hospital", disse o investigador, fazendo anotações. "Mas não estou lá muito interessado em abrir inquéritos contra hospitais. Ela sofreu a fratura porque ele a empurrou."

"Mas como ela poderia morrer por causa de uma pélvis quebrada?", perguntou outro policial.

"Uma causa indireta de morte seria uma embolia pulmonar: ela passou muitos dias deitada na cama do hospital, e com isso um coágulo sanguíneo poderia ter se desenvolvido facilmente nas pernas e circulado pelos vasos sanguíneos até chegar nos pulmões. Infelizmente, durante a ressuscitação, o hospital ministrou medicação para desfazer quaisquer coágulos, então é improvável que eu encontre essa evidência... se é que ela já existiu."

"Ai, Deus", queixou-se o investigador. "Precisamos de provas."

"Bem, outra causa de morte comum após uma fratura é um outro tipo de embolia, a chamada embolia gordurosa. Não sabemos direito como ela acontece. Talvez a gordura da medula óssea no local da fratura caia nos vasos sanguíneos lesionados e chegue aos pulmões. Uma vez lá, pode continuar a circular e chegar ao coração, aos rins, ao cérebro... quase sempre é fatal. O estranho é que leva cerca de uma semana do trauma até a morte."

"Ah!" O rosto dele estava se iluminando. "Quando você vai saber se ela teve isso?"

"Ela provavelmente teve uma embolia gordurosa até certo ponto, muitas pessoas apresentam uma depois de uma fratura, depois de montes de coisas. O que diferencia é o grau dessa embolia... Preciso saber quantos êmbolos gordurosos ela tem, se foram em quantidade significativa, aí só depois poderei dizer se influenciou a causa da morte."

"Quando você vai ter essa informação, doutor?"

"Daqui a mais ou menos uma semana, mas é claro que estamos esperando pela toxicologia, de qualquer forma."

O investigador olhou para mim. Ele disse: "Eu falei que era um caso estranho".

Sorri para ele. "Sim", concordei, "e é mesmo."

Pensei bastante naquele caso. Mas não no dia seguinte. Porque eu tinha acabado de recuperar meu brevê e fui voar. Sozinho, suspenso pelo nada, no meio do nada, com aquele banquete incrível que é a região rural inglesa abaixo de mim e, ao longe, o azul marítimo profundo e enevoado. O avião foi bem alto. Eu fui bem alto. Meus pensamentos tão gloriosamente limpos quanto o céu, quanto o mar.

Mais ou menos uma semana depois, reencontrei o mesmo investigador em outra necropsia. Outro caso estranho.

Um homem saiu do pub e mais tarde foi encontrado morto em um rio. A família está convencida de que ele foi nocauteado por um assaltante e jogado na água.

"Bem?", disse o investigador do outro lado da mesa de necropsia. "Já teve sorte no caso da mulher bêbada que foi empurrada?"

Eu estava dando uma olhadinha no homem do rio. Eu já tinha uma teoria para o caso dele.

"Estou quebrando a cabeça com a história dela. Aquela mulher de fato é um caso complexo. Encontrei alguns êmbolos de gordura nos pulmões e cérebro, mas, de acordo com a pesquisa, não o suficiente para ter certeza de que foram fatais."

Ele gemeu.

"Vou dar como causa da morte pelve fraturada, hemorragias e embolia gordurosa. E na parte dois, que obviamente serão as descobertas associadas, vou citar a cirrose, diabetes etc. como condições subjacentes."

Ele me olhou.

"Aí! Foram as fraturas!"

"O que vem no laudo é minha opinião sobre a causa da morte. Outros podem discordar e, no final, caberá ao Ministério Público decidir se vai abrir uma ação. Acho que deveriam nesse caso. Mas conhecendo o MP hoje em dia..." Revirei os olhos. "E, é claro, por fim, caberá ao júri decidir se isso está além do benefício da dúvida ou não..."

"Eles só têm como decidir se o sujeito não for processado. Obrigado, doutor. Estou lhe dizendo, vou prender aquele genro por homicídio culposo."

"O MP só vai permitir que você faça isso se tiver certeza de que vence o caso e, no momento, eles não têm certeza."

"Qual é o impedimento?"

"Eles querem que eu dê mais peso às fraturas pélvicas."

Ele semicerrou os olhos para mim.

"Bem, você tem como fazer isso, doutor?"

Olhei para ele por cima do corpo afogado.

"Fui até onde minha consciência permite."

"Mas..."

"A causa da morte que atestei já diz tudo. Ela morreu de complicações das fraturas pélvicas, mas já era uma senhora debilitada, com várias doenças crônicas. Você pega suas vítimas conforme as encontra, certo? Se algum peão do MP não conseguir entender o que escrevi, e não creio que eles vão entender, e recusar categoricamente meu pedido de reunião para que eu possa explicar pessoalmente minhas descobertas e motivações, o que mais eu posso fazer?"

"Doutor..."

"Fui justo. Esse é o meu trabalho, ser justo."

Neste ponto, os investigadores podem ficar muito irritados com os patologistas, então me concentrei no corpo à minha frente. Eu desconfiava de que aquele seria um daqueles casos de morte por micção. Sabemos que os bêbados têm problemas para se equilibrar. Normalmente, não é um problema capaz de causar grandes estragos, mesmo ao urinar, embora deixe os banheiros intragáveis. No entanto, esse desequilíbrio pode se tornar um problema se o bêbado parar a caminho de casa para se aliviar em um rio ou lago. E se ele se desequilibrar um pouco demais, de repente ocorre uma combinação traiçoeira: um sujeito caindo de bêbado e imerso em água gelada.

Examinei o corpo do homem cuidadosamente em busca de marcas do tal soco que sua família afirmava ter sido responsável pela morte. Algumas contusões pequenas... pouquíssimas lacerações, que pareciam ter acontecido no rio. E as descobertas cruciais — zíper aberto e pênis exposto. Eu tinha certeza de que encontraria uma bexiga cheia ao examinar sua pélvis. E havia muita espuma saindo do nariz e da boca, um sinal clássico de afogamento. Sendo assim, o sujeito estava vivo quando entrou na água, e então... Eu estava tão concentrado que quase esqueci o meu companheiro zangado.

"Doutor...?"

Olhei para cima e pisquei para ele.

"Eu admiro muito você."

Pisquei mais intensamente. Nenhum policial jamais tinha dito tal coisa para mim. Nunca.

"Durante todos esses anos você trabalha em uma coisa sobre a qual a maioria das pessoas evita até pensar. E você ainda está fascinado, dá pra ver só de olhar. E aqui está um idiota que caçou isso, provavelmente porque caiu enquanto mijava. Aquela mulher era uma alcoólatra incorrigível que já estava à beira da morte. E você ainda se importa com eles. Aconteça o que acontecer, você se importa o suficiente para ser justo."

Atrás de nós, o necrotério ressoava com os carrinhos levando os mortos. Perto dali, na sala de luto suavemente iluminada e pintada em tons pastéis, um parente soluçava ruidosamente. Ao nosso redor, o grupo de policiais aguardava, observando o bisturi na minha mão. Olhei para o corpo diante de mim. Excesso de peso, calvície, dedos enrugados e esbranquiçados, resvaladura de pele em alguns pontos, um pouco de decomposição, muito azar. Meu camarada.

Tentei responder às palavras do investigador com algum comentário alegrinho e descartável. Tipo que eu ainda adorava resolver quebra-cabeças depois de quarenta anos de profissão. Mas não consegui. Porque eu sabia que ele estava certo. Eu me importava. E ainda me importo.

Atrás de nós, o necrotério ressoava com os carrinhos levando os mortos. Perto dali, na sala de luto suavemente iluminada e pintada em tons pastéis, um parente soluçava ruidosamente. Ao nosso redor, o grupo de policiais aguardava, observando o bisturi na minha mão. Olhei para o corpo diante de mim. Excesso de peso, calvície, dedos enrugados e esbranquiçados, resvaladura de pele em alguns pontos, um pouco de decomposição, muito azar. Meu camarada.

Tentei responder às palavras do investigador com algum comentário alegrinho e descartável. Tipo que eu ainda adorava resolver quebra-cabeças depois de quarenta anos de profissão. Mas não consegui. Porque eu sabia que ele estava certo. Eu me importava. E ainda me importo.

Agradecimentos

Tive a sorte de passar minha carreira trabalhando em uma profissão que me fascinou desde o primeiro momento em que eu soube que ela existia. Mas é só quando faço um retrospecto desses quarenta anos fugazes que percebo o papel crucial que a família, amigos e colegas desempenharam. Lembro-me de todos eles, mas é claro que são numerosos demais para listar, então aqui vou agradecer a apenas alguns deles. Dr. Rufus Crompton e professor Bill Robertson — ambos criaram um cargo no St. George's Hospital especialmente para eu poder estudar a patologia forense, e me mostraram o caminho a ser seguido.

Aos muitos legistas para quem trabalhei e com quem trabalhei, incluindo Paul Knapman, John Burton, David Paul, Alison Thompson, Michael Burgess — eles me ajudaram a oferecer compreensão e senso de conclusão a tantas famílias arrasadas.

Aos meus colegas do Guy's Hospital, dr. Iain West, dra. Vesna Djurovic e dr. Ian Hill. E, claro, à Unidade de Medicina Forense do St. George's Hospital: dr. Robert Chapman, dra. Margaret Stark e dra. Debbi Rogers, bem como a incansável Rhiannon Layne e a sempre alegre Kathy Paylor.

Sem esquecer o pessoal nos necrotérios de todo o país pelas suas imensas competências tão raramente reconhecidas ou elogiadas, e pela sua amizade, apoio e, claro, xícaras de chá! Trabalhei em tribunais de todos os tipos no Reino Unido e no exterior, e os funcionários que me atenderam sempre foram corteses e prestativos. Devo mencionar especialmente os funcionários do Old Bailey, alguns que pude conhecer bem durante as muitas horas que passei aguardando para depor. E sempre serei grato por seus sorrisos alegres e palavras de incentivo após os eventuais ataques de alguns advogados truculentos. Agradeço aos muitos policiais com quem trabalhei, mas especialmente Steve Gwilliam: ele foi um colega maravilhoso e crescemos juntos profissionalmente nos primeiros anos. E foi ele quem me ensinou a voar, me apresentando assim a um mundo totalmente novo. Obrigado aos muitos procuradores, advogados e juízes com quem tive o prazer de trabalhar. E por fim, claro, minha família. Em primeiro lugar, Jen, que foi um grande apoio à medida que minha carreira foi se desenvolvendo, e cuja determinação nos anos que passamos juntos a levou à própria carreira médica, em nichos que ela nunca havia contemplado até então. E devo dizer que sinto um orgulho desproporcional de nossos filhos, Chris e Anna, e dos meus netos, Austin e Iona. E Linda, minha esposa maravilhosa e constante em minha vida, que mantém meus pés no chão e que me ensinou a amar nosso jardim. Sem seu amor e apoio, às vezes não teria sido possível continuar. Além, é claro, das três "adições" que, tenho muito prazer em dizer, ela trouxe consigo — Rachael, Sarah e Lydia. Obrigado a toda minha família pelos seus árduos esforços para me impedir de ficar um velho ranzinza e minimamente presunçoso.

Foi a paciência e o apoio de Mark Lucas e Rowland White, e de toda a sua excelente equipe, mas especialmente de Ariel Pakier, da editora Michael Joseph, o que conduziu a um pouso seguro esta aeronave que você, leitor, tem em mãos neste momento, e agradeço a eles sinceramente por essa dedicação.

Finalmente, obrigado aos meus atuais jack russells, Archie e Bertie, e a seus antecessores, que sempre foram meus companheiros, personal trainers e confidentes totalmente tolerantes.

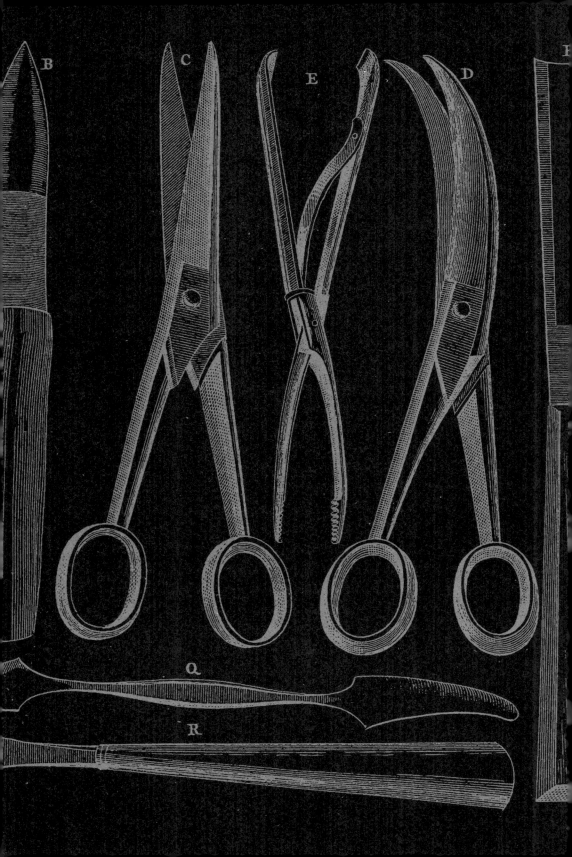

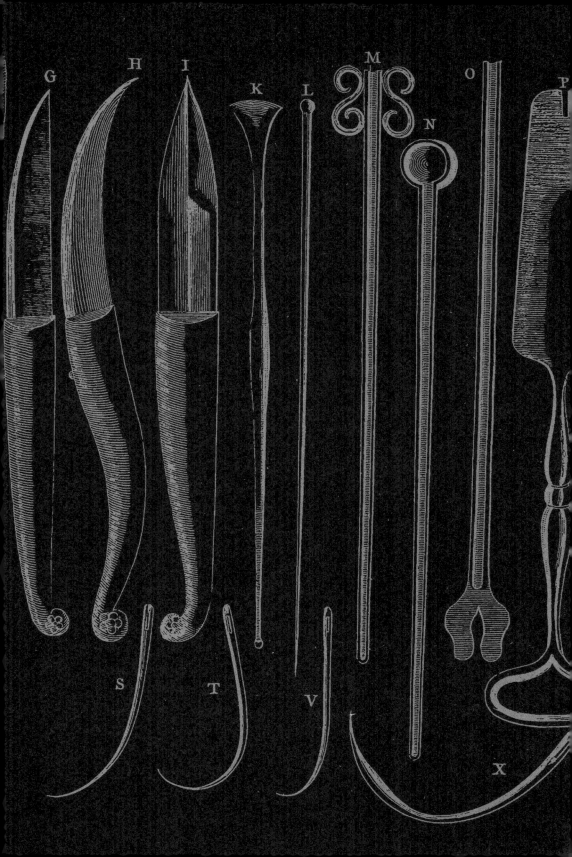

RICHARD SHEPHERD nasceu em Londres. Na escola, foi apresentado a um livro de medicina forense (contrabandeado por um colega) que abriu seus olhos para o mundo do crime e do assassinato, levando-o a uma busca vitalícia pela compreensão da morte em suas diversas formas. Graduou-se em 1977 na escola de medicina do St. George's Hospital e completou, sua pós-graduação como patologista forense em 1987. Logo a seguir, se juntou ao então departamento forense de elite do Guy's Hospital. Participou, nacional e internacionalmente, da investigação forense de milhares de mortes por causas não naturais, desde assassinatos que viraram manchete a desastres naturais em massa — além de muitas mortes súbitas e inexplicáveis que se provaram naturais ou acidentais após sua diligente investigação. Suas habilidades e conhecimentos ainda são altamente requisitados no mundo todo.

CRIME SCENE ®
D A R K S I D E

"Morri de muitas mortes e mantê-las-ei em segredo
até que a morte do corpo venha, e alguém,
adivinhando, diga: esta, esta viveu."

— "MORTE DE UMA BALEIA", CLARICE LISPECTOR —

DARKSIDEBOOKS.COM

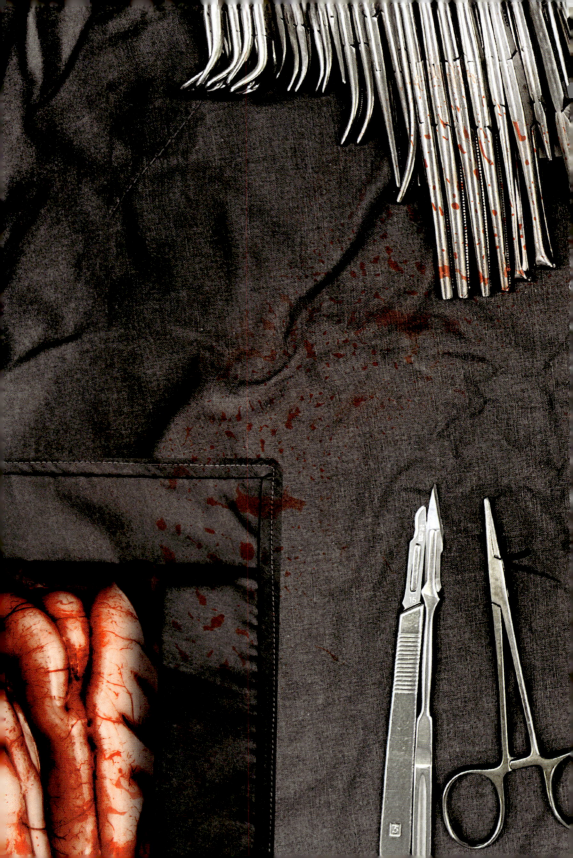